用人单位职业卫生培训系列教材

建材企业从业人员

丁新淼　张瑞艳　主　　编

国家安全监管总局信息研究院　组织编写

煤炭工业出版社

·北　　京·

图书在版编目（CIP）数据

建材企业从业人员 / 丁新淼，张瑞艳主编；国家安全监管总局信息研究院组织编写．--北京：煤炭工业出版社，2017

用人单位职业卫生培训系列教材

ISBN 978-7-5020-5569-1

Ⅰ.①建… Ⅱ.①丁… ②张… ③国… Ⅲ.①建材企业—劳动卫生—卫生管理—职业培训—教材 Ⅳ.①R13

中国版本图书馆 CIP 数据核字(2016)第 285250 号

建材企业从业人员（用人单位职业卫生培训系列教材）

主　　编　丁新淼　张瑞艳
组织编写　国家安全监管总局信息研究院
责任编辑　罗秀全　郭玉娟
责任校对　刘　青
封面设计　于春颖

出版发行　煤炭工业出版社（北京市朝阳区芍药居 35 号　100029）
电　　话　010-84657898（总编室）
010-64018321（发行部）　010-84657880（读者服务部）
电子信箱　cciph612@126.com
网　　址　www.cciph.com.cn
印　　刷　北京玥实印刷有限公司
经　　销　全国新华书店

开　　本　710mm×1000mm 1/16　**印张**　17 1/4　**字数**　294 千字
版　　次　2017 年 2 月第 1 版　2017 年 2 月第 1 次印刷
社内编号　8432　**定价**　35.00 元

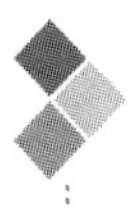

出版说明

为贯彻落实《中华人民共和国安全生产法》和《中华人民共和国职业病防治法》精神，帮助用人单位做好职业卫生培训工作，不断提升用人单位职业卫生管理水平，提高劳动者的职业病危害防治意识和能力，根据《国务院办公厅关于印发国家职业病防治规划（2016—2020年）的通知》（国办发〔2016〕100号）和《国家安全监管总局办公厅关于加强用人单位职业卫生培训工作的通知》（安监总厅安健〔2015〕121号）的要求，国家安全监管总局信息研究院组织专家，按照“看得懂、记得住、用得上”的原则，主要针对煤矿、冶金、化工、建材四个职业病危害严重行业（领域），编写了用人单位职业卫生培训系列教材。每个行业的教材，根据读者对象不同，分为《××××企业主要负责人与职业卫生管理人员》和《××××企业从业人员》两本。

本书主要包括以下内容：建材企业职业卫生概况；职业病防治法律法规介绍；职业病防治基础知识；建材企业主要职业病危害因素；建材企业职业病危害因素辨识及其控制；个人职业病防护用品的使用和维护；从业人员的职业卫生权利与义务；常用职业病危害警示标识和设置；附录等。

本书由丁新淼、张瑞艳担任主编，陈晓光、曹芮、田美玲、赵敦、胡淑双、刘晓飞、李凤彪、石保平、卢忠伟、曹前明、姚飞、袁贵林、付淑玲、戴玥、杨松柳、王庆、陈旭红等参与编写。本书的编写出版，得到了国家安全监管总局职业安全健康监督管理司、

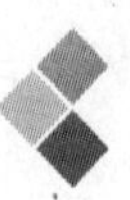

国家安全监管总局职业安全卫生研究中心、中国建材检验认证集团股份有限公司、鲁南中联水泥有限公司、中国建材检验认证集团秦皇岛有限公司、国家建筑材料工业耐火材料产品质量监督检验测试中心、中国建筑卫生陶瓷协会、北京利尔耐火材料有限公司、北京东陶有限公司、山东省淄博市博艺陶瓷、北京西普耐火材料有限公司等的大力支持和帮助，编写人员积极承担编写任务，顶着很大的工作压力，牺牲了大量的休息时间，克服了重重困难，付出了心血和汗水，在此一并表示衷心感谢！

由于编写时间要求很紧，加之编写人员水平有限，因此书中肯定存在不足，望读者批评指正，提出意见，以便我们及时更正。

出版者

二〇一七年二月

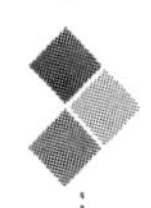

目 次

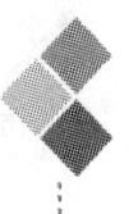

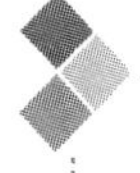

绪论

建材行业是我国的基础原材料行业和支柱产业，其涉及企业数量多，从业人员多，在国民经济中占重要地位。同时，我国也是全球最大的建材生产国和消费国，水泥、平板玻璃、建筑卫生陶瓷、玻璃纤维、建筑石材等产量和消费量已经占到全球的50%以上。从行业规模来看，目前全国建材企业有16万余家，规模以上企业28712家，占全国工业企业数量的6%；建材企业从业人员约900万人，其中规模以上建材企业从业人员408万人，占全国工业企业从业人员数的5%。

本书所述建材企业，依据《冶金有色建材机械轻工纺织烟草商贸行业安全监管分类标准（试行）》（安监总厅管四〔2014〕29号），按照《国民经济行业分类》（GB/T 4754—2011），主要包括非金属矿物制品业1大类企业，不包括：玻璃制品制造1中类所包含的全部企业；陶瓷制品制造1中类的特种陶瓷制品制造，日用陶瓷制品制造，园林、陈设艺术及其他陶瓷制品制造3个小类的企业。具体涉及的行业见下表：

代码30		类别名称	说明
中类	小类		
301		水泥、石灰和石膏制造	
	3011	水泥制造	以水泥熟料加入适量石膏或一定混合材，经研磨设备（水泥磨）磨制到规定的细度，制成水凝水泥的生产活动，还包括水泥熟料的生产活动
	3012	石灰和石膏制造	
302		石膏、水泥制品及类似制品制造	
	3021	水泥制品制造	水泥制管、杆、桩、砖、瓦等制品制造
	3022	混凝土结构构件制造	用于建筑施工工程的水泥混凝土预制构件的生产活动

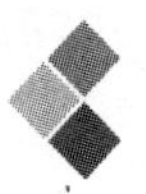

（续）

代码30 中类	代码30 小类	类别名称	说明
	3023	石棉水泥制品制造	
	3024	轻质建筑材料制造	石膏板、石膏制品及类似轻质建筑材料的制造
	3029	其他水泥类似制品制造	玻璃纤维增强水泥制品，以及其他未列明的水泥制品的制造
303		砖瓦、石材等建筑材料制造	黏土、陶瓷砖瓦的生产，建筑用石的加工，用废料或废渣生产的建筑材料，以及其他建筑材料的制造
	3031	黏土砖瓦及建筑砌块制造	用黏土和其他材料生产的砖、瓦及建筑砌块的活动
	3032	建筑陶瓷制品制造	用于建筑物的内、外墙及地面装饰或耐酸腐蚀的陶瓷材料（不论是否涂釉）的生产活动，以及水道、排水沟的陶瓷管道及配件的制造
	3033	建筑用石加工	用于建筑、筑路、墓地及其他用途的大理石板、花岗岩等石材的切割、成型和修饰活动
	3034	防水建筑材料制造	以沥青或类似材料为主要原料制造防水材料的活动
	3035	隔热和隔声材料制造	用于隔热、隔声、保温的岩石棉、矿渣棉、膨胀珍珠岩、膨胀蛭石等矿物绝缘材料及其制品的制造，但不包括石棉隔热、隔声材料的制造
	3039	其他建筑材料制造	
304		玻璃制造	任何形态玻璃的生产，以及利用废玻璃再生产玻璃活动，包括特制玻璃的生产
	3041	平板玻璃制造	用浮法、垂直引上法、压延法等生产平板玻璃原片的活动
	3049	其他玻璃制造	未列明的玻璃制造
306		玻璃纤维和玻璃纤维增强塑料制品制造	
	3061	玻璃纤维及制品制造	
	3062	玻璃纤维增强塑料制品制造	也称玻璃钢，指用玻璃纤维增强热固性树脂生产塑料制品的活动
307		陶瓷制品制造	
	3071	卫生陶瓷制品制造	卫生和清洁盥洗用的陶瓷用具的生产活动
308		耐火材料制品制造	

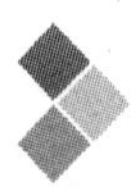

（续）

代码30		类别名称	说明
中类	小类		
	3081	石棉制品制造	以石棉或其他矿物纤维素为基础，制造摩擦制品、石棉纺织制品、石棉橡胶制品、石棉保温隔热材料制品的生产活动
	3082	云母制品制造	
	3089	耐火陶瓷制品及其他耐火材料制造	用硅质、黏土质、高铝质等石粉成型的陶瓷隔热制品的制造
309		石墨及其他非金属矿物制品制造	
	3091	石墨及碳素制品制造	以碳、石墨材料加工的特种石墨制品、碳素制品、异形制品，以及用树脂和各种有机物浸渍加工而成的碳素异形产品的制造
	3099	其他非金属矿物制品制造	

本书着重介绍水泥、玻璃、陶瓷、耐火材料、石材、玻璃纤维和玻璃纤维增强塑料制品制造以及其他建材制品制造行业的职业病危害因素分布及控制措施。对于一些上述行业未涉及的、危害较大的职业病危害因素，如石棉尘、石墨尘等也做重点介绍。除此之外，其他较小行业，如黏土砖瓦及建筑砌块制造、云母制品制造等只做简单介绍。

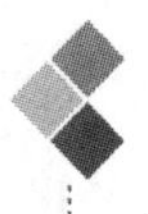

第一章
建材企业职业卫生概况

第一节　我国建材企业职业卫生现状

建筑材料工业作为我国重要的基础原材料工业，在国民经济发展中具有重要的地位和作用。经过几十年的发展，我国的建材行业已成为门类齐全、规模庞大、体系完整、产品配套能力强、具有明显国际竞争力的重要原材料和制品工业，在国际市场占有举足轻重的地位。

20 世纪 80 年代起，我国的水泥、平板玻璃、建筑陶瓷、卫生洁具等建材工业主要产品产量先后跃居世界首位，成为名副其实的建材生产和消费大国。其中水泥、玻璃、涂料、地板、装饰板、瓷砖、五金材料等已占世界产量的 60% 以上。

总体看，我国的主要建材产品的技术、质量都接近或达到世界先进水平，但在品种、配套能力、资源能源消耗、资源循环利用、环境保护等方面尚有差距，影响了市场竞争力。据相关统计数据显示，我国建材工业每年消耗原材料 50×10^{8} t，消耗煤炭 2.3×10^{8} t，约占全国能源总消耗的 15.8%，废气排放量为 1.096×10^{8} m^3。水泥、石灰与传统墙体材料等排放一氧化碳约为 6.6×10^{8} t，占全国工业一氧化碳排放量的 40% 左右。

随着建材工业的不断发展壮大，存在的问题也日益增多，如产能过剩问题、环保问题、职业病问题等，困扰着建材工业的发展。尤其是存在粉尘作业的企业，职业卫生状况不容乐观。众所周知，建材工业中的水泥、玻璃、陶瓷、防水材料等行业中存在高粉尘、高噪声、高温、有毒气体等作业环境，严重危害了作业人员的身体健康。

2013 年 5 月至 8 月，国家安全生产监督管理总局（简称国家安全监管总局）组织检测机构对全国 6 个省的 31 家水泥制造企业和 20 家石材加工企业进行了调研和现场检测。从检测结果来看，工作场所粉尘危害十分严重，必须引起高度重视。一是工作场所粉尘浓度普遍超过国家标准。水泥制造企业包装与装车岗位总尘浓度在 4.07 ~ 462.73 mg/m^3 之间，最高超标 115.68 倍；呼尘浓度在 2.64 ~ 115.53 mg/m^3 之间，最高超标 77.02 倍。石材加工岗位总尘浓度在 1.50 ~ 852.00 mg/m^3 之间，最高超标 852.00 倍；呼尘浓度在 1.20 ~ 124.33 mg/m^3 之间，最高超标 177.61 倍。二是大多数水泥制造企业包装、装车工艺设备落后，收尘系统设计不合理，防尘效果差，一些水泥制造企业仍采用国家明令淘汰、污染严重的机立窑生产水泥；绝大多数石材加工企业处于“小、散、乱”的生产状态，且采用干法作业方式，作业现场管理混乱，粉尘四处逸散，没有任何防尘设施，有的甚至没有为接尘工人配备合格的防尘口罩。三是企业负责人、职业卫生管理人员和从业人员普遍没有接受职业卫生培训，职业病防治意识薄弱；在接触职业病危害的岗位，部分企业违法使用劳务派遣工，规避职业病防治主体责任。

2015 年，国家安全监管总局组织人员对部分地区的 27 家陶瓷生产企业和 23 家耐火材料制造企业进行了调研检测。从检测结果看，大多数工作场所的粉尘属于危害严重的矽尘，并且浓度超过国家标准限值，最高超标 140 倍，给从业人员身体健康带来了严重危害。陶瓷生产企业和耐火材料制造企业职业病危害因素中粉尘的危害较为严重，个别地区甚至发生过群体性尘肺病事件。

为了控制、减少、消除陶瓷生产企业和耐火材料制造企业的粉尘危害，切实保护从业人员职业健康权益，国家安全监管总局决定自 2016 年 3 月至 2017 年底组织开展两类企业粉尘危害专项治理工作。建筑、卫生等各类陶瓷及陶瓷原料生产企业，耐火材料制造、耐火材料原料生产企业为治理重点，各地要在全面实施工程治理的基础上，最终达到“四个 100%”的要求：一是粉尘危害重点岗位从业人员个人职业病防护用品配备率 100%；二是企业负责人、职业卫生管理人员、接触粉尘从业人员培训率 100%；三是粉尘危害定期检测率 100%；四是接触粉尘从业人员职业健康检查率 100%。

概而言之，建材行业职业卫生状况主要表现为：

（1）职业病患病人数多。据统计，我国建材行业拥有 900 多万名从业人员。当前建材行业从业人员主要有如下几个特点：①学历不高，且以中职和高中生为主，还有相当一部分初中以下学历的工人；②技能型人才匮乏，非技术工人占相当大的比例；③“先培训后上岗”在一些地方还远远没有落到实处；

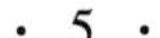

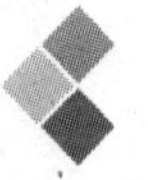

④工人职业病防护意识淡薄，缺乏基本的法律知识，很少有工人在自己的身体健康受到危害时拿起法律的武器来维护自身利益。

（2）分布广、危害面大。近年来职业病危害有从城市工业区向农村工业区、东部地区向中西部地区、大中型企业向中小企业转移的趋势。

（3）经济损失严重。据有关卫生专家预测，如不采取有效防治措施，今后因职业病危害导致从业人员死亡、致残、部分丧失劳动能力的人数将不断增加，其危害程度远远高于生产安全事故和交通事故。

（4）企业负责人和员工的职业病防护意识不强，预防资金投入不到位。一些企业思想上对于职业病防护工作不重视，这就很难把此项工作落到实处。同时受资金投入等各方面的制约，在职业健康安全管理方面采取的措施不到位。

第二节　国外职业卫生管理现状

据文献报道，法国、日本、韩国不仅职业病发病人数明显低于我国，而且政府态度也不尽相同，作业方式、噪声、职业性生物因素引起的疾病得到了足够的重视。一些工业发达国家在 20 世纪 60 年代末和 70 年代初出现了“职业安全卫生的立法高潮”，作为最早实现工业化的英国早在 150 年前就制定了生产安全与健康的规章制度，并在 1974 年正式颁布了《职业安全与健康法》（已成为很多国家职业健康工作的“蓝本”），为英国现有的生产安全与健康的管理系统、制度和科研奠定了坚实的基础。另外，英国建立了多种职业卫生调查统计体系，其中包括《伤害、疾病和危险事故的报告规程（1995）》及作业场所安全和卫生调查等。法国于 1947 年成立了国家职业探索与安全研究所（INRS），关注法国的职业健康与安全，以满足法国职业探索与安全的需要。日本劳动安全卫生综合研究所调查研究了增进工人健康、职业病诊断和预防等方面的内容，为政府部门制定或修改劳动安全卫生法令、标准提供有关研究报告。美国国会于 1970 年通过了《职业安全卫生法》，要求为全国工人提供安全健康的工作条件，并委托劳工部制定工作场所安全与卫生标准。进入 21 世纪，全世界有 70 多个国家和地区职业病防治机构制定了有关职业卫生的法规。

综合分析发达国家的职业健康状况，共同点如下：

（1）完善的法律法规。日本政府制定了一系列的法律、法规来预防职业病，保障从业人员健康。《劳动基准法》规定了劳动时间、休息日等的最低基准。《劳动安全卫生法》是为了确保职场中从业人员的安全与健康，以及推进舒适作业环境的形成而制定的，对于安全卫生管理明确了责任，还制定了安全卫生管理组织和活动的基准。《尘肺法》规定了从事粉尘作业从业人员尘肺的健康诊断和根据其结果采取的事后措施，特别是规定了重症者的配置转换、疗养、补偿等。《作业环境测定法》规定了有害作业场所的环境测定应该由专业人员来进行。1971 年至 2005 年的 30 多年间，美国在完善职业安全与健康法方面取得了具有重要意义的进展。1970 年职业安全健康法案出台伊始，美国职业安全与健康局便依据该法案，制定了更具体的法规和标准，有效保障了政府与企业按照相关法律法规开展职业安全与健康管理工作。此外，完善的赔偿法案和诉讼程序是对职工安全和健康的另一重要保障。

（2）强有力的政府监管。在韩国，执行劳工安全与健康监察职责的机构是 46 个地方行政部门，每个地方职业安全与健康监察部门设立职业安全监督科、产业安全科、职业安全女工科 3 个科。此外，韩国还有一家由政府出资设立的专门从事职业安全与健康事务的民间机构“韩国产业安全财团法人”，提供有关职业安全与健康监察的专门知识及技术支持。英国早在 18 世纪就开始安全立法，经过两个多世纪的变迁与改革，如今，政府把公共安全作为一项主要职责，不仅投入大量资金支持安全这一公益事业，还鼓励国有及国有控股企业对安全生产直接投资，并运用法律、经济等手段强制各类企业加大安全投入。如设立工伤事故税，企业发生安全事故，政府将酌情对其增收工伤事故税。因此，企业宁愿对安全多投人，提高安全程度，也不愿意发生事故。

（3）完善的社会监督和协作机制。美国建立了一套完善的职业安全健康管理投诉和举报处理机制，以充分发挥从业人员的监督作用，这在很大程度上有效促进了职业场所安全与健康条件的不断改进。此外，美国还构建了顺畅的职业安全健康管理公众参与渠道，即通过推进不同项目合作的方式，让企业、相关政府机构、协会、学校、研究机构以及其他非政府组织都参与进来，共同监督和促进职业安全与健康的发展。

随着世界各国经济的高速发展，国际贸易全球化趋势日益明显，全球职业病危害逐渐呈现相同的特点和趋势，具体表现在：

（1）职业病危害人群数量众多。每年遭受不同程度职业病危害的人数达数亿，罹患职业病新增人员达数百万。

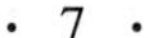

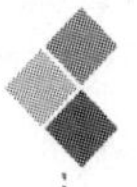

（2）职业病危害涉及行业范围广。随着经济发展的多样化，行业分工越来越细，各类职业病危害呈现多样化。

（3）统计资料表明，粉尘逐渐成为职业病危害的首要因素，严重影响了工人的身体健康。

由以上分析可见，国内外对于职业病危害的防治仍存在差距。世界各发达国家工业发展较早，各类职业病危害防治工作有较为丰富的经验，较早建立了各类职业病防治机构，严格制定各类职业病危害防护制度，保证经济发展的同时高度重视职业病防治。相比之下，我国工业发展起步较晚，发展速度较慢，各类职业病危害出现较晚，对工人的影响具有隐匿性，导致潜在职业病病患众多；国内企业专注经济效益提高，缺乏对职业病危害的认识，主动防护意识较差；国家各类职业病防治法律法规、标准及制度不够健全，实施职业病危害的防治措施存在较大的延迟性。

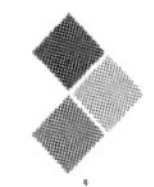

第二章 职业病防治法律法规介绍

我国的职业病防治法律体系以宪法为纲领，以《中华人民共和国职业病防治法》(简称《职业病防治法》）为主体，以相关法规、规章和标准为辅助，与其他各部门法密切相关。自《职业病防治法》颁布实施以来，与该法相关的条例、法规和700余项标准也相继出台，丰富和完善了职业卫生法律体系。2016年7月2日，《职业病防治法》再次修订颁布。

本章主要介绍法律法规中与从业人员有关的法律条款，并辅以条款解读，以便于从业人员理解。

第一节 职业病防治法

《职业病防治法》由总则、前期预防、劳动过程中的防护与管理、职业病诊断与职业病病人保障、监督检查、法律责任、附则7章88条组成。立法宗旨为预防、控制和消除职业病危害，防治职业病，保护劳动者健康及其相关权益，促进经济社会发展。《职业病防治法》的颁布实施，在防治职业病方面起到了积极的作用。但总体来说目前我国职业病防治工作形势还是比较严峻，与职业病相关的事件时有发生，在社会上产生了不良影响。

该法中与从业人员相关的条款摘录如下：

当劳动者与用人单位订立劳动合同、合同期内工作岗位或者工作内容变更时，用人单位应当将工作过程中可能产生的职业病危害及其后果、职业病防护措施和待遇等如实告知劳动者，并在劳动合同中写明，不得隐瞒或者欺骗。当用人单位未按规定告知时，劳动者有权拒绝从事存在职业病危害的作业，用人单位不得因此解除与劳动者所订立的劳动合同。用人单位应当按时、足额为从业人员缴纳工伤保险费。

劳动者离开用人单位时，有权索取本人职业健康监护档案复印件，用人单

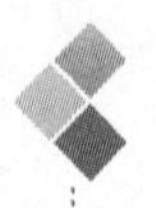

位应当如实、无偿提供，并在所提供的复印件上签章。

职业病诊断、鉴定过程中，在确认劳动者职业史、职业病危害接触史时，当事人对劳动关系、工种、工作岗位或者在岗时间有争议的，可以向当地的劳动人事争议仲裁委员会申请仲裁；接到申请的劳动人事争议仲裁委员会应当受理，并在三十日内作出裁决。

当事人在仲裁过程中对自己提出的主张，有责任提供证据。劳动者无法提供由用人单位掌握管理的与仲裁主张有关的证据的，仲裁庭应当要求用人单位在指定期限内提供；用人单位在指定期限内不提供的，应当承担不利后果。

劳动者对仲裁裁决不服的，可以依法向人民法院提起诉讼。

当事人对职业病诊断有异议的，可以向作出诊断的医疗卫生机构所在地地方人民政府卫生行政部门申请鉴定。

当事人对设区的市级职业病诊断鉴定委员会的鉴定结论不服的，可以向省、自治区、直辖市人民政府卫生行政部门申请再鉴定。

劳动者被诊断患有职业病，但用人单位没有依法参加工伤保险的，其医疗和生活保障由该用人单位承担。职业病病人除依法享有工伤保险外，还有权利向用人单位提出赔偿要求。职业病病人变动工作单位，其依法享有的待遇不变。用人单位已经不存在或者无法确认劳动关系的职业病病人，可以向地方人民政府民政部门申请医疗救助和生活等方面的救助。

第二节　职业病防治行政法规、部门规章

一、《中华人民共和国尘肺病防治条例》

该条例主要针对所有有粉尘作业的企业、事业单位，为保护职工健康，消除粉尘危害，防止发生尘肺病而制定的。

条例中明确规定企业、事业单位的负责人，是本单位尘肺病防治工作的直接责任人，并对防尘设施、相关部门的监督和监测、健康管理以及奖励和惩罚做了相应的规定。对初次从事粉尘作业的职工，由其所在单位进行防尘知识教育和考核，考试合格后方可从事粉尘作业。不满十八周岁的未成年人，禁止从事粉尘作业。

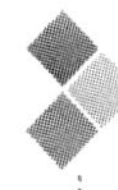

凡有粉尘作业的企业、事业单位应采取综合防尘措施和无尘或低尘的新技术、新工艺、新设备，使作业场所的粉尘浓度不超过国家卫生标准。作业场所的粉尘浓度超过国家卫生标准，又未积极治理，严重影响职工安全健康时，职工有权拒绝操作。

各企业、事业单位对已确诊为尘肺病的职工，必须调离粉尘作业岗位，并给予治疗或疗养。尘肺病患者的社会保险待遇，按国家有关规定办理。

二、《使用有毒物品作业场所劳动保护条例》

该条例是为了保证作业场所安全使用有毒物品，预防、控制和消除职业中毒危害，保护劳动者的生命安全、身体健康及其相关权益。条例的主要内容包括：作业场所的预防措施、劳动过程的防护、职业健康监护、劳动者的权利与义务以及监管部门的监督管理等。

条例要求用人单位应当依照条例和其他有关法律、法规的规定，采取有效的防护措施，预防职业中毒事故的发生，依法参加工伤保险，保障劳动者的生命安全和身体健康。用人单位不得安排未成年人和孕期、哺乳期的女职工从事使用有毒物品的作业。

同时也规定了劳动者的一些权利和义务，当劳动者在存在威胁生命安全或者身体健康危险的情况下，有权通知用人单位并从使用有毒物品造成的危险现场撤离。同时劳动者还应当学习和掌握相关职业卫生知识，遵守有关劳动保护的法律、法规和操作规程，正确使用和维护职业中毒危害防护设施及其用品；发现职业中毒事故隐患时，应当及时报告。作业场所出现使用有毒物品产生的危险时，劳动者应当采取必要措施，按照规定正确使用防护设施，将危险加以消除或者减少到最低限度。

三、《工伤保险条例》

《工伤保险条例》自施行以来，对于及时救治和补偿受伤职工，保障工伤职工的合法权益，分散用人单位的工伤风险发挥了重要作用。随着我国经济社会的发展，条例在实施过程中出现了一些新情况、新问题。2010 年 12 月 8 日国务院第 136 次常务会议通过了《国务院关于修改〈工伤保险条例〉的决定》，自 2011 年 1 月 1 日起施行。

职工发生工伤时，用人单位应当采取措施使工伤职工得到及时救治。

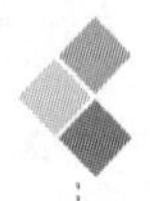

职工有下列情形之一的，应当认定为工伤：

（1）在工作时间和工作场所内，因工作原因受到事故伤害的。

（2）工作时间前后在工作场所内，从事与工作有关的预备性或者收尾性工作受到事故伤害的。

（3）在工作时间和工作场所内，因履行工作职责受到暴力等意外伤害的。

（4）患职业病的。

（5）因工外出期间，由于工作原因受到伤害或者发生事故下落不明的。

（6）在上下班途中，受到非本人主要责任的交通事故或者城市轨道交通、客运轮渡、火车事故伤害的。

（7）法律、行政法规规定应当认定为工伤的其他情形。

职工有下列情形之一的，视同工伤：

（1）在工作时间和工作岗位，突发疾病死亡或者在 48 h 之内经抢救无效死亡的。

（2）在抢险救灾等维护国家利益、公共利益活动中受到伤害的。

（3）职工原在军队服役，因战、因公负伤致残，已取得革命伤残军人证，到用人单位后旧伤复发的。

职工有前款第（1）项、第（2）项情形的，按照本条例的有关规定享受工伤保险待遇；职工有前款第（3）项情形的，按照本条例的有关规定享受除一次性伤残补助金以外的工伤保险待遇。

职工符合本条例认定工伤、视同工伤的规定，但是有下列情形之一的，不得认定为工伤或者视同工伤：

（1）故意犯罪的。

（2）醉酒或者吸毒的。

（3）自残或者自杀的。

职工被诊断、鉴定为职业病，所在单位应当自事故伤害发生之日或者被诊断、鉴定为职业病之日起 30 日内，向统筹地区社会保险行政部门提出工伤认定申请。遇有特殊情况，经报社会保险行政部门同意，申请时限可以适当延长。

用人单位未按前款规定提出工伤认定申请的，工伤职工或者其近亲属、工会组织在事故伤害发生之日或者被诊断、鉴定为职业病之日起 1 年内，可以直接向用人单位所在地统筹地区社会保险行政部门提出工伤认定申请。

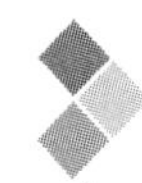

四、《女职工劳动保护特别规定（草案）》

2012 年 4 月 18 日国务院总理温家宝主持召开的国务院常务会议审议并原则通过了《女职工劳动保护特别规定（草案）》。该规定主要从 3 个方面做了完善：一是调整了女职工禁忌从事的劳动范围；二是规范了产假假期和产假待遇；三是调整了监督管理体制。

涉及女职工的条款如下：

女职工在孕期不能适应原劳动的，用人单位应根据医疗机构的证明，予以减轻劳动量或者安排其他能够适应的劳动。对怀孕 7 个月以上的女职工，用人单位不得延长劳动时间或者安排夜班劳动，并应当在劳动时间内安排一定的休息时间。怀孕女职工在劳动时间内进行产前检查，所需时间计入劳动时间。

女职工生育享受 98 天产假，其中产前可以休假 15 天；难产的，应增加产假 15 天；生育多胞胎的，每多生育 1 个婴儿，可增加产假 15 天。

女职工怀孕未满 4 个月流产的，享受 15 天产假；怀孕满 4 个月流产的，享受 42 天产假。

女职工产假期间的生育津贴，对已经参加生育保险的，按照用人单位上年度职工月平均工资的标准由生育保险基金支付；对未参加生育保险的，按照女职工产假前工资的标准由用人单位支付。

女职工生育或者流产的医疗费用，按照生育保险规定的项目和标准，对已经参加生育保险的，由生育保险基金支付；对未参加生育保险的，由用人单位支付。

对哺乳未满 1 周岁婴儿的女职工，用人单位不得延长劳动时间或者安排夜班劳动。

用人单位应当在每天的劳动时间内为哺乳期女职工安排 1 h 哺乳时间；女职工生育多胞胎的，每多哺乳 1 个婴儿每天增加 1 h 哺乳时间。

女职工比较多的用人单位应当根据女职工的需要，建立女职工卫生室、孕妇休息室、哺乳室等设施，妥善解决女职工在生理卫生、哺乳方面的困难。

1. 女职工禁忌从事的劳动范围

（1）矿山井下作业。

（2）体力劳动强度分级标准中规定的第四级体力劳动强度的作业。

（3）每小时负重 6 次以上、每次负重超过 20 kg 的作业，或者间断负重、

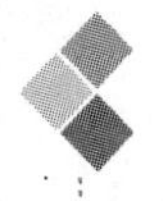

每次负重超过 25 kg 的作业。

2. 女职工在经期禁忌从事的劳动范围

（1）冷水作业分级标准（附录 1）中规定的第二级、第三级、第四级冷水作业。

（2）低温作业分级标准（附录 1）中规定的第二级、第三级、第四级低温作业。

（3）体力劳动强度分级标准（附录 1）中规定的第三级、第四级体力劳动强度的作业。

（4）高处作业分级标准（附录 1）中规定的第三级、第四级高处作业。

3. 女职工在孕期禁忌从事的劳动范围

（1）作业场所空气中铅及其化合物、汞及其化合物、苯、镉、铍、砷、氰化物、氮氧化物、一氧化碳、二硫化碳、氯、己内酰胺、氯丁二烯、氯乙烯、环氧乙烷、苯胺、甲醛等有毒物质浓度超过国家职业卫生标准的作业。

（2）从事抗癌药物、己烯雌酚生产，接触麻醉剂气体等的作业。

（3）非密封源放射性物质的操作，核事故与放射事故的应急处置。

（4）高处作业分级标准中规定的高处作业。

（5）冷水作业分级标准中规定的冷水作业。

（6）低温作业分级标准中规定的低温作业。

（7）高温作业分级标准（附录 1）中规定的第三级、第四级的作业。

（8）噪声作业分级标准中规定的第三级、第四级的作业。

（9）体力劳动强度分级标准中规定的第三级、第四级体力劳动强度的作业。

（10）在密闭空间、高压室作业或者潜水作业，伴有强烈振动的作业，或者需要频繁弯腰、攀高、下蹲的作业。

4. 女职工在哺乳期禁忌从事的劳动范围

（1）孕期禁忌从事的劳动范围的第（1）项、第（3）项、第（9）项。

（2）作业场所空气中锰、氟、溴、甲醇、有机磷化合物、有机氯化合物等有毒物质浓度超过国家职业卫生标准的作业。

《女职工劳动保护特别规定（草案）》的颁布实施，减少和解决了女职工在劳动中因生理特点造成的特殊困难，保护了女职工健康。充分体现了党和国家对女职工权益保障工作的高度重视和与时俱进，体现了坚持民生为重、以人

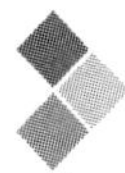

为本的服务理念。有利于保护女职工的平等就业、职业安全和生命健康，对于进一步激发女职工参与经济建设的积极性、主动性和创造性，提高劳动生产率具有积极的促进作用。

五、《防暑降温措施管理办法》

用人单位应当根据国家有关规定，合理布局生产现场，改进生产工艺和操作流程，采用良好的隔热、通风、降温措施，保证工作场所符合国家职业卫生标准要求。用人单位应当落实以下高温作业劳动保护措施：

（1）优先采用有利于控制高温的新技术、新工艺、新材料、新设备，从源头上降低或者消除高温危害。对于生产过程中不能完全消除的高温危害，应当采取综合控制措施，使其符合国家职业卫生标准要求。

（2）存在高温职业病危害的建设项目，应当保证其设计符合国家职业卫生相关标准和卫生要求，高温防护设施应当与主体工程同时设计、同时施工、同时投入生产和使用。

（3）存在高温职业病危害的用人单位，应当实施由专人负责的高温日常监测，并按照有关规定进行职业病危害因素检测、评价。

（4）用人单位应当依照有关规定对从事接触高温危害作业劳动者组织上岗前、在岗期间和离岗时的职业健康检查，将检查结果存入职业健康监护档案并书面告知劳动者。职业健康检查费用由用人单位承担。

（5）用人单位不得安排怀孕女职工和未成年工从事《工作场所职业病危害作业分级　第3部分：高温》(GBZ/T 229.3—2010）中第三级以上的高温工作场所作业。

在高温天气期间，用人单位应当按照下列规定，根据生产特点和具体条件，采取合理安排工作时间、轮换作业、适当增加高温工作环境下劳动者的休息时间和减轻劳动强度、减少高温时段室外作业等措施：

（1）用人单位应当根据地市级以上气象主管部门所属气象台当日发布的预报气温，调整作业时间，但因人身财产安全和公众利益需要紧急处理的除外：①日最高气温达到40 ℃以上，应当停止当日室外露天作业；②日最高气温达到37 ℃以上、40 ℃以下时，用人单位全天安排劳动者室外露天作业时间累计不得超过6 h，连续作业时间不得超过国家规定，且在气温最高时段3 h内不得安排室外露天作业；③日最高气温达到35 ℃以上、37 ℃以下时，用人

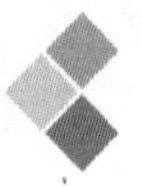

单位应当采取换班轮休等方式，缩短劳动者连续作业时间，并且不得安排室外露天作业劳动者加班。

（2）在高温天气来临之前，用人单位应当对高温天气作业的劳动者进行健康检查，对患有心、肺、脑血管性疾病、肺结核、中枢神经系统疾病及其他身体状况不适合高温作业环境的劳动者，应当调整作业岗位。职业健康检查费用由用人单位承担。

（3）用人单位不得安排怀孕女职工和未成年工在35 ℃以上的高温天气期间从事室外露天作业及温度在33 ℃以上的工作场所作业。

（4）因高温天气停止工作、缩短工作时间的，用人单位不得扣除或降低劳动者工资。

用人单位应当向劳动者提供符合要求的个人职业病防护用品，并督促和指导劳动者正确使用。

用人单位应当对劳动者进行上岗前职业卫生培训和在岗期间的定期职业卫生培训，普及高温防护、中暑急救等职业卫生知识。

用人单位应当为高温作业、高温天气作业的劳动者供给足够的、符合卫生标准的防暑降温饮料及必需的药品。不得以发放钱物替代提供防暑降温饮料。防暑降温饮料不得充抵高温津贴。

用人单位应当在高温工作环境设立休息场所。休息场所应当设有座椅，保持通风良好或者配有空调等防暑降温设施。

用人单位应当制定高温中暑应急预案，定期进行应急救援的演习，并根据从事高温作业和高温天气作业的劳动者数量及作业条件等情况，配备应急救援人员和足量的急救药品。

劳动者出现中暑症状时，用人单位应当立即采取救助措施，使其迅速脱离高温环境，到通风阴凉处休息，供给防暑降温饮料，并采取必要的对症处理措施；病情严重者，用人单位应当及时送医疗卫生机构治疗。

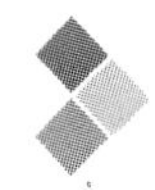

第三章 职业病防治基础知识

第一节 职业病概念及分类

法定职业病一般由国家确认并经法定程序公布，我国《职业病防治法》第二条规定："职业病是指企业、事业单位和个体经济组织等用人单位的劳动者在职业活动中，因接触粉尘、放射性物质和其他有毒、有害因素而引起的疾病。"

按照2013年国家卫生计生委、人力资源社会保障部、国家安全监管总局、全国总工会四部门联合发布的《职业病分类和目录》，职业病分为10类132种，包括13种职业性尘肺病、6种其他呼吸系统疾病、9种职业性皮肤病、3种职业性眼病、4种职业性耳鼻喉口腔疾病、60种职业性化学中毒、7种物理因素所致职业病、11种职业性放射性疾病、5种职业性传染病、11种职业性肿瘤和3种其他职业病［金属烟热，滑囊炎（限井下作业人员），股静脉血栓综合征、股动脉闭塞症或淋巴管闭塞症（限刮研作业人员）］。

确定职业病必须具备以下几个条件：

（1）患者必须与用人单位存在实际上的劳动关系，而用人单位必须有工商营业执照（包括个体经济组织）。例如王某未办理工商营业执照，私自刻石碑出售，而李某长期为王某干活，得了尘肺病，李某不能定为职业病。

（2）必须是在从事职业活动的过程中产生的。如油田井喷事故中，当地百姓因硫化氢中毒死亡，因不是从事开采石油这项工作的，只能认定为事故导致的伤害，不能定为职业病。

（3）必须是因为接触粉尘、放射性物质和其他有毒有害物质等职业病危害因素而引起的。如某人得了再生障碍性贫血，生产中虽接触粉尘，但粉尘不能引起再生障碍性贫血，因此也不能定为职业病。

（4）必须是国家公布的职业病名单内的职业病。如有些人长期在计算机

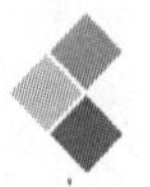

前操作，感觉全身乏力、视觉疲劳、腰酸背疼、颈椎增生等，但因这些病未被列入职业病目录，因此不能算是职业病。

（5）必须符合国家职业病诊断标准。

与其他职业伤害相比，职业病有以下特点：

（1）职业病的起因是由于劳动者在职业性活动过程中或长期受到来自化学的、物理的、生物的职业性危害因素的侵蚀，或长期受不良的作业方法、恶劣的作业条件的影响。这些因素及影响可能直接或间接地、个别或共同地发生着作用。

（2）职业病不同于突发的事故或疾病，其病症要经过一个较长的逐渐形成期或潜伏期后才能显现，属于缓发性伤残。

（3）由于职业病多表现为体内生理器官或生理功能的损伤，因而是只见"疾病"，不见"外伤"。

（4）职业病属于不可逆性损伤，很少有痊愈的可能。换言之，除了促使患者远离致病源自然痊愈之外没有更为积极的治疗方法，因而对职业病预防问题的研究尤为重要。可以通过作业者保护意识的提高、作业环境条件的改善和作业方法的改进等管理手段减少患病率。

我国卫生主管部门资料显示，我国职业病有以下五大特点：

（1）接触职业病危害人数多，患病数量大。

（2）职业病危害分布行业广，中小企业危害严重。

（3）职业病危害流动性大、危害转移严重。

（4）职业病具有隐匿性、迟发性特点，危害往往被忽视。

（5）职业病危害造成的经济损失巨大，影响长远。

第二节　职业病危害因素及控制措施

职业病危害是指对从事职业活动的劳动者可能导致职业病的各种危害。职业病危害因素包括职业活动中存在的各种有害的化学、物理、生物因素以及在作业过程中产生的其他职业有害因素。

2015 年 11 月 17 日，国家卫生计生委、人力资源社会保障部、国家安全监管总局及全国总工会联合发布了《职业病危害因素分类目录》，包含了 52 项粉尘因素、375 项化学因素、15 项物理因素、8 项放射性因素、6 项生物因素以及3项其他因素。

职业病危害因素的控制措施可以从以下几个方面考虑：

一是加强法制管理。

事实证明，历年来政府出台的一些针对职业病防治的通知、决定和管理办法，甚至《中华人民共和国尘肺病防治条例》这样较高层次的法规，由于缺乏实施细则，加上相关监管部门监督力度不够，控制职业病危害的效果不尽如人意。如许多厂矿、特别是乡镇企业未能落实尘肺预防措施，许多乡镇企业无序生产，安全事故频频发生，职业病发病人数上升。一些企业因追求经济利益，不遵守预防性卫生监督的要求，对职业卫生缺少应有的投入。特别是有些乡镇和民营的小企业，一旦发现职工患职业病或可能患职业病就立即解雇，将职业病危害的后果推向社会。不少作业人员患职业病后，因得不到及时治疗造成伤残甚至死亡。

这些情况充分说明预防职业病，必须大力加强对职业卫生的法制管理。《职业病防治法》为保障劳动者的健康权益，保持经济社会的可持续发展提供了法律保证。必须加强执法力度，认真做到有法必依、违法必究。与此同时还应认真贯彻执行与《职业病防治法》相关的一系列法规、条例、规范和标准。

二是积极采取预防控制措施。

控制职业病危害，应优先考虑从源头上防止劳动者接触各类职业病危害因素和改善可能引起健康损害的工作场所。职业卫生技术服务机构除开展工作场所有害因素的浓度或强度监测、对劳动者健康监护、对建设项目职业病危害做预评价和控制效果评价外，对于产生严重职业病危害的建设项目还应提出适宜、有效的预防控制措施的建议，并和用人单位共同探讨这些建议的可行性。

鉴于大多数职业卫生技术服务机构的人员结构、知识结构和业务范围限制，他们难以提出具体、可行的预防控制措施并帮助用人单位实施这些措施。安全生产监督管理部门必须加大对现有职业卫生技术服务机构的监管力度，建立高质量的服务机构。同时，职业卫生技术服务机构也必须加大对高技能人才的培养，提高对用人单位的服务质量，帮助用人单位解决职业卫生难题。

当然，作为用人单位也必须完全执行国家的法律法规，为从业人员创造符合国家标准的工作场所，杜绝职业病的发生。

三是发挥设计部门在职业病预防方面的功能。

职业病危害防护设施必须与主体工程同时设计、同时施工、同时投入。存

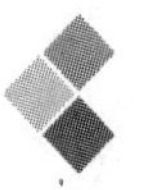

在职业病危害的建设项目，建设单位应当委托具有相应资质的设计单位编制职业病防护设施设计专篇。这就要求设计部门应在可行性研究阶段、初步设计阶段编制设计专篇。设计部门的专业设计人员分工明确、各司其职、各负其责，但在编制“职业卫生专篇”上显得力不从心。与职业病危害控制措施密切相关的专业除建筑学、结构、工艺等外，采暖、通风、空气调节、制冷、热能工程、给水排水、室内环境设计等专业均与职业卫生密切相关，其中尤以采暖、通风、空气调节专业为重。

在可行性研究报告以及初步设计说明中，对涉及职业病危害防护措施方面的内容阐述不到位，究其原因是多方面的：其一，《职业病防治法》及相关的法规贯彻不力；其二，职业病危害防护措施硬件、软件缺一不可，专业技术含量甚高，非负责任、业务精深的专业人员操作恐难胜任；其三，部分用人单位缺乏法制观念，只追求经济效益，忽视劳动者权益，一味蛮干。

四是加强与国际组织的合作。

国际劳工组织（ULO）和世界卫生组织（WHO）职业卫生委员会在职业卫生方面的合作领域有：①指导、支持成员国政府制定职业卫生安全规划，其中包括提供基本职业卫生服务，推广职业卫生安全管理体系，制定国家职业卫生档案和评价指标，评价职业卫生安全干预的成本效益，建立有效的执法体系；②加强区域合作与协调，积极探索，推广有效的合作模式；③协调、加强信息交流和培训，开发全球职业卫生安全信息网络，提高信息资料的普及性；④大力提高职业卫生安全意识，充分利用国际工人日（每年4月28日）等重要时机开展宣传，积极鼓励劳动者参与，提高自我保护意识和能力。

中国政府安全生产监督管理部门应加强与国际组织合作，加强与有关部门的合作，在职业病防治工作中注重协调、合作和发挥有关部门与全社会的积极性，使职业病防治的各项制度真正落到实处，预防职业病危害因素对从业人员的危害。

第三节　我国职业病防治工作原则

《职业病防治法》第三条规定：“职业病防治工作坚持预防为主、防治结合的方针，建立用人单位负责、行政机关监管、行业自律、职工参与和社会监督的机制，实行分类管理、综合治理。”分类管理、综合治理是我国职业病防治管理工作的基本原则。

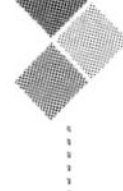

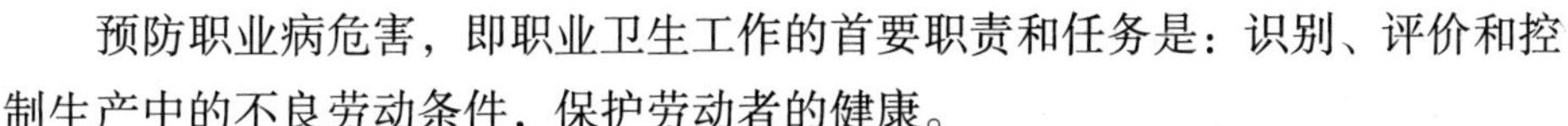

预防职业病危害，即职业卫生工作的首要职责和任务是：识别、评价和控制生产中的不良劳动条件，保护劳动者的健康。

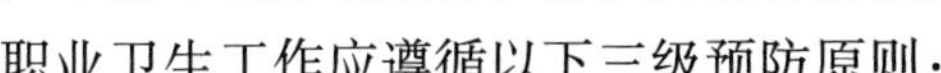

职业卫生工作应遵循以下三级预防原则：

（1）一级预防。即从根本上使劳动者不接触职业病危害因素，主要从以下三个方面开展预防：

① 技术措施。以无毒、低毒物质代替有毒、高毒物质；使用远距离操作或自动化、半自动化操作，防止有害物质“跑、冒、滴、漏”；加强通风、收尘、排毒措施。

② 组织措施。合理组织、安排劳动过程，建立、健全劳动制度，贯彻执行国家制定的卫生法规。

③ 卫生保健措施。做好就业前职业健康检查，发现易感者和职业禁忌证；做好卫生宣传、健康教育；注意平衡膳食和保健食品供给，加强锻炼，提高机体抵抗力。

（2）二级预防。在一级预防达不到要求，职业病危害因素已开始损伤劳动者的健康时，应及时发现，采取补救措施，主要工作为进行职业病危害及健康的早期检测与及时处理，防止其进一步发展。一是对职业接触人群开展普查、筛检，定期进行健康检查，明确诊断，及时治疗；二是定期对生产环境进行监测，发现问题立即采取防治对策。

（3）三级预防。又称临床预防，使患者在明确诊断后，得到及时、合理的处理，防止疾病恶化及复发，防止劳动能力丧失。对慢性职业病患者，通过医学监护预防并发症和伤残。通过功能性和心理康复治疗，做到病而不残、残而不废，达到延长寿命的目的。

实践证明,职业病是完全可以预防的,从控制职业病危害源头抓预防,预防工作重心前移,才能有效改善劳动条件,净化生产环境,保障劳动者的健康与安全。

第四节 职业病诊断与鉴定

职业病诊断应当去专门的职业病诊断机构。《职业病防治法》第四十三条规定：“医疗卫生机构承担职业病诊断，应当经省、自治区、直辖市人民政府卫生行政部门批准。省、自治区、直辖市人民政府卫生行政部门应当向社会公

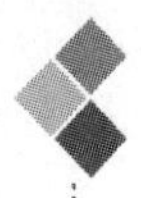

布本行政区域内承担职业病诊断的医疗卫生机构的名单。”

承担职业病诊断的医疗卫生机构应当具备以下条件：

（1）持有“医疗机构执业许可证”。

（2）具有与开展职业病诊断相适应的医疗卫生技术人员。

（3）具有与开展职业病诊断相适应的仪器、设备。

（4）具有健全的职业病诊断质量管理制度。

一、职业病诊断应提供的资料

（1）劳动者职业史和职业病危害接触史。

（2）工作场所职业病危害因素检测结果等资料。

（3）劳动者职业健康检查结果。

（4）职业性放射性疾病诊断还需要个人剂量监测档案等资料。

（5）劳动者和有关机构应当提供与职业病诊断、鉴定有关的资料。

上述资料由用人单位和劳动者提供，也可由有关机构和安全生产监督管理部门提供。

二、职业病鉴定应提供的资料

当事人对诊断结论不服时，可依法向职业病诊断机构所在地设区的市级卫生行政部门申请鉴定，对设区的市级职业病鉴定结论不服的，可依法向省级卫生行政部门申请再鉴定，省级鉴定结论为最终鉴定，即一次诊断、两级鉴定。

职业病鉴定应提供的资料：

（1）职业病鉴定申请书。

（2）职业病诊断证明书，申请省级鉴定的还应当提交市级职业病鉴定书。

（3）卫生行政部门要求提供的其他有关资料。

职业病鉴定办事机构根据需要可以向原职业病诊断机构或者首次职业病鉴定的办事机构调阅有关的诊断、鉴定资料，也可以向有关单位调取与职业病诊断、鉴定有关的材料。

三、职业病病人依法享有的职业病待遇

（1）用人单位应当按照国家有关规定，安排职业病病人进行治疗、康复和定期检查。

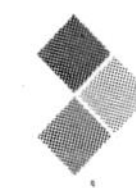

（2）用人单位对不适宜继续从事原工作的职业病病人，应当调离原岗位，并妥善安置。

（3）用人单位对从事接触职业病危害作业的劳动者，应当给予适当岗位津贴。

（4）职业病病人的诊疗、康复费用，伤残以及丧失劳动能力的职业病病人的社会保障，按照国家有关工伤保险的规定执行。

（5）职业病病人除依法享有工伤保险外，依照有关民事法律，尚有获得赔偿的权利的，有权向用人单位提出赔偿要求。

（6）劳动者被诊断患有职业病，但用人单位没有依法参加工伤保险的，其医疗和生活保障由该用人单位承担。

（7）职业病病人变动工作单位，其依法享有的待遇不变。

（8）用人单位发生分立、合并、解散、破产等情形时，应当对从事接触职业病危害作业的劳动者进行健康检查，并按照国家有关规定妥善安置职业病病人。

（9）用人单位已经不存在或者无法确认劳动关系的职业病病人，可以向地方人民政府民政部门申请医疗救助和生活等方面的救助。

第五节　职业卫生相关名词解释

以下名词术语主要依据《职业卫生名词术语》（GBZ/T 224—2010）和《职业病诊断名词术语》（GBZ/T 157—2009）。

一、一般名词术语

1. 职业病危害

对从事职业活动的劳动者可能导致的工作有关疾病、职业病和伤害。

2. 职业病

企业、事业单位和个体经济组织的劳动者在职业活动中，因接触粉尘、放射性物质和其他有毒、有害物质等因素而引起的疾病。

3. 职业病危害因素

职业活动中存在的各种有害的化学、物理、生物因素以及在作业过程中产生的其他职业有害因素。

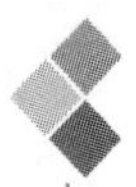

4. 职业禁忌证

劳动者从事特定职业或者接触特定职业病危害因素时，比一般职业人群更易于遭受职业病危害和罹患职业病或者可能导致原有自身疾病病情加重，或者在从事作业过程中诱发可能导致对他人生命健康构成危险的疾病的个人特殊生理或者病理状态。

5. 职业健康监护

以预防职业病为目的，根据劳动者的职业史，通过定期或不定期的健康检查和健康相关资料的收集，连续性地监测劳动者的健康状况，分析劳动者健康变化与所接触的职业病危害因素的关系，并及时将健康检查资料和分析结果报告给用人单位及劳动者本人，以便及时采取干预措施，保护劳动者健康。职业健康监护主要包括职业健康检查和职业健康监护档案管理等内容。

6. 职业接触限值

职业病危害因素的接触限值，指劳动者在职业活动过程中长期反复接触，对绝大多数接触者的健康不引起有害作用的容许接触水平。有害物质的职业接触限值一般以卫生标准形式予以颁布。

7. 职业病防护设施

消除或降低工作场所的职业病危害因素的浓度或强度，预防和减少职业病危害因素对劳动者健康的损害或影响，保护劳动者健康的设备、设施、装置、构（建）筑物等的总称。

二、职业病危害因素

1. 粉尘

可较长时间悬浮于空气中的固体微粒。在生产环境空气中粉尘的粒径多为0.1～10 μm。

2. 生产性粉尘

在生产过程中形成的粉尘。按粉尘的性质分为：无机粉尘（含矿物性粉尘、金属性粉尘、人工合成的无机粉尘）；有机粉尘（含动物性粉尘、植物性粉尘、人工合成的有机粉尘）；混合性粉尘（混合存在的各类粉尘）。

3. 其他粉尘

指游离 SiO_2 低于10%，不含石棉和有毒物质，而尚未制定容许浓度的粉尘。

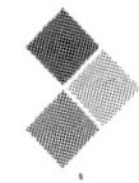

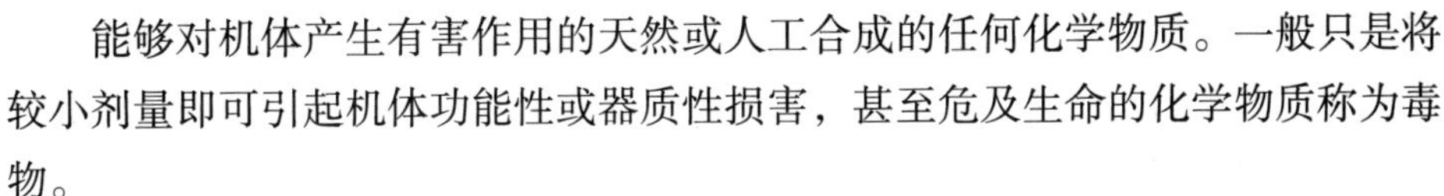

4. 毒物

能够对机体产生有害作用的天然或人工合成的任何化学物质。一般只是将较小剂量即可引起机体功能性或器质性损害，甚至危及生命的化学物质称为毒物。

5. 生产性毒物

生产过程中产生或存在于工作场所空气中的各种毒物。

6. 噪声

一类引起人烦躁或音量过大而危害人体健康的声音。

7. 生产性噪声

在生产过程中产生的噪声，由于机器转动、气体排放、工件撞击与摩擦等所产生的噪声。根据持续时间和出现的形态，生产性噪声可分为稳态噪声、非稳态噪声和脉冲噪声。声级波动小于 3 dB(A) 的噪声为稳态噪声，声级波动大于或等于 3 dB(A) 的噪声为非稳态噪声；持续时间小于 0.5 s，间隔时间大于 1 s，声压有效值变化大于 40 dB(A) 的噪声为脉冲噪声。

8. 振动

一个质点或物体在外力作用下沿直线或弧线围绕平衡位置来回重复的运动。

9. 手传振动

又称手臂振动或局部振动，指生产中使用振动工具或接触受振动工件时，直接作用或传递到人手臂的机械振动或冲击。

10. 全身振动

人体足部或臀部接触并通过下肢或躯干传导到全身的振动。

三、职业病诊断

1. 尘肺

在职业活动中长期吸入生产性粉尘并在肺内潴留而引起的以肺组织弥漫性纤维化为主的全身性疾病。

2. 职业性耳聋

指人们在工作过程中长期接触生产性噪声而发生的一种进行性感音性听觉障碍。

3. 手臂振动病

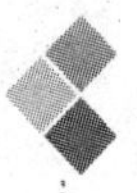

长期从事手传振动作业而引起的以手部末梢循环和（或）手臂神经功能障碍为主的疾病，并能引起手臂骨关节－肌肉的损伤。发病部位多在上肢末端，典型表现为发作性手指变白。

4. 职业中毒

劳动者在职业活动中组织器官受到工作场所毒物的毒作用而引起的功能性和（或）器质性疾病。

5. 急性职业中毒

劳动者在职业活动中，短时间内吸收大剂量毒物所引起的中毒，一般指接触毒物数小时内发病。

6. 慢性职业中毒

劳动者在职业活动中，长期吸收较小剂量毒物所引起的中毒，一般指接触毒物 3 个月以上时间发病。

7. 亚急性职业中毒

一般指劳动者在职业活动中，接触毒物数天至 3 个月而引起机体功能和（或）器质性损害。

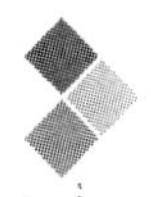

第四章
建材企业主要职业病危害因素

我国建材行业已形成了较为完整的产业链，包括建材矿山、建材机械、原材料制造和建材制品等多个行业门类。涉及产品种类众多，包括建筑材料及制品、非金属矿及制品、无机非金属新材料及新型建材四大门类，80 多个小类，1400 多种产品。经过新中国成立以来 60 余年的发展，建材企业已经不仅局限于传统的“窑业 + 矿业”的生产模式，以新型墙体材料、新型防水密封材料、新型保温隔热材料和装饰装修材料为代表的新型建筑材料已经逐渐成为建材行业重要的产品门类。

本章主要针对职业病发病率相对较高、职业病危害因素较为明显的企业，结合其作业场所的工艺和生产特点，辨识、分析其存在的职业病危害因素，并阐述其危害，使从业人员能更深刻地认识到职业病危害因素对人体健康的危害，提高从业人员的职业卫生防护意识。

对于精神（心理）性职业紧张、视力紧张、长时间不良体位（姿势）、使用不合理的工具等劳动过程中的有害因素和照明不良、换气不足等生产环境中的有害因素，因其未纳入《职业病危害因素分类目录》(国卫疾控发〔2015〕92 号）范围内，所以不做详细阐述。

第一节　建材企业工作场所生产特点

一、水泥生产企业工作场所特点

水泥企业生产环节分为三个阶段：石灰质及黏土等原料经破碎后，按一定比例磨细，并调配为成分合适、均匀的生料；生料在窑内高温煅烧得到以硅酸钙为主要成分的硅酸盐水泥熟料，称为熟料煅烧；熟料加适当石膏及添加剂磨细成为水泥，称为水泥粉磨。涉及的主要工艺环节包括石灰石破碎、煤粉制

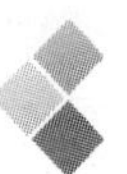

备、生料制备、熟料高温煅烧以及水泥粉磨等。水泥生产过程中存在的职业病危害因素主要有粉尘、噪声、高温、有毒气体以及化学物质等。

二、平板玻璃生产企业工作场所特点

目前，平板玻璃生产工艺中最重要的是浮法玻璃制造工艺，主要包括配料、熔化、成型和镀膜、退火以及切割包装五个步骤。配料为第一阶段，将砂、白云石、石灰石等原材料按照一定的配比加入熔窑中高温熔化，送入锡槽内利用浮法成型，后经退火窑降温冷却成型后切割装运。整个浮法玻璃生产过程中涉及窑炉作业、锡槽、蒸汽管道作业以及炉煤气、焦炉煤气等燃气作业等。平板玻璃生产过程中存在的职业病危害因素主要有高温辐射、噪声、粉尘、有毒有害气体以及其他化学物质等。

三、玻璃纤维和玻璃纤维增强塑料制品制造企业工作场所特点

1. 玻璃纤维制造企业工作场所特点

玻璃纤维是采用玻璃球或废旧玻璃经过一系列加工而成的玻纤半成品，其细度为0.003～0.006 mm，细如丝、软如棉、抗拉力强，颜色银白、无毒无味、耐酸、耐碱、耐腐蚀、耐高温、绝缘性能好，是一种性能优越的无机非金属材料，已被广泛应用于交通、能源、建筑、航空、航天、环境保护、国防等行业。

玻璃纤维在拉制、退绕、整经、织布以及在其使用过程中，都会产生大小不等的玻璃纤维粉尘飘浮于空气之中，使作业人员与玻璃纤维接触。玻璃纤维生产过程中存在苯、甲苯、氟化氢、一氧化碳、二氧化硫、丙酮、乙酸、甲醛、碳酸钠、矽尘、玻璃纤维尘、石灰石尘、萤石混合性粉尘、其他粉尘、噪声和高温等多种职业病危害因素。

2. 玻璃纤维增强塑料制造企业工作场所特点

玻璃纤维增强塑料（也称玻璃钢）是一种品种繁多、性能各异、用途广泛的复合材料。它是由合成树脂和玻璃纤维经复合工艺制作而成的一种功能型的新型材料。

玻璃纤维增强塑料生产过程中，除了玻璃纤维的机械刺激、浸润剂的化学作用外，作为玻璃钢主要原料之一的树脂及其添加剂也会对皮肤产生各种不同的作用。如环氧树脂和酚醛树脂是原发性刺激物和致敏剂；酚醛树脂中的游离

甲醛、苯酚都是原发性刺激物，可引起皮肤蛋白变性；洗涤剂丙酮是一种有机溶剂，可使皮肤脱脂而易干裂。

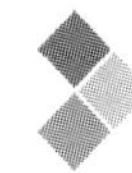

四、建筑卫生陶瓷企业工作场所特点

建筑卫生陶瓷是指用于建筑工程装饰装修和卫生设施的陶瓷制品，分为建筑陶瓷和卫生陶瓷两大类，产品类型较为丰富。工艺流程主要包括破碎系统、制粉系统、成型系统、烧成系统、制釉系统以及冷加工系统。陶瓷产品生产过程中存在的职业病危害因素主要有粉尘、化学毒物、物理因素（噪声、高温和振动）等。

陶瓷生产过程中化学毒物的主要来源有三类：

（1）釉料在配制、施釉过程中，作业人员直接或间接接触釉料，釉料中含有铅、锰、铬等重金属盐；在印花及烧成过程中，陶瓷墨水（含有某种陶瓷釉料成分、陶瓷色料或陶瓷着色剂的墨水）会挥发出有机溶剂，如甲醇、丁醇、丙酮等；部分产品（如抛光砖）后处理需要上防污剂，也会有部分有机溶剂挥发，如苯系物（苯、甲苯、二甲苯）、三氯甲烷等。

（2）陶瓷生产过程需要热源，如喷雾干燥、生坯干燥和烧成等，大多数企业采用燃料（煤、工业柴油、重油等）燃烧提供热源，燃料燃烧会释放大量的化学气体，如 SO_2、NO_x、CO、CO_2 等。

（3）陶瓷生坯在高温烧成过程中，坯体及釉料中某些物质会发生氧化或分解反应，生成化学气体并排出，如 SO_2、CO_2、HF、HCl 等。

五、石膏制品企业工作场所特点

石膏制品主要包括石膏板（纸面石膏板、无纸面石膏板、装饰石膏板、石膏空心条板、纤维石膏板、石膏吸音板、定位点石膏板等）、石膏砌块、粉刷石膏三大类，其主要工序略有不同，但均是通过对天然石膏及其添加剂配料后干燥或煅烧形成。

石膏板的生产工艺特点和生产线布置情况主要分为配料与成型工段、切断与干燥工段、成品输送工段。配料与成型工段主要包括配料、成型和主线三部分的控制，成型控制部分主要是石膏板湿板的成型；切断与干燥工段主要包括切断、横向输送、入窑和干燥窑四部分的控制；成品输送工段主要包括出窑、成品输送和堆垛三部分。其工艺环节中的主要职业病危害来自于设备的噪声、

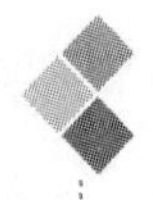

粉尘排放以及高温设备的运行。

六、耐火材料企业工作场所特点

按照耐火材料热处理方式不同，可分为烧结耐火材料、不定形耐火材料及熔铸耐火材料。这三类耐火材料在生产工艺上略有区别，烧结耐火材料是通过不同粒度原材料按照配比加上结合剂，混练均匀后按尺寸高压成型并烘干后进入高温窑煅烧形成；不定形耐火材料是将各种原料按一定配比充分搅拌后通过加入水或其他结合剂，用强制搅拌机混合均匀后采用浇注、涂抹、捣打、挤压和喷射的方法将耐火材料施工到工作部位；熔铸耐火材料是将原材料在配比融化后加入电炉高温熔化，并浇铸冷却后形成的耐火材料。这三种工艺中职业病危害源均来自于生产过程中原料的破碎、筛分、混练产生的粉尘和噪声。其中，粉尘会导致矽肺病等职业病危害，噪声会对员工的听力造成损伤。

保温材料按照材质主要分为有机和无机两大类，主要产品类型包括岩棉、玻璃棉、复合硅酸铝纤维、有机保温材料（EPS、XPS 和聚氨酯 PU、PIR）以及泡沫石棉、橡胶、硅酸钙等。保温材料生产过程中原燃材料会对从业人员的健康造成危害。其中，长时间接触聚苯乙烯会引起阻塞性肺部病变；苯乙烯为可疑致癌物；有机异氰酸酯会损害皮肤及黏膜，并对人体脏器产生影响，造成人体中毒和窒息。

耐火材料生产过程中会产生一定数量的化学毒物，这些毒物可通过呼吸道吸入、皮肤接触进入人体，引起人体一定程度损害而出现疾病状态。其主要来源有以下几类：

（1）耐火材料生产过程中需要热源，如干燥、烧成阶段，大多数企业采用燃料（煤、天然气、重油、水煤气等）燃烧提供热源，燃料燃烧会释放大量的化学气体，如 SO_2、NO_x、CO、CO_2 等。

（2）在耐火材料生产过程中，结合剂的添加使得耐火材料的作业性能和生坯强度（或干燥强度）增强。常见的结合剂又分为天然有机物或从天然有机物中分离出来的物质，它们主要有淀粉、糊精、阿拉伯树胶、蜜糖、纸浆废液及木质磺酸钙、海藻酸钠、焦油、沥青与蒽油等。合成有机物包括各种树脂，如酚醛树脂、环氧树脂、脲醛树脂、呋喃树脂等。此外，还有聚乙烯醇、羧甲基纤维素、硅酸乙酯、聚醋酸乙烯酯等。在有机结合剂的使用过程中会有

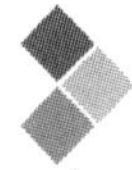

部分有机物质挥发出来，如沥青挥发物、醋酸乙烯酯（乙酸乙烯酯）等化学有害因素。

七、石棉制品制造企业工作场所特点

在石棉生产、加工的五个主要环节中破碎环节石棉粉尘浓度最高，其次是传输环节，制备环节粉尘浓度居中，包装环节和钻孔环节粉尘浓度较低。

目前我国石棉粉尘危害普遍存在，且危害比较严重。危害比较严重的企业主要分布在西部地区的石棉矿开采行业，且通过对比分析发现，破碎环节石棉粉尘危害最为严重，其次是传输环节。

总体来讲，我国石棉开采企业普遍降尘措施不足，粉尘浓度大，开采工艺落后，有进一步进行技术升级改进的空间。

八、石墨及碳素制品制造企业工作场所特点

碳和石墨制品是利用各种碳质原料（冶金焦、沥青焦、石油焦、无烟煤、煤沥青……），经过一系列工艺过程而得到的。大多数碳和石墨制品生产工艺大同小异，但也有例外，如玻璃碳和碳纤维，生产这两种产品所用的原料及工艺方法完全不同于生产一般碳和石墨制品。

通常碳和石墨制品可以划分成三大类：人造石墨制品（简称石墨制品）、碳素制品（焙烧后即可加工使用）、商品糊（混捏后铸成块或装入容器即可发给用户使用）。

石墨制品的生产周期很长，从投入原料到产出成品要40多天。如生产高强石墨要经过多次浸渍、焙烧，生产周期长达3~6个月。生产碳素制品从投入原料到产出成品也要30天左右，但是商品糊生产周期只有1~2天。石墨及碳素制品的生产工序可简单概括如下：①原料（各种焦炭、无烟煤）的预碎；②黏结剂（煤沥青、焦油等）的熔化和脱水；③原料（各种焦炭、无烟煤）的高温煅烧；④煅烧后的原料按要求进行破碎、筛分分级，部分原料磨成细粉；⑤配料，按配方要求对不同原料颗粒进行称量和放入指定容器内；⑥混捏，定量的原料颗粒（包括粉料）与定量的黏结剂在加热状态下搅拌成可塑性的糊料；⑦成型，将混捏好的糊料装入压力机，用挤压或模压方法（或用振动成型及等静压成型等）将糊料加压成型，成型后的毛坯称为生制品；⑧焙烧，将生制品装入焙烧炉中，经过长时期的加热使沥青炭化，并将各种颗

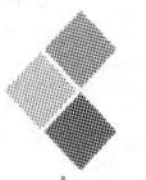

粒牢固地联结成整体；⑨石墨化，这是生产人造石墨制品的关键工序，在电阻炉内将焙烧半成品加热到2200～2600 ℃，使无定形碳转化为石墨结晶，从而获得一系列良好的物理机械性能；⑩产品的机械加工，将焙烧或石墨化后的半成品用各种机床进行外形加工，得到所需要的形状及精确的尺寸。其生产工艺中存在的主要职业病危害因素有：粉尘，包括炭黑粉尘、矽尘和石墨粉尘；化学毒物，包括 CO、SO_2、NO、NO_2、氰化氢和煤焦油沥青挥发物；物理因素，包括噪声和高温等。

通过对上述几类主要建材产品生产工艺及作业场所的特点分析可以看出，建材产品的生产既包含了对矿物原料的开发、破碎等粗加工，也有对原料及辅料进行的窑内高温烧制，具有典型的矿业和窑业双重特征。

第二节　粉　　尘

建材企业生产过程中存在的最主要的、危害最大的职业病危害因素仍然是粉尘。加大对生产过程中粉尘的控制，是职业病防治工作的重中之重。

水泥、耐火材料、砖瓦、陶瓷、玻璃、石棉、石膏、石材等的生产，在粉碎、过筛、配料、研磨等工序均会产生粉尘。长期接触这些粉尘可以导致劳动者尘肺病，其中硅尘（含二氧化硅的粉尘）是矽肺病的主要原因。石棉粉尘的影响则更为复杂，除引起石棉肺外，已被国际癌症研究中心（IARC）确认可致肺癌。

一、粉尘的来源和分类

（一）粉尘产尘源的特点和来源

1. 粉尘产尘源的特点

在工矿企业的水泥、陶瓷、玻璃、石棉生产及加工等粉尘作业环境中，物料破碎、粉碎、筛分、给料、运输等工序都是主要的产尘源。尽管各类生产环境产生的粉尘物化特性有所区别，但由于工序彼此相近，可采用通用生产设备，并具有类似的操作方式。产尘源特点可归纳为以下几种类型。

1）机械振动型产尘

机械设备的振动占主导地位，或振幅大，或频率高，振动造成的空气正压比设备部件的运动造成的空气正压大，在有物料诱导空气的情况下又增加了设备内部的正压,造成粉尘飞扬。如颚式破碎机进料口和卸料口是主要的扬尘点。

2）机械低速旋转型产尘

机械设备部件以较低速度旋转，其转速一般在100 r/min以下，在旋转部件的作用下带动风速，使周围空气形成旋转气流，造成粉尘飞扬。玻璃厂原料车间混料机以及耐火材料厂、陶瓷厂、石英粉加工厂、石棉厂的干轮碾机均属于这类产尘源。

3）机械高速旋转型产尘

机械部件以高速旋转，是由于物料与机械的运转部分在机壳内运动造成了相当大的剩余压力，引起剧烈的空气流动，造成粉尘飞扬。如水泥厂、耐火材料厂用反击式破碎机和锤式破碎机，其转速在1000～2000 r/min，旋转部件类似风机，产尘量大，飞扬速度快。

4）物料运动型产尘

指物料自贮仓内或运输机械设备溜槽卸下时，大颗粒物料借助自身的重量由上而下坠落，诱导周围的空气流动，如这部分空位无处可泄，则会在下部高压区造成粉尘飞扬。微小颗粒则在空气的阻力下引起剪切作用，使正在降落的粉尘飞扬。带式输送机和斗式提升机的转落点属于这类产尘源。

2. 粉尘的来源

粉尘来源于建材产品生产过程中的破碎、配料、均化、煅烧、粉磨、包装、运输等各个环节，包括石灰石粉尘、矽尘、石膏粉尘、煤尘、水泥粉尘、石棉尘、石墨尘、玻璃纤维尘等，是污染作业环境、损害人体健康的主要职业病危害因素。图4－1显示的是石材加工作业产生的粉尘。

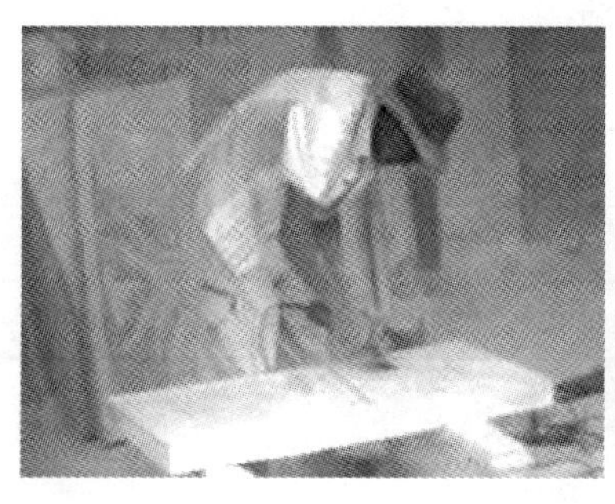
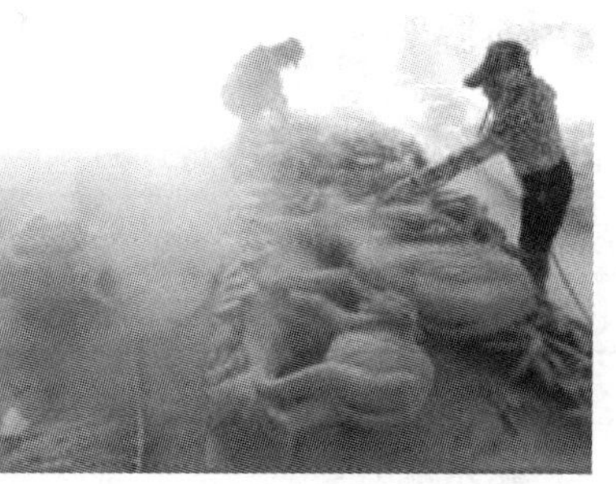

图4－1　石材加工作业产生的粉尘

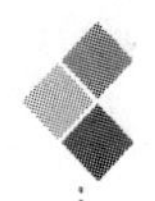

建材企业生产性粉尘的来源见表4－1。

表4－1 建材企业生产性粉尘的来源

企 业	工 序	粉 尘 类 别
水泥厂	生熟料破碎	石灰石粉尘、黏土尘、矿渣尘
	生熟料粉磨	石灰石粉尘、黏土尘、矿渣尘
	烧成	石灰石粉尘、煤尘
	烘干	石灰石粉尘、黏土尘、铁粉尘、矿渣尘
	水泥粉磨、包装	石膏粉尘、水泥尘
玻璃厂	原料破碎、粉碎、筛分、混料、拌料、熔化、成型、退火、横切、质检现场、采板及堆垛	石英粉尘、长石粉尘、矽尘、其他粉尘
	产品包装及储运	木粉尘、其他粉尘
玻璃纤维	拉制、退绕、整经、织布	玻璃纤维粉尘
陶瓷厂	原料投料、粉碎、筛分、配料、搅拌	矽尘、陶土粉尘
	釉料制备	矽尘
	成型	陶土粉尘、滑石粉尘
	烧成	铝尘、陶土粉尘
	后处理	陶土粉尘
	煤粉制备	煤尘
石棉厂	原料碾压、破碎、松解、筛分、运输、开棉、弹棉、梳纺、织布	石棉尘
石材加工厂	石料切割、打磨、抛光	石英粉尘、矽尘、滑石粉尘
油毡厂	隔离、剥离	滑石粉尘、云母尘
耐火材料厂	原料粉碎、筛分、配料、成型	黏土、硅石尘

（二）粉尘的分类

按照粉尘的性质一般分为以下几类。

1. 无机性粉尘

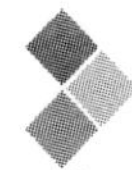

包括非金属矿物粉尘，如石英、石棉、滑石、煤等；金属性粉尘，如铁、锡、铝、锰、铅、锌等；人工合成无机性粉尘，如金刚砂、水泥、玻璃纤维等。

2. 有机性粉尘

包括动物性粉尘，如毛、丝、骨质等；植物性粉尘，如棉、麻、草、甘蔗、谷物、木、茶等；人工合成有机性粉尘，如有机农药、有机染料、合成树脂、合成橡胶、合成纤维等。

3. 混合性粉尘

上述各类粉尘的混合存在。

二、粉尘的理化特性

粉尘的理化性质不同，造成人体危害的性质和程度不同，发生致病作用的潜伏期等也不相同。影响粉尘损害机体的因素有以下几种。

1. 化学成分、浓度和接触时间

粉尘的化学成分和浓度直接决定了对人体的危害性质和严重程度。不同化学成分的粉尘可导致纤维化、中毒、致敏和致癌作用等。粉尘浓度越高，接触时间越长，对人体的危害越严重。例如粉尘中游离二氧化硅含量越高，病变进程越快，危害性也越大。

化学成分与危害程度的关系还突出表现在粉尘的新鲜程度影响粉尘颗粒危害的大小。最新研究认为，新鲜粉尘表面有大量氧化活性很强的自由基，从而增强了粉尘颗粒本身的毒性作用，致病作用变强；而陈旧粉尘表面的活性自由基已被氧化失效，并且表面常被黏土等惰性物质包裹，毒性的作用降低。

2. 分散度

分散度是指物质被粉碎的程度，以粉尘粒径大小的数量或质量组成百分比来表示，粒径或质量小的颗粒越多，分散度越高。粉尘粒子分散度越高，其在空气中飘浮的时间就越长，沉降速率越慢，被人体吸入的概率就越大。粉尘分散度越高，单位体积总表面积越大，越易参与理化反应，对人体的危害也越大。

3. 荷电性

荷电性指物质在粉碎和流动过程中互相摩擦或吸附空气中离子而带电。尘

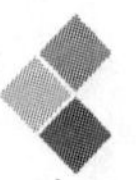

粒的荷电量除取决于其粒径及密度外，还与作业环境的温度和湿度有关。飘浮在空气中的粒子 90% ~95% 带正电或负电，由于带相同电荷的粉尘相互排斥，因此在空气中的沉降速度较慢，极易被人体呼吸道阻留。研究表明，在其他条件相同时，带电粉尘在肺内阻留量达 70% ~74%，而不带电粉尘只有 10% ~16%。

4. 粉尘的硬度

坚硬且外形尖锐的尘粒可能引起呼吸道黏膜的机械性损伤，如某些类型的石棉纤维粉尘直而硬，进入呼吸道后可穿透肺组织，到达胸膜，导致肺和胸膜损伤。

5. 粉尘的爆炸性

能引起粉尘爆炸的都是可燃性粉尘。可燃性粉尘一般分为三大类：金属粉尘，如铅粉、镁粉等；可燃非金属矿物粉尘，如煤粉；有机物粉尘，如亚麻粉尘、木粉、纸粉、烟草和谷物等。

粉尘爆炸有三个条件：一是工作环境空气中粉尘达到足够的浓度，二是明火，三是充足的氧气。

三、粉尘的危害

所有粉尘对人体都是有害的，按其作用部位和病理性质，总体来讲可归纳为呼吸系统损害、局部作用、中毒作用和致癌作用四大类。但结合建材生产企业工作场所中粉尘的种类和特性，能导致机体中毒作用的比较少见，因此对中毒作用不做介绍。

1. 粉尘进入人体的途径

粉尘可以通过呼吸道、皮肤、眼睛进入人体，其中呼吸道为主要途径。

1）呼吸道

被人体吸入呼吸道的粉尘，通过撞击、重力沉积、弥散、静电沉积、截留而沉降在呼吸道，只有极少部分能进入肺泡区。粉尘在呼吸道的沉积可分为三个区域：上呼吸道区（包括鼻、口、咽喉），气管、支气管区和肺泡区（无纤毛的细支气管及肺泡）。一般认为，10 μm 以上的粉尘大部分沉积在鼻咽部，10 μm 以下的粉尘可进入呼吸道深处，而在肺泡内沉积的粉尘大部分在 5 μm 以下，尤其是 2 μm 左右的粉尘。

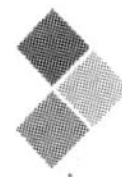

人体通过各种防御功能,可排出进入呼吸道97% ~99%的粉尘,只有1% ~3%的尘粒沉积在体内。

2）皮肤和眼睛

粉尘很难通过正常的皮肤进入人体，但是在皮肤发生破损或某些尖锐的粉尘损伤皮肤后，粉尘也可以进入，作为异物被巨噬细胞吞噬而诱发炎性反应；粉尘还可以阻塞毛囊、皮脂腺和汗腺。

一些尖锐且坚硬的粉尘颗粒，如砂轮磨尘，接触眼睛后，可通过机械作用损伤眼角膜。

2. 粉尘对呼吸系统的损害

粉尘对机体影响最大的是呼吸系统损害，包括尘肺病、粉尘沉着症、有机粉尘引起的肺部病变和呼吸系统炎症等疾病。根据水泥生产企业产生的粉尘的特性，主要对尘肺病和呼吸系统炎症的相关知识进行介绍。

1）尘肺病

尘肺病是指由于在生产环境中长期吸入生产性粉尘而引起的以肺组织纤维化为主的疾病。据统计，尘肺病占我国职业病总人数的90%以上。尘肺病的发生和发展与从事接触粉尘作业的工龄、粉尘的种类、浓度、防护措施以及个体差异等有关。

2）呼吸系统炎症

人体具有本能的排异反应，当粉尘作为异物进入人体后，在粉尘沉积部位会聚集大量的巨噬细胞，导致炎性反应，引起粉尘性支气管炎、肺炎、鼻炎和支气管哮喘等疾病。

3. 局部作用

粉尘对呼吸道黏膜可产生局部刺激作用，引起萎缩性鼻炎、咽炎和气管炎。皮肤长期接触可引起粉刺、毛囊炎、脓皮病。

4. 致癌作用

某些粉尘本身是或者含有人类肯定的致癌物，含有这些物质的粉尘可以引起呼吸或者其他系统肿瘤。比如，1997年国际癌症研究中心（IARC）专题研究小组通过总结当时已发表的游离二氧化硅粉尘研究成果，认为可以将游离二氧化硅确定为人类肯定致癌物。

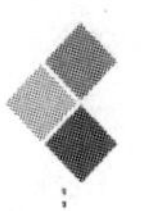

四、建材企业生产性粉尘及其导致的尘肺病

1. 矽尘、矽肺

矽肺病是指由于长期过量吸入含结晶型游离二氧化硅的岩尘所引起的尘肺病。

粉碎、制造玻璃和耐火材料时的拌料，均有接触二氧化硅粉尘（俗称矽尘）的机会，通常以石英代表游离二氧化硅。接触石英是否发病取决于很多因素，除本身的理化特性外，粉尘中游离二氧化硅含量、空气中粉尘浓度、粉尘颗粒大小、接触时间以及机体的防御机能，都影响矽肺的发生及其严重程度。大量含游离二氧化硅很高的粉尘吸入肺内，往往无法由呼吸道及时和完全清除。有时虽未出现矽肺征象，但在脱离工作后经若干年再出现矽肺，常称为“晚发性矽肺”；早期矽肺患者即使脱离粉尘工作，病情也会继续发展，如无并发症，患者可存活较长时间，但常丧失劳动能力。此外，呼吸系统有慢性病变，如慢性鼻炎、慢性支气管炎、肺气肿、肺结核等，患者的防御机能较差，气道黏液－纤毛的活动较弱，在同一环境中较健康者更易发病。

石英砂的粉尘极细，比表面积达到 100 m^2/g 以上可以悬浮在空气中，如果人长期吸入含有石英砂的粉尘，就会患矽肺。2003—2009 年，云南省水富县向家坝镇先后有 77 人到安徽凤阳县务工，务工人员外出时间最长的 4 年，最短的两个月，均从事石英砂的生产加工工作。从 2006 年初开始，务工回来的 77 人中，先后有 36 人出现了咳嗽、咳痰、气喘、胸闷、乏力、消瘦、全身浮肿等症状。其中 2006 年 10 月至 2008 年 12 月，陆续有 12 人死亡，其余的 24 人也被送到水富县人民医院进行观察，留观治疗。在对没有症状的其他人员进行职业健康体检时，也发现了 1 例二期矽肺。

2. 石墨尘、石墨尘肺

石墨矿的开采、碎矿、浮选、烘干、筛粉和包装各工序中，以石墨为原料制造各种石墨制品，如坩埚、滑润剂、电极、耐腐蚀管材等，使用石墨作为钢锭涂复剂、铸模涂料等生产过程中均可发生石墨尘肺。石墨尘肺可分为两类：SiO_2 含量在 5% 以下的石墨粉尘所致的尘肺为石墨肺；SiO_2 含量超过 5% 以上的石墨粉尘所致的尘肺为石墨矽肺。石墨尘肺的发病工龄约 20 年。

大量石墨粉尘进入呼吸性支气管和肺泡时，由于巨噬细胞未能及时将石墨

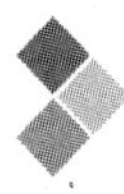

粉尘吞噬，致使大量石墨粉尘滞留在呼吸性支气管和肺泡里，加上部分含尘巨噬细胞穿过肺泡壁进入肺间质、呼吸性支气管和小血管的周围，形成石墨粉尘细胞灶。

3. 炭黑尘、炭黑尘肺

炭黑尘肺是尘肺病的一种，是生产和使用炭黑的作业人员长期吸入较高浓度的炭黑粉尘所引起的一种职业病。

炭黑是液态或气态的碳化氢不完全燃烧产生的，或以石油、沥青、天然气、松脂、焦炭等为原料经炉内燃烧后取其烟制成。炭黑为无定形结晶体，含碳90% ~99%，极少或不含其他物质，游离二氧化硅含量仅0.5% ~1.5%。粉尘粒径极小，质轻，极易飞扬。

炭黑主要用于橡胶工业，其次用在塑料、油漆、印刷油墨、墨汁、唱片、电极制造、颜料及冶金等工业。后来虽然炭黑已是密闭化、自动化生产，但粉尘飞扬现象仍然存在。因此，在炉前、回收、分离室、加工和包装等工序的作业人员，经常接触炭黑粉尘。

炭黑粉尘进入肺内，在肺间质的细支气管、小血管周围形成伴有少量胶原纤维的炭黑粉尘灶及灶周肺气肿。炭黑尘肺的发病工龄约15年。炭黑尘肺的主要临床表现有咳嗽、咯痰、气短，临床症状不严重，肺功能损害较微，少数严重者可并发慢性支气管炎、肺源性心脏病。

4. 石棉尘、石棉尘肺

我国是世界上第三大石棉储量国，同时也是石棉生产和使用大国，2008年我国石棉产量为41.2×10^4 t，高居世界第二位。年消耗石棉50余万吨，高居世界第一位。当前我国作业场所的尘毒危害依然严重，但普遍存在底数不清的问题，作为严重职业病危害之一的石棉粉尘，其在全国的危害现状一直以来也缺乏系统调研，目前仅见文献的笼统或者零星的个案报道，难以反映全国石棉危害的实际情况。

早在20世纪初，石棉对健康的危害就已经得到了确认。1973年，国际癌症研究中心（IARC）专题研究小组得出的结论是，在人体致癌性和癌症生物测定方面，有足够的证据证明石棉的危害性。一旦吸入一定量的石棉，就会对人体健康带来威胁。甚至空气中存在一定浓度的石棉纤维，也会导致非常严重的疾病。石棉纤维可以留在肺组织中许多年，并可引起多种疾病。所有石棉相关疾病都有一个很长的潜伏期（从接触石棉开始通常为10 ~40

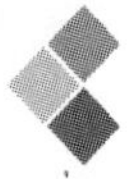

年）。

由于接触石棉所带来的健康影响逐渐变得明显，世界各国的公众越来越强烈地呼吁控制石棉的使用。在一些工业化国家，如德国和法国，20 世纪最后的几十年中，作业人员暴露于石棉的概率下降，也降低了作业人员患石棉肺病和胸膜炎的概率。然而，患肺癌和间皮瘤的作业人员数量却在增加。这两种疾病是中东欧国家目前最常见的与石棉相关的职业病。

作业人员从初次接触石棉到患石棉肺病，需要 15 ~ 20 年的潜伏期，从初次接触石棉到肺癌发病的潜伏期可长达 20 年。间皮瘤被认为是与石棉相关的最严重的疾病，从作业人员初次接触石棉到间皮瘤发病需要 30 ~ 40 年的时间，被确诊后一般 1 ~ 2 年内就会死亡。

与石棉相关的其他呼吸系统疾病，如支气管炎、胸膜疾病最为常见。胸膜斑一般在作业人员初次接触石棉 20 ~ 30 年后出现。胸膜增厚是一种无法治愈的慢性疾病，从初次接触石棉到发病一般需要 10 年时间。急性和慢性支气管炎也可由职业性或环境性接触石棉所致。

欧盟指令 1999/77/EC 要求，2005 年 1 月 1 日起禁止使用和生产所有类型的石棉。此外，欧盟指令 2003/18/EC 禁止开采石棉，以及生产和销售石棉制品。

5. 滑石尘、滑石尘肺

滑石尘肺是由于长期吸入滑石粉尘而引起的弥漫性纤维化的一种疾病，属于硅酸盐类尘肺。主要见于滑石开采、加工、贮存、运输和使用的作业人员，发病工龄一般在 10 年以上，多在 20 ~ 30 年之间。滑石粉尘致病能力相对较低，脱离接触粉尘后病变有可能停止进展或进展缓慢，个别进展较快。

当粉尘被吸入人体的呼吸道之后，人体通过鼻腔滤尘、气管黏膜分泌物、支气管黏膜上皮的纤毛运动，伴随黏液往外移动运送出去，并通过咳嗽反射排出体外。人体通过自身的滤尘、运送和吞噬防御清除功能，可将 97% ~ 99% 的粉尘排出体外，只有 1% ~ 3% 的尘粒沉积在体内，进入肺组织中的尘粒多数在直径5 μm 以下，其中进入肺泡的主要是 2 μm 以下的尘粒。但是人体对粉尘的清除作用是有限度的，长期吸入大量粉尘可使人体防御功能失去平衡，清除功能受损，而使粉尘在呼吸道内过量沉积，损伤呼吸道的结构，导致肺组织损伤，造成肺组织纤维化。

慢性工业性滑石尘肺治疗上与其他尘肺治疗相同，一般效果不佳，应重视生产过程中的预防工作，一旦有 X 射线改变或肺功能异常已无法改善。因此当发现患者应立即停止接触滑石粉尘，如果有进行性肺部损伤可试用肾上腺皮质激素，但疗效尚难肯定。心肺功能不全者对症处理。

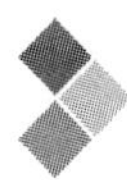

6. 水泥尘、水泥尘肺

各省、市职业病防治机构多年研究数据表明，水泥生产企业作业人员长期接触不同工艺阶段的生产性粉尘均可导致尘肺病，但是仍然以水泥尘肺为主。水泥尘肺属于硅酸盐尘肺，是长期吸入水泥粉尘而导致肺组织弥漫性纤维化的一种疾病。水泥尘肺的发病时间为 8～34 年，一般患者接尘时间都在 20 年以上。

水泥尘肺的病情进展缓慢，主要以呼吸系统症状为主，临床表现为呼吸困难、咳嗽、咳痰、胸痛：①呼吸困难，早期仅出现轻微气短，随着肺组织纤维化程度的加重，有效呼吸面积的减少及通气、血流比例的失调，呼吸困难逐渐加剧；②咳嗽，早期咳嗽多不明显，多为间歇性干咳，晚期病人常易并发肺部感染，使咳嗽明显加重；③咳痰，由于呼吸系统对粉尘的清除导致分泌物增加所致，一般痰量不多，多为黏液痰，如并发慢性支气管炎及肺内感染，痰量明显增多且不易咳出；④胸痛，原因是胸膜纤维化及胸膜增厚的牵扯作用，胸痛的部位不一且常有变化，多为局限性。

7. 陶工尘、陶工尘肺

陶工尘肺是指在陶瓷工业生产过程中由于接触一定数量的粉尘所引起的尘肺病。

陶瓷工业接触多种粉尘，按不同工种，其接触的粉尘种类为：陶器制作时主要接触黏土、长石、滑石、耐火土及石膏等粉尘；釉料加工及釉子生产时主要接触石英、长石及硼砂等粉尘；耐酸水泥生产时主要接触硅石及黏土等粉尘。因此，陶工尘肺实际上是一组职业性肺部疾病，可表现为矽肺、滑石肺、水泥尘肺及高岭土尘肺等多种尘肺。

制陶原料包括高岭土、黏土、瓷石、瓷土、着色剂、青花料、石灰釉、石灰碱釉等，可分为瓷石矿和瓷土矿两大类。瓷石含有一定比例的二氧化硅；瓷土属黏土矿物，为硅酸盐。陶瓷制作的原料准备（原料的破碎、粉碎、过筛、下料、出料、烘干、拌料、装运、成型、烧炼等工序）都要接触粉尘。按接触原料不同，陶瓷企业患尘肺病者分为陶工尘肺、硅酸盐尘肺、混合尘肺、矽肺等，统称为陶工尘肺。陶工尘肺潜伏期比较长，病情发展慢，肺功能受损害

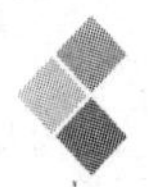

程度轻，合并肺结核率高。

陶工尘肺的临床表现较轻，早期有轻度咳嗽、少量咯痰，无并发症的一期甚至二期陶工尘肺多半没有呼吸困难，当进行体力劳动或爬坡时才感到胸闷、气短。如果患者合并阻塞性肺气肿，即使仅为一期尘肺，也会感到明显的呼吸困难。晚期尘肺由于肺组织广泛纤维化，肺循环阻力增加，患者不能平卧，可出现明显呼吸困难、发绀、心慌等症状。多数陶工尘肺患者临床无阳性体征。

陶工尘肺的 X 射线表现以不规则小阴影为主，最早出现在两肺中下区，早期小阴影细而稀疏，表现为“s”形小阴影。随着尘肺病变进展，不规则小阴影渐渐增粗、致密，相互交织成网状、蜂窝状，出现“t”影。常常在两个上肺区的中外带出现数个较大的小阴影“q”“t”，甚至“u”影，胸膜肥厚主要以肺尖穹隆部改变较明显，常表现为“肺尖帽症”，右侧横裂叶间胸膜次之，两下胸膜亦常累及。

8. 玻璃纤维粉尘

玻璃纤维生产过程中存在矽尘、玻璃纤维尘、石灰石尘、萤石混合性粉尘、其他粉尘等。玻璃纤维在拉制、退绕、整经、织布以及在其使用过程中，都会产生大小不等的玻璃纤维粉尘飘浮于空气之中，使作业人员与玻璃纤维接触。

玻璃纤维对人体皮肤的刺激来自两个方面：一是纤维的机械刺激，二是浸润剂中化学物质的刺激。玻璃纤维和这些化学物质的共同作用，可以引起各式各样的皮肤损害。如北京某玻璃钢生产厂某车间于 1970 年前后用玻璃纤维和环氧树脂、酚醛树脂生产玻璃钢气瓶，由于当时缺乏必要的防护知识，作业人员中发生皮肤损害的占 1/3。表现为皮肤充血、水肿、红色小丘疹、渗出破溃，少数人发生糜烂，继发感染，个别人发生指甲软化，严重影响出勤率。从事不饱和聚酯树脂玻璃钢生产的人员，除接触玻璃纤维外，还接触苯乙烯等化学物质，有少数人发生轻度皮炎，女性外阴部瘙痒、水肿。国内也有接触苯乙烯发生皮肌炎的报告。

对皮肤损害的程度，依纤维直径和表面粗糙性而异，目前公认纤维直径超过 5 μm 才具有明显刺激作用。接触玻璃纤维、岩棉的作业人员，有少数人出现皮肤过敏，但迄今未证实这些纤维本身是致敏原。

接触玻璃纤维等作业人员可患结膜炎和角膜炎，严重者可见角膜混浊和局

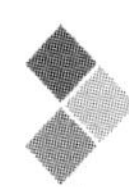

部脓肿。自患者眼内可以冲洗出直径 3 μm 以下的纤维。对患者眼球进行病理检查，可见角膜上皮细胞增生，结膜液黏蛋白含量增加，表明是机械性刺激作用。

国际癌症研究中心（IARC）已经断定玻璃纤维不是人类致癌物质，因为没有充分的证据证明玻璃纤维能导致人类和实验中的动物引发癌症。

五、尘肺的治疗

尘肺病均无特效治疗药物。克矽平、磷酸羟基哌喹等药物（抗纤维化治疗）可以在一定程度上减轻症状、延缓病情进展，但长期效果有待观察。寻求安全、有效的尘肺病治疗方法成为当今职业病防治的重要课题。

大容量全肺灌洗术（图 4－2）是目前治疗尘肺病的一种探索性技术，可以直接清除长期滞留于尘肺病患者细支气管和肺泡腔内的粉尘与已吞噬粉尘，并能分泌多种致成纤维细胞生长因子的巨噬细胞，以减轻和延缓肺纤维化的进展，使肺小气道通畅，改善呼吸功能。但由于全肺灌洗术操作条件严格，技术要求高，而且还存在操作禁忌人群，故该方法目前只有少数职业病防治医院开展。

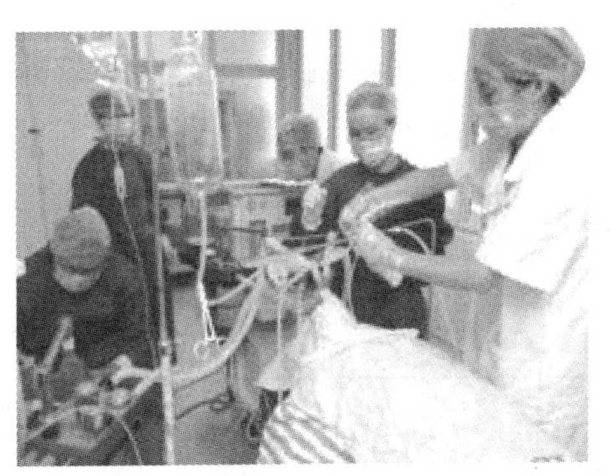

图 4－2　全肺灌洗术

另外，在治疗原发病的基础上还需要积极预防和治疗肺结核、肺内感染等并发症，及时将患者调离粉尘作业岗位，脱离粉尘工作环境，以控制病情进展，这样患者寿命可以延长到一般人的平均寿命，但其劳动力可能不同程度地丧失。矽肺患者常因并发严重肺结核、自发性气胸和呼吸衰竭而死亡。

近年来，国内部分省市职业病防治机构采用针灸、中药联合呼吸功能训练和有氧训练的综合疗法治疗尘肺病取得了值得肯定的效果。

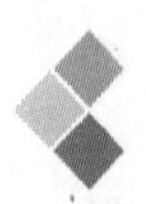

六、粉尘的职业接触限值

在职业活动过程中长期反复接触，对绝大多数接触者的健康不引起有害作用的容许接触水平，是职业性有害因素的接触限值。《工作场所有害因素职业接触限值　第1部分：化学有害因素》(GBZ 2.1—2007) 规定粉尘的职业接触限值包括时间加权平均容许浓度（PC－TWA）和超限倍数。

总粉尘指可进入整个呼吸道（鼻、咽、喉、胸腔支气管、细支气管和肺泡）的粉尘，简称总尘。技术上系用总粉尘采样器按标准方法在呼吸带（距离人的鼻孔30 cm所包含的空气带）测得的所有粉尘。

呼吸性粉尘指按呼吸性粉尘标准测定方法所采集的可进入肺泡的粉尘粒子，其空气动力学直径均在7.07 μm以下，空气动力学直径5 μm粉尘粒子的采样效率为50%，简称呼尘。

1. 时间加权平均容许浓度（PC－TWA）

时间加权平均容许浓度（PC－TWA）是以时间为权数规定的8 h工作日、40 h工作周的平均容许接触浓度，是评价工作场所环境卫生状况和作业人员接触水平的主要指标。建材企业工作场所空气中生产性粉尘容许浓度见表4－2。

表4－2　建材企业工作场所空气中生产性粉尘容许浓度

名　　称	PC－TWA/($mg \cdot m^{-3}$)		备　注
	总尘	呼尘	
白云石粉尘	8	4	
玻璃钢粉尘	3	—	
大理石粉尘	8	4	
电焊烟尘	4	—	G2B
酚醛树脂粉尘	6	—	
硅灰石粉尘	5	—	
硅藻土粉尘（游离 SiO_2 含量＜10%）	6	—	
滑石粉尘（游离 SiO_2 含量＜10%）	3	1	
煤尘（游离 SiO_2 含量＜10%）	4	2.5	
人造玻璃质纤维 玻璃棉粉尘 矿渣棉粉尘 岩棉粉尘	 3 3 3	 — — —	

表4-2（续）

名　　称	PC-TWA/(mg·m^{-3})		备　注
	总尘	呼尘	
砂轮磨尘	8	—	
石膏粉尘	8	4	
石灰石粉尘	8	4	
石棉（石棉含量>10%） 粉尘 纤维	 0.8 0.8f/ml	 — —	G1
石墨粉尘	4	2	
水泥粉尘（游离 SiO_2 含量<10%）	4	1.5	
炭黑粉尘	4	—	G2B
矽尘 10%≤游离 SiO_2 含量≤50% 50%<游离 SiO_2 含量≤80% 游离 SiO_2 含量>80%	 1 0.7 0.5	 0.7 0.3 0.2	G1（结晶型）
萤石混合型粉尘	1	0.7	
云母粉尘	2	1.5	
珍珠岩粉尘	8	4	
蛭石粉尘	3	—	
重晶石粉尘	5	—	
其他粉尘[a]	8	—	

注：表中列出的各种粉尘，凡游离 SiO_2 高于10%者，均按照矽尘容许浓度对待。

G1：确认人类致癌物；G2B：可疑人类致癌物。

a：指游离 SiO_2 低于10%，不含石棉和有毒物质，而尚未制定容许浓度的粉尘。

个体检测是测定TWA比较理想的方法，尤其适用于评价作业人员实际接触状况，是生产性粉尘职业接触限值的主体性限值。定点检测也是测定TWA的一种方法，要求采集一个工作日内某一工作地点，各时段的样品，按各时段的持续接触时间与其相应浓度乘积之和除以8，得出8 h工作日的时间加权平均浓度（TWA）。定点检测除了反映个体接触水平，也适用评价工作场所环境的卫生状况。定点检测可按下式计算出时间加权平均浓度：

$$C_{\mathrm{TWA}} = \frac{C_1T_1 + C_2T_2 + \cdots + C_nT_n}{8}$$

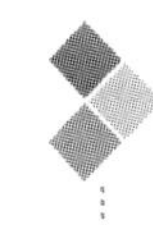

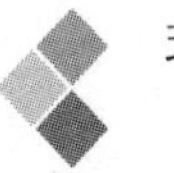

式中　C_{TWA}——8 h 工作日接触化学有害因素的时间加权平均浓度，mg/m^3；

8——一个工作日的工作时间（h），工作时间不足 8 h 者，仍以 8 h 计；

$C_1, C_2, \cdots, C_n$——$T_1, T_2, \cdots, T_n$ 时间段接触的相应浓度，mg/m^3；

$T_1, T_2, \cdots, T_n$——$C_1, C_2, \cdots, C_n$ 浓度下相应的持续接触时间，h。

［例 1］从表 4－2 得知，水泥粉尘 PC－TWA 为 4 mg/m^3（总尘）。某企业水泥粉磨车间 3 个采样点水泥总尘浓度以及作业人员接触时间为：7.5 mg/m^3，接触 3 h；2 mg/m^3，接触 2 h；3.5 mg/m^3，接触 3 h。代入公式，$C_{TWA} = (7.5 \times 3 + 2 \times 2 + 3.5 \times 3) \div 8 = 4.625$ mg/m^3，此结果大于 4 mg/m^3，超过水泥粉尘总尘的 PC－TWA。

2. 超限倍数

超限倍数是对未制定短时间接触容许浓度（PC－STEL）的化学有害因素，在符合 8 h 时间加权平均容许浓度的情况下，任何一次短时间（15 min）接触的浓度均不应超过的 PC－TWA 的倍数值。短时间接触容许浓度（PC－STEL）是指在遵守 PC－TWA 前提下容许短时间（15 min）接触的浓度。

《工作场所有害因素职业接触限值　第 1 部分：化学有害因素》（GBZ 2.1—2007）中对生产性粉尘尚未制定 PC－STEL，但即使其 8 h TWA 没有超过 PC－TWA，也应控制其飘移上限。因此，可采用超限倍数控制其短时间接触水平过高波动。在符合 PC－TWA 的前提下，粉尘的超限倍数是 PC－TWA 的 2 倍。

［例 2］煤尘的 PC－TWA 为 4 mg/m^3（总尘）和 2.5 mg/m^3（呼尘），其超限倍数为 2。测得总尘和呼尘的短时间（15 min）接触浓度分别为 8 mg/m^3 和5 mg/m^3，分别是相应 PC－TWA 的 2 倍，均等于 2 倍的 PC－TWA，符合超限倍数要求。

七、粉尘危害的综合治理

从实际效果来看，依靠某一种方法很难解决粉尘危害问题，必须采取工程技术、组织管理和卫生保健等综合措施对粉尘危害进行治理。我国多年来对粉尘治理总结出了“革、水、密、风、护、管、教、查”八字方针。

具体来说：革，即工艺改革和技术革新，是消除粉尘危害的根本途径；

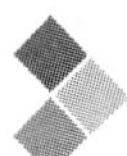

水，即湿式作业，可防止粉尘飞扬，降低作业环境粉尘浓度；密，即将尘源密闭，对产生粉尘的设备尽可能密闭，并与通风收尘技术措施配合使用；风，即通风收尘，用通风的方法将尘源予以有效控制，并将含尘气体抽出，经收尘器净化后排入大气；护，即个体防护，防、降尘措施不能使工作场所粉尘浓度降至国家职业卫生标准要求的水平时，必须使用个人职业病防护用品作为补充；管，即管理维护，加强对防尘设备设施的维护和管理；教，即宣传教育，让接触粉尘的作业人员了解粉尘的特性、危害和防治知识；查，即监测检查，定期监测工作环境中的粉尘浓度，定期为接尘人员进行职业健康检查。

第三节　化　学　毒　物

水泥、砖瓦等产品在生产过程中可产生一氧化碳、二氧化碳、硫化氢、氨等气体，通风不好时，可造成一氧化碳中毒。陶瓷、玻璃生产时，常在原料中加入铅等重金属，配料和烧制过程中会导致铅、砷、镍等有毒物质逸出，引起职业中毒。玻璃纤维生产过程中存在苯、甲苯、氟化氢、一氧化碳、二氧化硫、丙酮、乙酸、甲醛、碳酸钠等多种化学毒物。油毡生产过程中使用的沥青一般含有酚、苯、萘等多种有害物质，沥青蒸气刺激劳动者的皮肤、眼睛和呼吸系统，易使暴露部位发生接触性皮炎、色素沉着、结膜炎、支气管炎等，接触沥青的劳动者有癌症多发现象。

一、化学毒物的概念和分类

1. 化学毒物的概念

凡是物质进入机体后，能与机体组织发生化学或物理化学作用，并能引起机体暂时的或永久的病理状态者，称为毒物。

生产性毒物是指生产过程中使用、生产并能引起人体损害的化学物质。

2. 生产性毒物的分类

1）按存在形态分

（1）固态，例如氰化钠、对硝基氯苯。

（2）液态，例如苯、汽油。

（3）气体，在常温常压下呈气态的物质，如一氧化碳、氯气、氨气、硫化氢等。

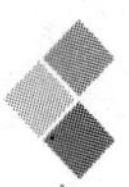

(4) 蒸气，在常温常压下为固体或液体的物质，由固体升华或液体蒸发而形成的气体。如苯蒸气、汽油蒸气、磷蒸气等。金属汞也可变成汞蒸气。

(5) 雾，通常称为气溶胶，指悬浮于空气中的细小液滴，多为高沸点的液体加温蒸气冷凝而成。如各种酸蒸气冷凝的酸雾、喷漆作业中苯的漆雾等。

(6) 烟，指直径小于0.1 μm的飘浮于空气中的固体微粒。冶炼金属时，高温熔化的金属散出蒸气，在空气中氧化凝聚而成烟，如熔铅时产生的铅烟。

(7) 气溶胶，指悬浮于空气中直径大于0.1～10 μm的固体微粒。悬浮于空气中的粉尘、烟和雾等颗粒统称为气溶胶。

由于行业、工种不同，接触毒物的形态也往往不同。即便是同一种毒物，如铅，也有铅烟与铅尘之分。

2）按化学构成分

(1) 金属与类金属，如铅、汞、锰、砷、磷等。

(2) 有机化合物，如苯、二硫化碳、苯胺、四氯化碳、汽油等。

(3) 高分子化合物有关单体，高分子化合物是指分子量高达几百乃至几百万的大分子量化合物。高分子化合物均由一种或几种单体经过聚合或综合而成。

3）按用途分

(1) 有机溶剂，工业生产中经常应用的有机溶剂达百余种，如苯、甲苯、二甲苯、乙苯、苯乙烯等。

(2) 农药，用于防治危害农作物的害虫、病菌、鼠类、杂草及其他有害动植物和调节植物生长的药剂，如有机磷杀虫剂。

(3) 化工原料，包括无机化工原料［如三酸（盐酸、硝酸、硫酸）和二碱（纯碱、烧碱）］和有机化工原料［如三苯（苯、甲苯、二甲苯）、三烯（乙烯、丙烯、丁二烯）、二醛（甲醛、丙烯醛）和二酚（酚、甲酚）］。

4）按对人体的危害分

(1) 窒息性气体，单纯性缺氧、化学性缺氧，也就是“内窒息”。

(2) 刺激性气体，指对眼和呼吸道黏膜有刺激作用的化学性气体或蒸气。

(3) 主要作用于血液系统的毒物，如苯、苯胺、砷化氢等。

(4) 主要作用于肝脏的毒物，如四氯化碳、三氯乙烯、三硝基甲苯等。

(5) 可作用于心肌的毒物，直接损害心肌的毒物有砷、钡、有机汞、氯

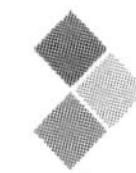

乙烷等；间接损害心肌的毒物有一氧化碳、氨、有机氟、有机氟的裂解气及热解物、裂解残液气等。

（6）可作用于神经系统的毒物，有金属及类金属（如铅、汞、锰及四乙基铅、有机汞、有机锡等）、窒息性气体（如一氧化碳等）、有机化合物（如二硫化碳、正己烷、丙烯酰胺等）、农药（如有机磷、氟乙酰胺等）。

3. 生产性毒物的分布特点

（1）分布面广。

（2）多种毒物同时存在。

（3）在化工厂的生产环境中，往往同时存在多种毒物，甚至还有其他职业病危害因素。因此，在实际中需考虑毒物的联合作用。

（4）接触毒物的浓度或剂量与工种有关。

4. 职业中毒

1）毒物的吸收

吸收是指外界环境（空气、水和食物等）中的毒物进入体内的过程。在生产条件下，生产性毒物主要经呼吸道进入体内。

（1）呼吸道。气体、蒸气和气溶胶状态的毒物可经呼吸道进入体内。由于成人肺泡表面积大（$80\sim100\ m^2$）、肺泡间壁薄（$2\ \mu m$），所以吸收很快。

（2）皮肤。在生产与劳动条件下，主要经完整皮肤吸收而导致中毒的毒物有：有机磷农药、苯胺、三硝基甲苯与有机金属等。经皮肤吸收有两种途径：一种是通过表皮到达真皮，从而进入血液循环；另一种是通过汗腺、毛囊或皮脂腺而到达真皮。

（3）消化道。在职业中毒的事例中，经消化道吸收的仅起次要作用，多由于个人卫生习惯不良而引起。

2）职业中毒的分类

毒物引起的全身性疾病称为中毒。由工业上使用的化学毒物引起的中毒称为职业中毒。职业中毒分为三种类型：

（1）急性中毒：指一次短时间的，如几秒乃至数小时的经皮肤吸收或呼吸道的吸入；如经口时，则指一次的摄入量或一次服用剂量引起的中毒。

（2）慢性中毒：指长时间的，如吸入、经皮侵入或经口摄入数月或数年引起的中毒。

（3）亚急性中毒：介于急性中毒与慢性中毒之间。

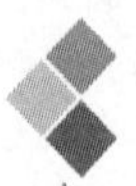

有些毒物如铅和锰等需要很高的浓度才会引起急性中毒。而实际上在生产条件下存在这样浓度的机会很少，所以这种毒物一般只会引起慢性中毒。

3）常见的职业中毒

常见的职业中毒按化学物质的种类、用途和毒作用可分类如下：

（1）金属中毒。金属，特别是重金属，侵入人体后，达到一定浓度（剂量）均可产生毒性作用。铅、汞、锰、镉、铬、砷、磷等各有不同的受累器官（靶器官），而出现各具特点的临床表现。

（2）刺激性气体中毒。氨、氯、二氧化硫、二氧化氮、光气、硫酸二甲酯、臭氧等气体主要会引起急性中毒，出现急性支气管炎、化学性肺炎和肺水肿。

刺激性气体有以下一些发病规律：①急性中毒可影响多人；②急性中毒与毒物的理化性质有关；③急性中毒与毒物的浓度有关。

（3）窒息性毒物中毒。一氧化碳、硫化氢、氰化物、二氧化碳等中毒，可引起缺氧而发生昏迷。

（4）有机溶剂中毒。醇类、酯类、氯烃、芳烃等具有脂溶性，亲神经，主要有麻醉作用。此外，苯可抑制骨髓造血。

（5）苯的氨基、硝基化合物中毒。

（6）杀虫剂等农药中毒。主要作用于中枢神经系统，中毒后可导致昏迷、抽搐。此外，有机磷可引起肺水肿。

二、建材企业常见化学毒物介绍

（一）甲醛

1. 来源和中毒机理

甲醛已经被世界卫生组织确定为致癌和致畸形物质之一，是公认的变态反应源，也是潜在的强致突变物之一。甲醛（HCHO）主要来源于石材加工企业使用的含醛类树脂胶黏剂、玻璃纤维制造等。

甲醛易经呼吸道和消化道吸收，经皮肤微量吸收。对皮肤和黏膜有强烈的刺激作用，反复接触甲醛溶液可引起变态反应性皮炎。大量口服甲醛可出现酸中毒。甲醛可导致鼻腔和鼻咽部癌发生率增高。

2. 中毒临床表现

甲醛中毒的临床表现主要有表4－3列出的几种。

表4-3 甲醛的中毒临床表现

分级	临床表现
刺激反应	眼刺痛、流泪、咽痛、胸闷、咳嗽等，胸部听诊及胸部X射线无异常发现
轻度中毒	有视物模糊、头晕、头痛、乏力等全身症状，胸部X射线检查除出现肺纹理增强外，无重要阳性发现
中度中毒	持续咳嗽、声音嘶哑、胸痛、呼吸困难，胸部X射线检查有散在的点片状或斑片状阴影
重度中毒	喉头水肿及窒息、肺水肿、昏迷、休克等症状

3. 接触限值

最高容许浓度（MAC）：0.5 mg/m^3，指工作地点、在一个工作日内、任何时间有毒化学物质均不应超过的浓度。

4. 中毒急救措施

甲醛中毒后的急救措施有：①立即脱离现场，及时脱去被污染的衣着，对受污染的皮肤使用大量清水彻底冲洗，再使用肥皂水或2%碳酸氢钠溶液清洗，溅入眼内须立即用大量清水冲洗；②出现上呼吸道刺激反应者至少观察48 h，避免活动后病情加重；③对接触高浓度甲醛者可给予0.1%淡氨水吸入；④早期、足量、短程使用糖皮质激素，可有效防止喉水肿、肺水肿；⑤保持呼吸道通畅，给予支气管解痉剂、去泡沫剂，必要时进行气管切开术；⑥合理氧疗；⑦对症处理，预防感染，防止并发症。

5. 控制措施

使用不含醛类的树脂胶黏剂；含甲醛产品的使用过程应机械化、密闭化，并加强通风和局部排风；定期监测工作场所空气中的甲醛浓度，作业人员应注意个体防护和个人卫生，严防皮肤直接接触，配备合格有效的防毒面具等；作业人员应进行上岗前和在岗期间的职业健康检查。

（二）苯系物

1. 来源和中毒机理

苯（C_6H_6）主要来自于各种有机溶剂，人们通常所说的“苯”实际上是一系列物质，包括苯、甲苯、二甲苯。

苯系物可以损害骨髓，使红细胞、白细胞、血小板数量减少，并使染色体畸变，从而导致白血病，甚至出现再生障碍性贫血。

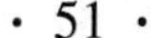

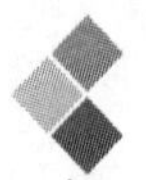

2. 中毒临床表现

人在短时间内吸入高浓度甲苯、二甲苯，可出现中枢神经系统麻醉作用，轻者头晕、头痛、恶心、胸闷、乏力、意识模糊，严重者可致昏迷以至呼吸、循环衰竭而死亡。长期接触一定浓度的甲苯、二甲苯会引起慢性中毒，可出现头痛、失眠、精神萎靡、记忆力减退等神经衰弱症状。

特别注意：①长期吸入苯系物会侵害人的神经系统，急性中毒会产生神经痉挛甚至昏迷、死亡；②在白血病患者中，很大一部分有苯及其有机制品接触历史。

2002年初，在河北省高碑店市白沟镇箱包生产加工企业打工的几名外地务工者，陆续出现了中毒症状，并有6人相继死亡，后经卫生部门调查确定为苯中毒事件。究其原因主要是：①当地一些箱包生产企业和个体作坊业主无视农民工的生命安全，违反劳动保护规定，在使用含苯及其化合物的胶黏剂时，没有采取必要的职业卫生防护和安全生产措施，导致工作场所苯类有毒气体的浓度严重超标；②业主没有给农民工配备必要的职业卫生防护用品，长时间接触高浓度的苯类气体，致使部分农民工苯中毒甚至死亡。

3. 接触限值

苯系物的职业接触限值见表4－4。

表4－4　苯系物的职业接触限值

序号	名　　称	职业接触限值/($mg \cdot m^{-3}$)			备　注
		MAC	PC－TWA	PC－STEL	
1	苯		6	10	皮，G1
2	甲苯		50	100	皮
3	二甲苯（全部异构体）		50	100	

注：“皮”表示可经完整的皮肤吸收；“G1”表示确认为人类致癌物。

4. 中毒急救措施

苯系物中毒后的急救措施有：①立即脱离中毒现场，移至空气新鲜、环境安静处，换去污衣。②迅速给予吸氧，保持呼吸道通畅。③给予精神安慰，克服紧张情绪，保证患者绝对卧床休息，防止过分躁动。④误服者应及时使用0.5%活性炭悬浮液、1%～5%碳酸氢钠溶液交替洗胃，然后用25～30 g硫酸钠导泻（忌用植物油）。若不小心溅入眼内，应立即用清水彻底冲洗。⑤苯中毒无特效解毒剂，可用葡萄糖醛酸酯钠（肝泰乐）0.4 g，加入葡萄糖液中静点；还原型谷胱甘肽（古拉定）0.6 g，加入壶内滴入，每日 1～2 次；维生素 C 亦有解毒作用，可将 1 g 维生素 C 加入 50% 的葡萄糖注射液 40 mL 中静脉推注，或 2～3 g 维生素 C 加入 10% 的葡萄糖注射液 500 mL 中静脉滴注，每日 1～2 次。⑥密切观察呼吸、心跳、瞳孔、眼底变化及液体出入量、肝肾功能、心电图、X 射线胸片等，及时根据病情变化给予处理。

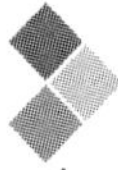

5. 控制措施

以无苯或低苯溶剂取代含苯溶剂，如采用含甲苯、二甲苯的有机溶剂替代含苯有机溶剂，采用水溶性的溶剂等；生产过程中做到密闭化、自动化和程序化，加强厂房的通风换气，安装局部抽风排毒设施并定期维修；定期监测工作场所空气中苯系物的浓度；作业人员应加强个体防护，配备合格有效的防毒面具等。

（三）苯乙烯

1. 来源和中毒机理

不饱和聚酯树脂是人工合成石材中应用最广泛的胶黏剂，不饱和聚酯树脂在固化过程中会释放出苯乙烯等有害气体。主要来源有人造合成石生产企业的配料和加热固化岗位等。

对眼及上呼吸道黏膜有刺激和麻醉作用，长期接触能引起阻塞性肺部病变。

2. 中毒临床表现

高浓度时，立即引起眼及上呼吸道黏膜的刺激，出现眼痛、流泪、流涕、喷嚏、咽痛、咳嗽等，继之出现头痛、头晕、恶心、呕吐、全身乏力等；严重者可导致眩晕、步态蹒跚。慢性影响有头痛、乏力、恶心、食欲减退、腹胀、忧郁、健忘、指颤等。

3. 接触限值

时间加权平均容许浓度（PC－TWA）：50 mg/m^3。

短时间接触容许浓度（PC－STEL）：100 mg/m^3。

4. 中毒急救措施

苯乙烯急性中毒的急救措施有：①皮肤接触，脱去被污染的衣着，用肥皂水和清水彻底冲洗皮肤；②眼睛接触，立即提起眼睑，用大量流动清水或生理

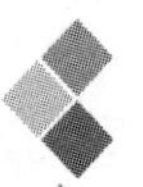

盐水彻底冲洗至少15 min，并就医；③吸入，迅速脱离现场至空气新鲜处，保持呼吸道通畅，如呼吸困难给输氧，如呼吸停止立即进行人工呼吸，并就医；④食入，饮足量温水，催吐，并就医。

5. 控制措施

采用不含有毒物质的胶黏剂；生产过程中做到密闭化、自动化和程序化，加强厂房的通风换气，安装局部抽风排毒设施并定期维修；作业人员应加强个体防护，配备合格有效的防毒面具等。

（四）二氧化硫

1. 来源和中毒机理

陶瓷生产过程中需要大量燃料，目前主要使用的燃料有煤、重油等。SO_2主要来自于燃料中有机硫化物和含硫伴生矿物的燃烧。通常1 t煤中含有5～50 kg硫，1 t重油中含有5～30 kg硫。此外，陶瓷生产所用的原料中也常含有硫元素，如FeS_2（黄铁矿）、$Fe_2(SO_4)_3$、$CaSO_4$、Na_2SO_4等。这些硫成分存在于陶瓷坯体中，经煅烧后也将产生SO_2。

SO_2是一种无色但具有强烈刺激性气味的气体，吸入SO_2后，在呼吸道黏膜表面与水作用生成亚硫酸，再经氧化而成硫酸，因此它对呼吸道黏膜具有强烈的刺激作用。动物试验证明：SO_2从呼吸道吸收，在组织中的分布量以气管为最高，肺、肺门淋巴结及食道次之，肝、脾、肾较少。同时发现SO_2可使动物的呼吸道阻力增加，其原因可能是由于刺激支气管的神经末梢，引起反射性的支气管痉挛；也可能因SO_2直接作用于呼吸道平滑肌，使其收缩或因直接刺激作用使细胞坏死，分泌增加。吸入大量高浓度SO_2后，可使深部呼吸道和肺组织受损，引起肺部充血、肺水肿或产生反射性喉头痉挛而导致窒息致死。SO_2还能与血液中的硫胺素结合破坏酶的过程，导致糖及蛋白质的代谢障碍，从而引起脑、肝、脾等组织发生退行性变。

2. 中毒临床表现

人体接触SO_2后可表现为双相反应：即刻反应包括对眼、鼻、喉的刺激和灼伤，如结膜炎、角膜炎、咽炎，表现为打喷嚏、流泪、视物模糊，并有胸部紧束感、呼吸困难和刺激性咳嗽，肺部可有啰音；接触高浓度的SO_2在数小时内可引起急性肺水肿和死亡。急性期存活的部分病人于中毒后2～3周可表现为弥漫性肺浸润或持续性气道梗阻而发生的呼吸衰竭。

儿童、老年人和哮喘病患者容易受到SO_2的危害，最初的表现是呼吸道变

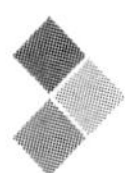

狭窄，称为支气管收缩，可以引起气喘、胸闷和呼吸急促等症状。SO_2 浓度越高，呼吸速度越快，症状越明显。长期暴露于 SO_2 浓度较高的空气中，可以引起呼吸道疾病，改变肺的防病机制，加重心血管疾病患者或慢性肺部疾病患者的病情。同时，SO_2 在氧化剂、光的作用下，会生成使人致病、甚至增加病人死亡率的硫酸盐气溶胶。

3. 接触限值

时间加权平均容许浓度（PC－TWA）：5 mg/m^3。

短时间接触容许浓度（PC－STEL）：10 mg/m^3。

4. 中毒急救措施

迅速将患者移离中毒现场至通风处，松开衣领，注意保暖、安静，观察病情变化。对有发绀缺氧现象患者，应立即输氧，保持呼吸道通畅，如有分泌物应立即吸取。如发现喉头水肿痉挛和呼吸道堵塞时，应立即作气管切开。对呼吸道刺激，可给2%～5%碳酸氢钠溶液雾化吸入，每日3次，每次10 min。防治肺水肿，宜根据病情及早、适量、短期应用糖皮质激素；合理应用抗生素以防止继发感染。眼损伤，用大量生理盐水或温水冲洗，滴入醋酸可的松溶液和抗生素，如有角膜损伤应由眼科及早处理。

5. 控制措施

加强对从业人员的安全教育，严格操作规程；定期检查生产设备，防止“跑、冒、滴、漏”，加强通风。做好个人防护，可将数层纱布用饱和碳酸氢钠溶液及1%甘油湿润后夹在纱布口罩中，工作后前后用2%碳酸氢钠溶液漱口。生产和使用场所加强通风排毒，车间空气中二氧化硫浓度不应超过国家规定的允许浓度。有明显呼吸系统及心血管系统疾病者，禁止从事与二氧化硫有关的作业。

（五）氮氧化物

1. 来源和中毒机理

氮氧化物包括多种化合物，如氧化亚氮（N_2O）、一氧化氮（NO）、二氧化氮（NO_2）、三氧化二氮（N_2O_3）、四氧化二氮（N_2O_4）和五氧化二氮（N_2O_5）等，主要是在燃料燃烧过程中产生的。

在职业活动接触的氮氧化物主要是NO和 NO_2，并以 NO_2 为主。NO的毒作用主要是迅速氧化血红蛋白为高铁血红蛋白而引起高铁血红蛋白症和中枢神经系统损害。同时有部分NO在体内被氧化成 NO_2。NO_2 进入呼吸道深部，与

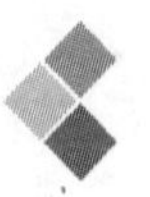

细支气管及肺泡上的水起作用，生成 HNO_3 和 HNO_2，对肺组织产生刺激和腐蚀作用，使肺泡及毛细血管通透性增加，导致肺水肿；被吸收进入血液后形成硝酸盐和亚硝酸盐。硝酸盐可引起血管扩张，血压下降；亚硝酸盐可使血红蛋白氧化成高铁血红蛋白，引起组织缺氧。

2. 中毒临床表现

氮氧化物可刺激肺部，使人较难抵抗感冒之类的呼吸系统疾病，呼吸系统有问题的人士如哮喘病患者，会较易受二氧化氮影响。研究指出长期吸入氮氧化物可能会导致肺部构造改变。吸入气体当时可无明显症状或有眼及上呼吸道刺激症状，如咽部不适、干咳等，常经 6～7 h 潜伏期后出现迟发性肺水肿、成人呼吸窘迫综合征，可并发气胸及纵隔气肿。肺水肿消退后两周左右出现阻塞性细支气管炎而发生咳嗽、进行性胸闷、呼吸窘迫及发绀。少数患者在吸入气体后无明显中毒症状而在两周后发生以上病变。血气分析示动脉血氧分压降低。胸部 X 射线片呈肺水肿的表现或两肺布满粟粒状阴影。一氧化氮浓度高可致高铁血红蛋白症。

3. 接触限值

1）一氧化氮

时间加权平均容许浓度（PC－TWA）：15 mg/m^3。

2）二氧化氮

时间加权平均容许浓度（PC－TWA）：5 mg/m^3。

短时间接触容许浓度（PC－STEL）：10 mg/m^3。

4. 中毒急救措施

急性中毒后应迅速脱离现场至空气新鲜处，立即吸氧。对密切接触者观察 24～72 h。及时观察胸部 X 射线变化及血气分析。积极防治肺水肿，给予合理氧疗；保持呼吸道通畅，应用支气管解痉剂，肺水肿发生时给去泡沫剂如消泡净，必要时作气管切开、机械通气等；早期、适量、短程应用糖皮质激素，如可按病情轻重程度，给地塞米松 10～60 mg/d，分次给药，待病情好转后即减量，大剂量应用一般不超过 3～5 天，重症者为预防阻塞性细支气管炎，可酌情延长小剂量应用的时间；短期内限制液体入量。合理应用抗生素、脱水剂及吗啡应慎用，强心剂应减量应用。出现高铁血红蛋白血症时可用 1% 亚甲蓝 5～10 mL 缓慢静注，对症处理。

5. 控制措施

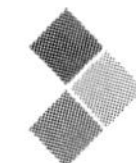

（1）改革工艺过程，尽量密闭化生产，加强通风排毒，使车间空气中氮氧化物浓度在国家规定的最高容许浓度以下。

（2）定期检修设备，减少"跑、冒、滴、漏"现象发生，严格遵守安全操作规程。

（3）加强个人防护意识，如根据需要戴好送风式防毒面具等。

（4）患有明显呼吸系统疾病如慢性支气管炎、肺气肿、支气管炎、哮喘、支气管扩张、肺心病及明显心血管系统疾病等，不宜从事该项作业。

（六）一氧化碳

1. 来源和中毒机理

陶瓷生产在粉料制备、干燥、烧成过程中使用煤或重油作为燃料，燃料不完全燃烧时会产生一氧化碳。

一氧化碳经呼吸道进入血液循环，其中 80% ~90% 与血红蛋白发生紧密可逆性结合，形成碳氧血红蛋白，使血红蛋白失去携氧能力，导致低氧血症。一氧化碳不仅能与血液中的血红蛋白结合，而且还能与血管外的血红素蛋白结合，从而抑制组织呼吸，造成细胞缺氧窒息。

2. 中毒临床表现

一氧化碳可导致的职业病是一氧化碳中毒。一氧化碳中毒依其吸入浓度和中毒时间长短分为三种类型：

（1）轻度中毒：患者出现头痛、头昏、心悸、恶心、四肢无力等症状，甚至出现短暂昏厥。

（2）中度中毒：除上述症状外，还有面色潮红、口唇樱红、脉快、烦躁、步态不稳、意识模糊，可有昏迷。

（3）重度中毒：患者迅速进入昏迷状态，可出现深昏迷，各种反射消失，大小便失禁，四肢厥冷，血压下降，呼吸急促，深度中毒可致死。

3. 接触限值

1）非高原区

时间加权平均容许浓度（PC－TWA）：20 mg/m^3。

短时间接触容许浓度（PC－STEL）：30 mg/m^3。

2）高原区

最高容许浓度（MAC）：20 mg/m^3（海拔 2000 ~3000 m）、15 mg/m^3（海拔 3000 m 以上）。

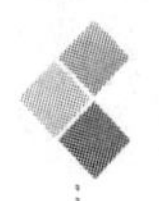

4. 中毒急救措施

（1）纠正缺氧。迅速纠正缺氧状态。吸入氧气可加速 COHb 解离，增加 CO 的排出。吸入新鲜空气时，CO 由 COHb 释放出半量约需 4 h；吸入纯氧时可缩短至 30 ~ 40 min，吸入 3 个大气压的纯氧可缩短至 20 min。高压氧舱治疗能增加血液中溶解的氧，提高动脉血氧分压，使毛细血管内的氧容易向细胞内弥散，可迅速纠正组织缺氧。呼吸停止时，应及早进行人工呼吸，或用呼吸机维持呼吸。危重病人可考虑血浆置换。

（2）防治脑水肿。严重中毒后，脑水肿可在 24 ~ 48 h 发展到高峰。脱水疗法很重要。目前最常用的是 20% 甘露醇静脉快速滴注，待 2 ~ 3 天后颅压增高现象好转，可减量，也可注射呋塞米脱水。三磷腺苷、肾上腺糖皮质激素如地塞米松也有助于缓解脑水肿。如有频繁抽搐，目前首选药是地西泮，抽搐停止后再静滴苯妥英。

（3）治疗感染和控制高热。应作咽拭子、血、尿培养，选择广谱抗生素。高热能影响脑功能，可采用物理降温方法，如头部用冰帽，体表用冰袋，使体温保持在 32 ℃左右。如降温过程中出现寒战或体温下降困难时，可用冬眠药物。

（4）促进脑细胞代谢。应用能量合剂，常用药物有三磷腺苷、辅酶 A、细胞色素 C 和大量维生素 C 等。

（5）防治并发症和后发症。昏迷期间护理工作非常重要。保持呼吸道通畅，必要时作气管切开。定时翻身以防发生压疮和肺炎。注意营养，必要时鼻饲。急性 CO 中毒患者从昏迷中苏醒后，应尽可能休息观察 2 周，以防神经系统和心脏后发症的发生。如有后发症，给予相应治疗。

5. 控制措施

在可能产生一氧化碳的地方安装一氧化碳报警器。加强通风，注意个人防护。

中毒案例：2013 年 2 月 27 日早 6 点 30 分，某水泥有限公司窑头点火烘窑，熟料部安排从早上 8 点 30 分开始由班长、副班长带领作业人员将钢球装入粗磨仓内，计划第二天中午 12 点开磨。当天下午 6 点 10 分左右作业人员加完钢球，6 点 20 分副班长让下午上班的巡检工一起关闭磨门。6 点 30 分两人先后进入粗磨仓，在关闭磨门时其中一人中毒倒地，另一人从磨内爬出呼救。听到呼救后，班长、副班长以及其他 3 名作业人员共 5 人先后进入磨内救人，导致 7 人全部中毒。6 点 46 分公司调度室接到报告，立即拨打 120 急救电话，7 点 40 分左右伤者全部被救出并送往医院进行抢救，经急救有 4 人因有害气体中毒已无生命体征，医院宣布 4 人为院前死亡。

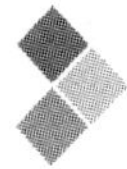

（七）二氧化碳

1. 来源和中毒机理

陶瓷生产在粉料制备、干燥、烧成过程中使用煤或重油作为燃料，燃料燃烧时会产生二氧化碳。

二氧化碳浓度超过一定量时会影响人的呼吸，原因是血液中的碳酸浓度增大，酸性增强，并产生酸中毒。

2. 中毒临床表现

二氧化碳的正常含量是 0.04%，当二氧化碳少时对人体无危害，但当二氧化碳浓度达 1% 时会使人感到气闷、头昏、心悸；达到 4% ~5% 时人会感到气喘、头痛、眩晕；而达到 10% 时会使人体机能严重混乱，使人丧失知觉、神志不清、呼吸停止而死亡。

主要症状：头痛、头愫晕、耳鸣、气急、胸闷、乏力、心跳加快，面颊发绀、烦躁、谵妄、呼吸困难，如情况持续，就会出现嗜睡、淡漠、昏迷、反射消失、瞳孔散大、大小便失禁、血压下降甚至死亡。

3. 接触限值

时间加权平均容许浓度（PC－TWA）：9000 mg/m^3。

短时间接触容许浓度（PC－STEL）：18000 mg/m^3。

4. 中毒急救措施

打开门窗、通风孔，抢救者才可进入。将病人救出后，在空气新鲜处进行人工呼吸，心脏按压，吸氧（避免高压、高流量、高浓度给氧，以免呼吸中枢更为抑制），开始 1 ~2 L/min，随病人呼吸好转逐渐增大给氧量（4 ~5 L/min），以至采用高压氧治疗（最好是纯氧）。

吸入兴奋剂：多种兴奋剂交替、联合使用，如洛贝林、山梗菜碱等。

防止脑和肺水肿：应用脱水剂、激素，限制液量和速度，吸入钠的分量亦应限制。

对症治疗：给予多种维生素、细胞色素 C、能量合剂、高渗糖，以防感染。

抢救同时要留意有没有其他有毒气体存在，如一氧化碳等。

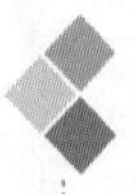

5. 控制措施

进入高浓度二氧化碳场所时，先通风排气，并佩戴呼吸面罩；加强通风，定期对工作场所的有害物质进行监测；注意个人职业病防护用品的使用。

(八) 甲醇

1. 来源和中毒机理

甲醇主要来自于部分陶瓷釉料在配制、施釉、印花过程中有机溶剂的挥发。

甲醇对人体的毒性作用是由甲醇及其代谢产物甲醛和甲酸引起的，以中枢神经系统损害、眼部损害及代谢性酸中毒为主要特征。甲醇本身具有麻醉作用，对神经细胞有直接毒性作用；甲酸损害视盘和视神经，导致视盘水肿、视神经髓鞘破坏和视神经损害；甲醇干扰体内某些氧化酶的代谢，使乳酸和其他有机酸蓄积；甲醇代谢物甲酸的产生，导致代谢性酸中毒。

2. 中毒临床表现

急性中毒：短时大量吸入出现轻度眼及上呼吸道刺激症状（口服有胃肠道刺激症状）；经一段时间潜伏期后出现头痛、头晕、乏力、眩晕、酒醉感、意识蒙眬、谵妄，甚至昏迷；视神经及视网膜病变，可有视物模糊、复视等，重者失明；代谢性酸中毒时出现二氧化碳结合力下降、呼吸加速等。

慢性影响：神经衰弱综合征，自主神经功能失调，黏膜刺激，视力减退等；皮肤出现脱脂、皮炎等。

3. 接触限值

时间加权平均容许浓度（PC－TWA）：25 mg/m^3。

短时间接触容许浓度（PC－STEL）：50 mg/m^3。

4. 中毒急救措施

皮肤接触：脱去被污染的衣着，用肥皂水和清水彻底冲洗皮肤。

眼睛接触：提起眼睑，用流动清水或生理盐水冲洗，并就医。

吸入：迅速脱离现场至空气新鲜处，保持呼吸道通畅。如呼吸困难，给输氧；如呼吸停止，立即进行人工呼吸，并就医。

食入：饮足量温水，催吐；用清水或1%硫代硫酸钠溶液洗胃，并就医。

5. 控制措施

严格遵守操作规程；加强保管，防止误服或将甲醇用于酒类饮料；定期进行监测。

（九）丁醇

1. 来源和中毒机理

丁醇主要来自于部分陶瓷釉料在配制、施釉、印花过程中有机溶剂的挥发。

2. 中毒临床表现

具有刺激和麻醉作用。主要症状为眼、鼻、喉部刺激，在角膜浅层形成半透明的空泡，头痛、头晕和嗜睡，手部可发生接触性皮炎。

3. 接触限值

时间加权平均容许浓度（PC－TWA）：100 mg/m^3。

4. 中毒急救措施

皮肤接触：脱去被污染的衣着，用肥皂水和清水彻底冲洗皮肤。

眼睛接触：立即提起眼睑，用大量流动清水或生理盐水彻底冲洗至少 15 min，并就医。

吸入：迅速脱离现场至空气新鲜处，保持呼吸道通畅。如呼吸困难，给输氧；如呼吸停止，立即进行人工呼吸，并就医。

食入：饮足量温水，催吐，并就医。

5. 控制措施

密闭操作，全面通风。作业人员必须经过专门培训，严格遵守操作规程。建议作业人员佩戴自吸过滤式防毒面具（半面罩），戴安全防护眼镜，穿防静电工作服。远离火种、热源，工作场所严禁吸烟。使用防爆型的通风系统和设备。防止蒸气泄漏到工作场所空气中。避免与氧化剂、酸类接触。搬运时要轻装轻卸，防止包装及容器损坏。配备相应品种和数量的消防器材及泄漏应急处理设备。倒空的容器可能残留有害物。

（十）丙酮

1. 来源和中毒机理

丙酮主要来自于部分陶瓷釉料在配制、施釉、印花过程中有机溶剂的挥发。

2. 中毒临床表现

急性中毒：主要表现为对中枢神经系统的麻醉作用，出现乏力、恶心、头痛、头晕、易激动；重者发生呕吐、气急、痉挛，甚至昏迷；对眼、鼻、喉有刺激性。口服后，先是口唇、咽喉有烧灼感，后出现口干、呕吐、昏迷、酸中

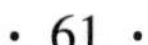

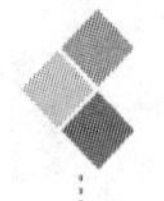

毒和酮症。

慢性影响：长期接触该品出现眩晕、灼烧感、咽炎、支气管炎、乏力、易激动等，皮肤长期反复接触可致皮炎。

3. 接触限值

时间加权平均容许浓度（PC－TWA）：300 mg/m^3。

短时间接触容许浓度（PC－STEL）：450 mg/m^3。

4. 中毒急救措施

皮肤接触：脱去被污染的衣着，用肥皂水和清水彻底冲洗皮肤。

眼睛接触：提起眼睑，用流动清水或生理盐水冲洗，并就医。

吸入：迅速脱离现场至空气新鲜处，保持呼吸道通畅。如呼吸困难，给输氧；如呼吸停止，立即进行人工呼吸，并就医。

食入：饮足量温水，催吐，并就医。

5. 控制措施

改革工艺，用无毒或低毒物质代替高毒物质；为防止丙酮挥发与空气形成爆炸性混合物，必须使生产设备和容器达到密闭操作；为确保丙酮在生产车间环境里不超过爆炸、中毒危险浓度，必须采取有效的通风排气措施，自然通风不能满足要求时，必须采取机械通风强制换气；在有火灾爆炸危险的生产场所，必须采取严格的措施控制引火源；加强个体防护，合理规范用工制度。

（十一）三氯甲烷

1. 来源和中毒机理

三氯甲烷又名氯仿，主要来自于部分陶瓷防污剂中有机溶剂的挥发。三氯甲烷主要作用于中枢神经系统，具有麻醉作用，对心、肝、肾有损害。

2. 中毒临床表现

急性中毒：吸入或经皮肤吸收引起急性中毒。初期有头痛、头晕、恶心、呕吐、兴奋、皮肤湿热和黏膜刺激症状；以后呈现精神紊乱、呼吸表浅、反射消失、昏迷等，重者发生呼吸麻痹、心室纤维性颤动。同时可伴有肝、肾损害。误服中毒时，胃有烧灼感，伴恶心、呕吐、腹痛、腹泻；以后出现麻醉症状。液态可致皮炎、湿疹，甚至皮肤灼伤。

慢性影响：主要引起肝脏损害，并有消化不良、乏力、头痛、失眠等症状，少数有肾损害及嗜氯仿癖。

3. 接触限值

时间加权平均容许浓度（PC－TWA）：20 mg/m^3。

4. 中毒急救措施

皮肤接触：立即脱去被污染的衣着，用大量流动清水冲洗至少 15 min，并就医。

眼睛接触：立即提起眼睑，用大量流动清水或生理盐水彻底冲洗至少 15 min，并就医。

吸入：迅速脱离现场至空气新鲜处，保持呼吸道通畅。如呼吸困难，给输氧；如呼吸停止，立即进行人工呼吸，并就医。

食入：饮足量温水，催吐，并就医。

5. 控制措施

空气中三氯甲烷浓度超标时，应该佩戴直接式防毒面具；紧急事态抢救或撤离时，佩戴空气呼吸器；戴化学安全防护眼镜，穿防毒物渗透工作服，戴防化学品手套；工作现场禁止吸烟、进食和饮水；工作完毕，沐浴更衣；单独存放被毒物污染的衣服，洗后备用。

（十二）沥青及其烟气

1. 来源和中毒机理

沥青烟气一般夹杂着一定浓度的烟尘，呈棕褐色或黑色，有强烈的刺激作用。据报道，含 6 个碳原子以上的化合物，对皮肤和呼吸系统有致癌作用。经研究和动物实验证实，从煤焦油、沥青和有机溶剂中提炼出来的 3，4－苯并芘是强致癌物质。

由于沥青中的挥发性物质在常温下的挥发，以及因沥青加热所发出的烟气接触人体表皮或黏膜，便会引起中毒。在油毡的制作过程或熬炒沥青时，易发生此类中毒。

沥青（特别是较硬沥青）的粉尘附着在人体表皮上，会堵塞皮肤毛囊而引起皮肤中毒。在碎沥青的堆积或包装过程中，易发生此类中毒。

沥青（特别是软沥青或熔融的沥青）直接黏附在皮肤或黏膜上而引起中毒。

沥青烟主要来源于耐火材料厂、碳素及石墨制品的制造企业。

2. 中毒临床表现

一般接触沥青粉尘或烟雾后，特别是在日光照射下，经 4～5 h 面部、颈部及四肢暴露部位即可发生大片红斑，伴有瘙痒及烧灼感，严重时局部可有水

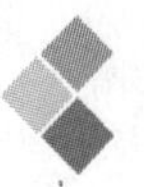

肿、水泡及渗出液，尤以眼睑最明显；全身症状可有头痛、眩晕、恶心、呕吐、咳嗽、咯血痰、胸痛、低热；尿呈棕黑色，并可有蛋白及管型；肝功能也可有一过性异常。

经常与沥青接触的作业人员，虽然是少量接触，或者在开始时并没有明显的中毒现象，但是长时间接触，由于毒物的继发性作用，便形成慢性中毒。在此种作业人员（如焦油车间作业人员）的皮肤上常常出现粉刺、黑痣、毛囊炎、落屑及脓包等现象，甚至引起角化症、乳头瘤及上皮肤癌等症状。由于接触沥青所引起的“皮肤瘤”发病很慢，往往容易被人忽略，但这正是职业病预防上所应注意的问题。

3. 接触限值

时间加权平均容许浓度（PC－TWA）：0.2 mg/m^3（煤焦油沥青挥发物，按苯系物计）、5 mg/m^3（石油沥青烟，按苯系物计）。

4. 中毒急救措施

对沥青中毒者应撤离沥青现场，避免阳光照射，对出现皮炎者可内服抗组织胺药物或静脉注射葡萄糖酸、钙维生素 C 及硫代硫酸钠等，局部视皮损程度对症处理，如皮炎平外搽。对毛囊性损害可外搽 5% 硫黄炉甘石水粉剂或乳剂。有色素沉着者可外搽 3% 氢醌霜或 5% 白降汞软膏。对赘生物可不处理或手术切除。对全身及眼、鼻、咽部症状可对症适当处理。

5. 控制措施

对沥青烟污染，首先对产生沥青烟的设备进行密闭抽风，然后经净化后排放。应控制沥青加热温度，减少挥发；装卸、搬运应防止粉末散漏，车间和仓库应加强通风。从事装卸、搬运、操作的作业人员应穿防护服，使用防护眼镜、口罩和帆布手套。

（十三）氰化氢

1. 来源和中毒机理

氰离子能抑制组织细胞内 42 种酶的活性，如细胞色素氧化酶、过氧化物酶、脱羧酶、琥珀酸脱氢酶及乳酸脱氢酶等。其中，细胞色素氧化酶对氰化物最为敏感。氰离子能迅速与氧化型细胞色素氧化酶中的 Fe^{3+} 结合，阻止其还原成 Fe^{2+}，使传递电子的氧化过程中断，组织细胞不能利用血液中的氧而造成内窒息。中枢神经系统对缺氧最敏感，故大脑首先受损，导致中枢性呼吸衰竭而死亡。此外，氰化物在消化道中释放出的氢氧根离子具有腐蚀作用。吸入

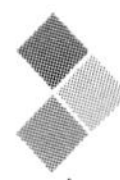

高浓度氰化氢或吞服大量氰化物者，可在 2 ~ 3 min 内停止呼吸，呈“电击样”死亡。另外，氰离子还可与血液中的 Fe^{2+} 结合形成 $[Fe(CN)_6]^{4-}$，使血液运输氧的能力下降。

2. 中毒临床表现

中毒作用表现：氰化物对人体的危害分为急性中毒和慢性影响两方面。氰化物所致的急性中毒分为轻、中、重三级。轻度中毒表现为眼及上呼吸道刺激症状，有苦杏仁味，口唇及咽部麻木，继而可出现恶心、呕吐、震颤等；中度中毒表现为叹息样呼吸，皮肤、黏膜常呈鲜红色，其他症状加重；重度中毒表现为意识丧失，出现强直性和阵发性抽搐，直至角弓反张，血压下降，尿、便失禁，常伴发脑水肿和呼吸衰竭。

氢氰酸对人体的慢性影响表现为神经衰弱综合征，如头晕、头痛、乏力、胸部压迫感、肌肉疼痛、腹痛等，并可有眼和上呼吸道刺激症状。皮肤长期接触后可引起皮疹，表现为斑疹、丘疹，极痒。

3. 接触限值

最高容许浓度（MAC）：1 mg/m^3，皮。

4. 中毒急救措施

将患者转移到空气新鲜处，脱掉被污染的衣着，用清水和 0.5% 硫代硫酸钠冲洗受污皮肤，经口中毒可用 0.2% 高锰酸钾、5% 硫代硫酸钠或 3% 过氧化氢彻底洗胃，注意镇静、保暖及吸氧，亚硝酸异戊酯吸入及时注射 3% 亚硝酸钠 10 ~ 15 mL，心跳及呼吸骤停应施行人工呼吸，直至送到医院。

亚硝酸钠 - 硫代硫酸钠疗法：对中、轻度病人应用亚硝酸异戊酯吸入及时用 3% 亚硝酸钠静注，然后注射 50% 硫代硫酸钠 10 ~ 20 mL。对重症患者用 10% 的 4 - 二甲氨基苯酸 2 mL 肌肉注射，再加用硫代硫酸钠 10 g；如症状反复，可在 1 h 后重复半量。在上述治疗的同时，给予吸氧，对昏迷时间长、缺氧严重者，应积极防治脑水肿。

5. 控制措施

改革工艺，以无毒代有毒，以低毒代高毒；革新生产设备，实行密闭化、机械化、自动化生产，保持负压状态，防止“跑、冒、滴、漏”；严格规章制度，强化监督管理，严格遵守安全操作规程；加强密闭、通风、排毒加净化，控制车间空气中氰化氢浓度不超过国家职业卫生标准；安装毒物超标自动报警装置；加强个人防护意识，进入有毒场所处理事故及现场抢救时，应有切实可

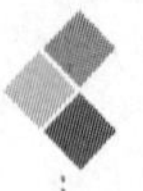

行的防护装备，如戴防毒面具、送风面罩等；加强防毒知识的宣传以及对有关人员的培训，普及防毒和急救知识；对接触毒物的作业人员做好健康监护，发现问题及时处理；凡患有呼吸道、皮肤、甲状腺、肾脏等慢性疾病及精神抑郁、嗅觉不灵敏者，不宜从事氰化氢及氢氰酸作业。

（十四）氟化氢

1. 来源和中毒机理

玻璃纤维生产过程中的原料熔化、陶瓷制品的烧成过程等都会有氟化氢产生。

氟化氢对衣物、皮肤、眼睛、呼吸道、消化道黏膜均有刺激、腐蚀作用；氟离子进入血液或组织可与钙镁离子结合，成为不溶或微溶的氟化钙和氟化镁，量大的话直接堵塞血管，直接或间接影响中枢神经系统和心血管系统的功能，导致低血钙、低血镁综合征；氟离子还可以和血红蛋白结合形成氟血红素，抑制琥珀酸脱氢酶，致氧合作用下降，影响细胞呼吸功能。此外，氢氟酸可致接触部位明显灼伤，使组织蛋白脱水和溶解，可迅速穿透角质层，渗入深部组织，溶解细胞膜，引起组织液化，重者可深达骨膜和骨质，使骨骼成为氟化钙，形成愈合缓慢的溃疡。吸入高浓度氟化氢蒸气或者经皮吸收可引起化学性肺炎、肺水肿。

氟化氢在动物和人体内均可引起由于胃肠功能障碍所致的呕吐、压痛和肌无力、痉挛、色觉异常等脑神经障碍；对肾脏和循环器官也有损害；长期接触氟化氢可引起骨和牙齿的改变，引起骨硬化症，进而可见骨质增生和韧带的钙沉着，因而导致运动障碍，骨和尿中的氟含量增高。

2. 中毒临床表现

人吸入本品 10 mg/m^3 的浓度，可有眼鼻刺激感、喉痒、口内异味，有时见鼻黏膜溃疡。救治可按急性酸性刺激性气体中毒处理，如冲洗伤眼，局部用抗生素药膏涂抹，生理盐水漱口，2% ~4% 碳酸氢钠雾化吸入，预防继发感染等。

1）急性中毒

氟化氢属高毒类，接触氟化氢或氢氟酸烟雾 25 mg/m^3 浓度即使人感到刺激，400 ~430 mg/m^3 可引起急性中毒致死。在 5 mg/m^3 时产生流泪、流涕、喷嚏、鼻塞；浓度增高则引起鼻、喉、胸骨后烧灼感，嗅觉丧失，咳嗽，声嘶；严重时引起眼结膜、鼻黏膜、口腔黏膜顽固性溃疡，鼻衄，甚至鼻中隔穿孔，支气管炎或肺炎；有时有恶心、呕吐、腹痛、气急及中枢神经系统症状。吸入高浓度甚至可引起反射性窒息、中毒性肺水肿、手足抽搐、心律失常、低血钙、低血镁、高血钾，心电图检查显示 Q－T 间期延长、ST－T 变化，严重者心室纤颤死亡。

2）氢氟酸灼伤

氢氟酸对皮肤有强烈的腐蚀性,渗透性强,并且对组织蛋白有脱水及溶解作用。剧烈疼痛和进行性组织坏死是氢氟酸灼伤的特点。接触低浓度（＜40%）氢氟酸时，刺激症状轻，可有麻木和蚁走感。皮肤接触局部最初表现为局部红斑，迅即转为绕以红晕的白色水肿或水疱，指甲部位呈灰黑色、浮动。疼痛常经接触后 2～4 h 的潜伏期开始出现，以后逐渐加剧，2～3 天后缓解。疼痛出现的时间常与接触浓度有关，高浓度（无水氢氟酸）或 40% 以上浓度的氢氟酸疼痛立即发生，局部皮肤初期潮红，迅即转灰白色大理石状，继而组织液化坏死呈果浆状，Ⅲ度灼伤呈黑色皮革样焦痂，如不及时处理可深达骨质，引起骨质无菌性坏死。浓度低于 20% 的氢氟酸要经过一段时间才会引起迟发性疼痛。

眼部氢氟酸灼伤表现为球结膜水肿、出血，角膜可迅速形成白色假膜样混浊、基质水肿、复发性上皮糜烂、脱落，处理不及时可引起穿孔。眼组织损伤的范围和深度随进入眼内的氢氟酸量和浓度而不同。

当体表接触氢氟酸的面积大于 5% 或接触浓度大于 50%、灼伤面积大于或等于 1% 时，或同时有吸入酸雾损伤时需警惕引起全身中毒的可能（参见急性中毒临床表现）。

3）慢性影响

长期接触超浓度氟化氢和氢氟酸酸雾可引起牙齿酸蚀症，表现为牙齿对冷、热、酸、甜刺激敏感，牙痛、牙松动症、牙齿粗糙无光泽，边缘呈锯齿状等。严重者牙冠大部分缺损，或仅留下残根，可有牙髓腔暴露和牙髓水病变。同时常伴有牙龈出血、干燥性鼻炎、鼻衄、嗅觉减退、慢性咽喉炎及支气管炎等。氢氟酸蒸气可引起皮肤瘙痒和皮炎。

若从幼年开始摄入过量氟的地方性氟病患者可出现氟斑牙，初期表现为牙表釉质失去光泽，苍白似粉笔；渐渐牙齿出现小凹陷，内有黄色、褐色、黑色的色素沉着；后期则牙齿松脆，易碎裂，常有缺损。

氟化氢接触者的骨骼 X 射线异常改变比工业性氟病者少见。

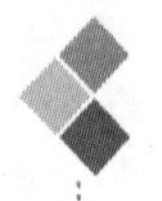

3. 接触限值

最高容许浓度（MAC）：2 mg/m^3。

4. 中毒急救措施

皮肤接触：立即脱去被污染的衣着，用大量流动清水冲洗至少15 min，并就医。

眼睛接触：立即提起眼睑，用大量流动清水或生理盐水彻底冲洗至少15 min，并就医。

1）急性中毒

急救措施：①吸氧；②用3% ~5%碳酸钠溶液洗鼻、含漱或雾化吸入，并在鼻腔内涂以30%氧化镁甘油糊剂；③如发生反射性窒息，可加压吸氧或采取口对口的人工呼吸，注射呼吸循环兴奋剂；因喉头水肿引起窒息或有上呼吸道烧伤者，应立即进行气管切开术；④用50%葡萄糖酸钙或氯化钙10 mL，缓慢静脉注射，每天1 ~2次，亦可口服葡萄糖酸钙或乳酸钙，每次0.5 ~1 g、3次/日；⑤内服维生素C、B2或多种维生素和鱼肝油丸；⑥应用抗生素，严防呼吸道继发感染及全身感染；⑦加强护理，严密观察病情，预防肺水肿发生，并积极治疗低血钙症，严密监护心电图，防止并及时处理心室纤颤。

2）氢氟酸灼伤

皮肤和眼部灼伤后立即用大量流动清水持续彻底冲洗，一般不少于20 min。局部选用中和剂浸泡或湿敷，也可制成霜剂外涂包扎。常用中和剂有25%硫酸镁溶液、10%葡萄糖酸钙溶液、氯化苯甲羟胺溶液、氢氟酸灼伤治疗液（5%氯化钙20 mL、2%利多卡因20 mL、地塞米松5 mg、二甲基亚砜60 mL）。为防止氢氟酸经呼吸道、皮肤吸收中毒，视接触量及病情，在心电图监测及血钙检测下，早期及时给予全身钙剂，如10%葡萄糖酸钙10 ~20 mL静注或静滴，同时应用早期、足量的糖皮质激素。灼伤创面应彻底清创，有局部水疱形成时清除渗液坏死组织。创面腐蚀深达Ⅱ ~Ⅲ度灼伤者，应选择时机尽量早期切痂植皮。对于创面钙离子透入或创面基底部和周围用10%葡萄糖酸钙封闭等措施，现认为可能引起循环阻塞，组织坏死，多主张不用。

3）牙酸蚀病治疗

有牙本质过敏者，可给予含氟或防酸脱敏牙膏刷牙或含氟水漱口，必要时可用药物进行脱敏治疗。有牙体缺损患者应根据缺损程度进行修复。

5. 控制措施

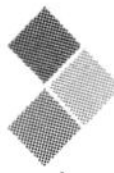

密闭操作，注意通风；操作尽可能机械化、自动化；作业人员必须经过专门培训，严格遵守操作规程；建议作业人员佩戴自吸过滤式防毒面具（全面罩），穿橡胶耐酸碱服，戴橡胶耐酸碱手套，戴化学安全防护眼镜；工作后淋浴更衣；单独存放被毒物污染的衣着，洗后再用；保持良好的卫生习惯；避免产生烟雾；防止气体或蒸气泄漏到工作场所空气中；远离易燃、可燃物；配备泄漏应急处理设备。

（十五）氨

1. 来源和中毒机理

氨主要来源于平板玻璃生产企业的制氢站，以及采用氨水作为还原剂、选择性非催化还原技术脱硝的企业，如水泥企业。氨的中毒机理如下：

（1）氨能够干扰脑细胞的能量代谢。氨会抑制丙酮酸脱羧酶的活性，使生成的乙酰 CoA 减少，影响三羧酸循环的正常进行；消耗大量 α - 酮戊二酸和还原型辅酶，造成 ATP 生成不足；氨与谷氨酸结合生成谷氨酰胺的过程中大量消耗 ATP。

（2）脑内神经递质的改变。氨会引起脑内谷氨酸、Ach 等兴奋神经递质的减少，还会使谷氨酰胺、γ - 氨基丁酸等抑制性神经递质增多，从而造成对中枢神经系统的抑制。

（3）对神经细胞的抑制作用。NH_3 干扰神经细胞膜上的 Na - K - ATP 酶，使复极后膜离子转动障碍，导致膜电位改变和兴奋性异常；NH_3 与 K^+ 有竞争作用，影响 Na、K 在神经的细胞膜上的正常分布，从而干扰神经传导活动。

综上，氨中毒主要抑制中枢神经系统，正常情况下中枢神经系统能够抑制外周的低级中枢，当中枢神经系统受抑制时，使得其对外周低级中枢的抑制作用减弱甚至消失，从而外周低级中枢兴奋，出现一系列如肌随意性兴奋、角弓反射及抽搐等本能反应。

2. 中毒临床表现

1）吸入的危害表现

氨的刺激性是可靠的有害浓度报警信号。但由于嗅觉疲劳，长期接触后对低浓度的氨会难以察觉。吸入是接触的主要途径，吸入氨气后的中毒表现主要有以下几个方面：

轻度吸入氨中毒表现有鼻炎、咽炎、喉痛、发音嘶哑。氨进入气管、支气管会引起咳嗽、咯痰、痰内有血。严重时可咯血及肺水肿，呼吸困难，咯白色

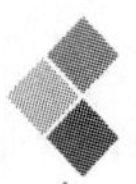

或血性泡沫痰，双肺布满大、中水泡音。患者有咽灼痛、咳嗽、咳痰或咯血、胸闷和胸骨后疼痛等。

急性吸入氨中毒的发生多由意外事故如管道破裂、阀门爆裂等造成。急性氨中毒主要表现为呼吸道黏膜刺激和灼伤。其症状根据氨的浓度、吸入时间以及个人感受性等不同。

急性轻度中毒：咽干、咽痛、声音嘶哑、咳嗽、咳痰，胸闷及轻度头痛，头晕、乏力，支气管炎和支气管周围炎。

急性中度中毒：上述症状加重，呼吸困难，有时痰中带血丝，轻度发绀，眼结膜充血明显，喉水肿，肺部有干湿性啰音。

急性重度中毒：剧咳，咯大量粉红色泡沫样痰，气急、心悸、呼吸困难，喉水肿进一步加重，明显发绀，或出现急性呼吸窘迫综合征、较重的气胸和纵隔气肿等。

严重吸入中毒可出现喉头水肿、声门狭窄以及呼吸道黏膜脱落，可造成气管阻塞，引起窒息。吸入高浓度的氨可直接影响肺毛细血管的通透性而引起肺水肿，可诱发惊厥、抽搐、嗜睡、昏迷等意识障碍。个别病人吸入极浓的氨气可发生呼吸心跳停止。

2）皮肤和眼睛接触的危害表现

低浓度的氨对眼和潮湿的皮肤能迅速产生刺激作用。潮湿的皮肤或眼睛接触高浓度的氨气能引起严重的化学烧伤。急性轻度中毒：流泪、畏光、视物模糊、眼结膜充血。

皮肤接触可引起严重疼痛和烧伤，并能发生咖啡样着色。被腐蚀部位呈胶状并发软，可发生深度组织破坏。

高浓度蒸气对眼睛有强刺激性，可引起疼痛和烧伤，导致明显的炎症并可能发生水肿、上皮组织破坏、角膜混浊和虹膜发炎。轻度病例一般会缓解，严重病例可能会长期持续，并发生持续性水肿、疤痕、永久性混浊、眼睛膨出、白内障、眼睑和眼球粘连及失明等并发症。多次或持续接触氨会导致结膜炎。

3. 接触限值

时间加权平均容许浓度（PC－TWA）：20 mg/m^3。

短时间接触容许浓度（PC－STEL）：30 mg/m^3。

4. 中毒急救措施

1）清除污染

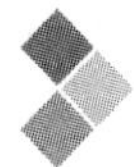

如果患者只是单纯接触氨气，并且没有皮肤和眼的刺激症状，则不需要清除污染。假如接触的是液氨，并且衣服已被污染，应将衣服脱下并放入双层塑料袋内。

如果眼睛接触或眼睛有刺激感，应用大量清水或生理盐水冲洗 20 min 以上。如在冲洗时发生眼睑痉挛，应慢慢滴入 1 ~ 2 滴 0.4% 奥布卡因，继续充分冲洗。如患者戴有隐形眼镜，又容易取下并且不会损伤眼睛的话，应取下隐形眼镜。

对接触的皮肤和头发用大量清水冲洗 15 min 以上，冲洗皮肤和头发时要注意保护眼睛。

2）病人复苏

应立即将患者转移出污染区，至空气新鲜处，对病人进行复苏三步法（气道、呼吸、循环）。

气道：保证气道不被舌头或异物阻塞。

呼吸：检查病人是否有呼吸，如无呼吸可用袖珍面罩等提供通气。

循环：检查脉搏，如没有脉搏应施行心肺复苏。

3）初步治疗

氨中毒无特效解毒药，应采用支持治疗。

如果接触浓度大于或等于 500 ppm，并出现眼刺激、肺水肿症状，则推荐采取以下措施：先喷 5 次地塞米松（用定量吸入器），然后每 5 min 喷两次，直至到达医院急症室为止。

如果接触浓度大于或等于 1500 ppm，应建立静脉通路，并静脉注射 1.0 g 甲基泼尼松龙或等量类固醇。（注意：在临床对照研究中，皮质类固醇的作用尚未证实。）

对氨吸入者，应给湿化空气或氧气。如有缺氧症状，应给湿化氧气。

如果呼吸窘迫，应考虑进行气管插管。当病人的情况不能进行气管插管时，如条件许可，应施行环甲状软骨切开术。对有支气管痉挛的病人，可给支气管扩张剂喷雾。

如果皮肤接触氨，则会引起化学烧伤，可按热烧伤处理：适当补液，给止痛剂，维持体温，用消毒垫或清洁床单覆盖创面。如果皮肤接触高压液氨，要注意冻伤。

误服者给饮牛奶，有腐蚀症状时忌洗胃。

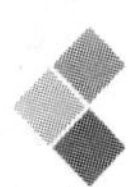

5. 控制措施

配备良好的通风排气设施以及合适的防爆、灭火装置；加强生产过程的密闭化和自动化，防止“跑、冒、滴、漏”；存在氨气的工作场所应禁止饮食、吸烟，并且禁止明火、火花；现场安装氨气监测仪报警装置；工作时应选用耐腐蚀的工作服、防碱手套、眼镜、胶鞋、硫酸铜或硫酸锌防毒口罩，防毒口罩应定期检查，以防失效；在使用氨水作业时，应在作业人员身旁放一盆清水，以防万一；配制一定浓度氨水时，应戴上风镜；使用氨水时，作业人员应在上风处，防止氨气刺激面部；操作时严禁用手揉擦眼睛，操作后洗净双手；氨作业人员应进行作业前体检，患有严重慢性支气管炎、支气管扩张、哮喘以及冠心病者不宜从事氨作业；应急救援时，必须佩戴空气呼吸器。

（十六）碳酸钠

1. 来源和中毒机理

碳酸钠主要来源于平板玻璃生产企业。

强碱类中毒多为直接溅洒于皮肤、黏膜、眼所致的刺激与强腐蚀、灼伤，误服也可中毒。强碱类由皮肤或消化道进入人体，经血液循环分布于全身，部分被中和解毒，而吸收过量者可发生碱中毒。其大部分自肾排出，强碱较强酸更具腐蚀性，迅速吸收组织水分，溶解组织蛋白，皂化脂肪，损坏细胞膜结构，形成坏死性、深而不易愈合的溃疡。

2. 中毒临床表现

碳酸钠具有弱刺激性和弱腐蚀性，直接接触可引起皮肤和眼灼伤。生产中吸入其粉尘和烟雾可引起呼吸道刺激和结膜炎，还可有鼻黏膜溃疡、萎缩及鼻中隔穿孔。长时间接触该品溶液可发生湿疹、皮炎、鸡眼状溃疡和皮肤松弛。接触该品的作业人员呼吸器官疾病发病率高。误服可造成消化道灼伤、黏膜糜烂、出血和休克。

3. 接触限值

时间加权平均容许浓度（PC－TWA）：3 mg/m^3。

短时间接触容许浓度（PC－STEL）：6 mg/m^3。

4. 中毒急救措施

（1）皮肤接触:立即脱去被污染的衣着,用大量流动清水冲洗至少 15 min，并就医。如在实验过程中不小心沾到了碱液，要用较多的水去冲洗，然后再涂上硼酸溶液来进行反应。

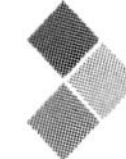

（2）眼睛接触：立即提起眼睑，用大量流动清水或生理盐水彻底冲洗至少 15 min，并就医。

（3）吸入：脱离现场至空气新鲜处；如呼吸困难，给输氧，并就医。

（4）食入：用水漱口，给饮牛奶或蛋清，并就医。

5. 控制措施

穿戴适当的防护服和手套，戴护目镜或面具。不慎眼睛接触后，立即用大量清水冲洗并就医。

第四节　物　理　因　素

一、噪声

噪声主要来源于原料的破碎、混筛、球磨以及成型等生产过程等。

噪声是声音的集合体，使人听觉生厌和让人烦躁不安。噪声确切地说叫声波，来自被称为声源的点，然后向着四面八方传播开来，对所有遇到的物体都产生一种压力（声压）。

1. 噪声的分类

在生产过程中，由于机器转动、气体排放、工件撞击与摩擦等所产生的噪声，称为生产性噪声或工业噪声。

1）按声源特点分

按声源特点，将生产性噪声划分为空气动力性噪声、机械噪声和电磁噪声三种。

（1）空气动力性噪声：指气体压力或体积的突然变化或流体流动所产生的声音，例如各种风机、空气压缩机等压力脉冲和气体排放发出的噪声。

（2）机械噪声：指设备运转时各零部件之间相互撞击、摩擦产生的交变力使设备金属板或其他运动部件振动而辐射出的噪声，例如各种凿岩、切割等发出的噪声。

（3）电磁噪声：指因磁场脉动、磁致伸缩、电磁涡流等产生振动辐射出的噪声，如电磁式振荡器和变压器等产生的噪声。

2）按持续时间和出现的形态分

生产性噪声根据持续时间和出现的形态，可分为稳态噪声、非稳态噪声和

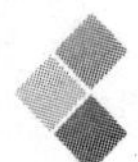

脉冲噪声三种。

（1）稳态噪声：在观察时间内，采用声级计“慢挡”动态特性测量时声级波动小于3 dB(A)的噪声。

（2）非稳态噪声：在观察时间内，采用声级计“慢挡”动态特性测量时声级波动大于或等于3 dB(A)的噪声。

（3）脉冲噪声：声音持续时间小于0.5 s，间隔时间大于1 s，声级变化大于40 dB(A)的噪声。

生产性噪声一般声级比较高，且多为中高频噪声，常与振动等不良因素联合作用于人体，使其危害更大。

2. 噪声的来源

建材企业生产过程中的噪声来源见表4－5。

表4－5　建材企业生产过程中的噪声来源

企　业	工　　序
水泥厂	生熟料破碎、生熟料粉磨、水泥粉磨、煤磨
玻璃厂	原料破碎、粉碎、筛分、混料、拌料、熔化、成型、退火、横切、质检现场、采板及堆垛、产品包装及储运
陶瓷厂	原料破碎、粉碎、筛分、成型等
石材加工厂	石料切割、打磨、抛光
耐火材料厂	原料粉碎、筛分、配料、成型

3. 噪声的危害

根据噪声作用于人体系统的不同，可分为听觉系统损害和非听觉系统损害。噪声的危害程度取决于噪声的频率、强度及暴露时间等因素。

1）听觉系统损害

（1）暂时性听阈位移：是指接触噪声后引起听阈变化，脱离噪声环境后经过一段时间听力可以恢复到原来水平。根据变化程度不同可分为听觉适应和听觉疲劳。听觉适应是指短时间暴露在强噪声环境中，感觉声音刺耳、不适，停止接触后，听觉器官敏感性下降，脱离接触后对外界的声音有“小”或“远”的感觉，听力检查听阈可提高10～15 dB(A)，离开噪声环境1 min之内

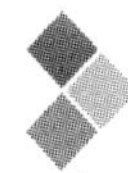

可以恢复。听觉疲劳是指较长时间停留在强烈噪声环境中，引起听力明显下降，离开噪声环境后，听阈提高超过 15 ~ 30 dB(A)，需数小时甚至数十小时听力才能恢复。

（2）永久性听阈位移：是指噪声引起的不能恢复到正常水平的听阈升高。永久性听阈位移属于不可恢复的改变，具有内耳病理性基础。

（3）职业性噪声聋：是由于长期接触噪声而发生的一种渐进性的感音性听觉损伤，是国家法定职业病。职业性噪声聋是水泥生产企业常见的职业病，发病率与接触噪声的工龄有直接相关关系，见表 4－6。实践证明，缩短接触时间可减轻噪声危害，连续接触噪声比间断接触对人体影响更大。

表 4－6　接触不同声级、不同工龄作业人员职业性噪声聋检出率　　%

声级/dB(A)	~10 年	~20 年	~30 年
80	0 ~ 1. 37	0 ~ 2. 61	0. 18 ~ 5. 34
85	0 ~ 1. 39	0. 14 ~ 3. 84	0. 14 ~ 5. 35
90	0 ~ 1. 20	0. 23 ~ 3. 01	0. 55 ~ 6. 39
95	0. 25 ~ 3. 95	0. 95 ~ 5. 11	3. 81 ~ 18. 93
100	1. 08 ~ 5. 62	5. 36 ~ 16. 18	12. 83 ~ 30. 43

数据来源：职业卫生与职业医学（第 7 版），2013。

《职业性噪声聋诊断标准》(GBZ 49—2014）将职业性噪声聋分为三度：听力下降 26 ~ 40 dB(A) 为轻度噪声聋，41 ~ 55 dB(A) 为中度噪声聋，≥56 dB(A) 为重度噪声聋。

2）非听觉系统损害

噪声不仅损害听觉系统，而且对神经系统、心血管系统、内分泌系统、消化系统以及视力、智力都有不同程度的影响。

4. 噪声的接触限值

每周工作 5 d，每天工作 8 h，稳态噪声限值为 85 dB(A)，非稳态噪声等效声级的限值为 85 dB(A)；每周工作 5 d，每天工作时间不等于 8 h，需计算 8 h 等效声级，限值为 85 dB(A)；每周工作不是 5 d，需计算 40 h 等效声级，限值为 85 dB(A)，见表 4－7。

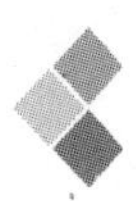

表4-7 工作场所噪声职业接触限值

接触时间	接触限值/dB(A)	备注
5 d/w，=8 h/d	85	非稳态噪声计算8 h等效声级
5 d/w，≠8 h/d	85	计算8 h等效声级
≠5 d/w	85	计算40 h等效声级

实际工作中，对于每天接触噪声不足8 h的工作场所，也可根据实际接触噪声的时间和测量（或计算）的等效声级，按照接触时间减半噪声接触限值增加3 dB(A)的原则，根据表4-8确定噪声接触限值，但最高限值为115 dB(A)。

表4-8 工作场所噪声等效声级接触限值

日接触时间/h	接触限值/dB(A)	日接触时间/h	接触限值/dB(A)
8	85	1	94
4	88	0.5	97
2	91		

脉冲噪声工作场所，噪声声压级峰值和脉冲次数不应超过表4-9的规定。

表4-9 工作场所脉冲噪声职业接触限值

工作日接触脉冲次数 n/次	声压级峰值/dB(A)	工作日接触脉冲次数 n/次	声压级峰值/dB(A)
$n \leqslant 100$	140	$1000 < n \leqslant 10000$	120
$100 < n \leqslant 1000$	130		

5. 控制措施

对于生产过程和设备产生的噪声，应首先从声源上进行控制，以低噪声的工艺和设备代替高噪声的工艺和设备；如仍达不到要求，则应采用隔声、消声、吸声、隔振以及综合控制等噪声控制措施。

1）声源控制

声源就是振动的物体，它可能是振动的固体，也可能是流体（喷注、湍流、紊流）。通过选择和研制低噪声设备，改进生产工艺，提高机械设备的加

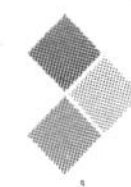

工精度和安装技术，使发声体变为不发声体，或者大大降低发声体的声功率，这是控制噪声的有效途径。如用无声的液压代替高噪声的机械撞击；提高机器制造的精度；尽量减少机器部件的撞击和摩擦；正确校准中心，使动态平衡等。

2）传播途径控制

传播途径一般是指通过空气或固体传播声音，在传播途径上控制噪声主要是阻断和屏蔽声波的传播或使声波传播的能量随距离衰减，常用以下几种方法。

（1）厂区合理布局。将高噪声工作场所、站、房与噪声较低的工作场所生活区分开设置，以免互相干扰；对于特别强烈的声源，可设置在厂区比较边远的偏僻地区，使噪声最大限度地衰减。另外，把各工作场所同类型的噪声源（如空压机或风机等）集中在一个机房内，防止声源过于分散，减少污染面，便于采取声学技术措施集中控制。

（2）利用屏障阻止噪声传播。可利用天然地形，如山冈、土坡、树木丛和已有建筑屏障等有利条件阻断或屏蔽一部分噪声向接收者传播。如在噪声严重的工厂、施工现场或在交通道路的两旁设置有足够高度的围墙或屏障，使与其相邻地方所接收的噪声强度降低。另外，可以建绿化带，使噪声衰减。

（3）利用声源的指向。如电厂、化工厂的高压锅炉、受压容器的排气放空，发出很大的噪声，如果使其出口朝向上空或野外，就比朝向生活区减小噪声 10 dB(A)。

从声源或传播途径上控制噪声仍不能达到要求时，可进一步采取包括消声、隔声、吸声隔振等局部声学技术措施解决。

3）个体防护

在上述措施均未达到预期效果时，应对作业人员进行个体防护。如采用降声棉耳塞、防声耳塞或佩戴耳罩、头盔等防噪声用品。有时也可以在噪声强烈的工作场所建立一个隔声室，让作业人员休息。另外可轮换作业，限制作业人员进入高噪声环境的工作时间等。

佩戴耳塞、耳罩因可引起耳道不适之感，故佩戴者甚少。为克服这一缺点，国内研制了两种新耳塞，液态滴入、按耳道形状固化的硅橡胶耳塞，捏小后不马上恢复形状的 JT 型泡沫塑料耳塞。

国外已研制成有源减噪系统，并根据有源噪声控制技术制成有源护耳器。

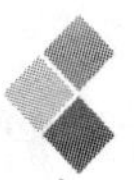

有源噪声控制技术是用一个新声源产生一个与原声源相位相反、振幅相等的声音，以抵消原声源。这一声抵消技术在噪声控制领域正在广泛应用，其不足之处是费用较高。

二、高温

高温主要来源于各种窑炉焙烧的过程，大多数会达到1000～2000 ℃的高温，热辐射强度较大，除可引起高温中暑外，还可因含有强度较高的红外线、紫外线以及亮度很大的可视线，对眼睛的角膜造成损害，甚至导致白内障。

1. 高温的来源

建材企业生产过程中的高温来源见表4－10。

表4－10 建材企业生产过程中的高温来源

企　业	工　序
水泥厂	水泥熟料烧成
玻璃厂	原料熔化、成型、退火
陶瓷厂	熔窑
石棉厂	成型产品的热模压和热处理等
石材加工厂	石材表面火烧加工，人造合成石生产中的加热固化
碳素及石墨制品制造	石墨化炉、焙烧等
耐火材料厂	熔铸炉等

2. 高温的危害

高温环境容易影响人体的生理及心理状态，在这种环境下工作，除了导致中暑性疾病，还会影响工作效率，更会引发各种意外和危险。

中暑是高温作业环境下作业人员发生体温升高、肌肉痉挛或晕厥等疾病的总称。按病情轻重可分为先兆中暑、轻症中暑和重症中暑，其临床表现见表4－11。

表4－11 中暑的临床表现

分　类	临　床　表　现
先兆中暑	头昏、头痛、口渴、多汗、全身疲乏、心悸、注意力不集中、动作不协调等症状，体温正常或略有升高
轻症中暑	除先兆中暑症状加重外，出现面色潮红、大量出汗、脉搏快速等表现，体温升高至38.5 ℃以上

表 4-11（续）

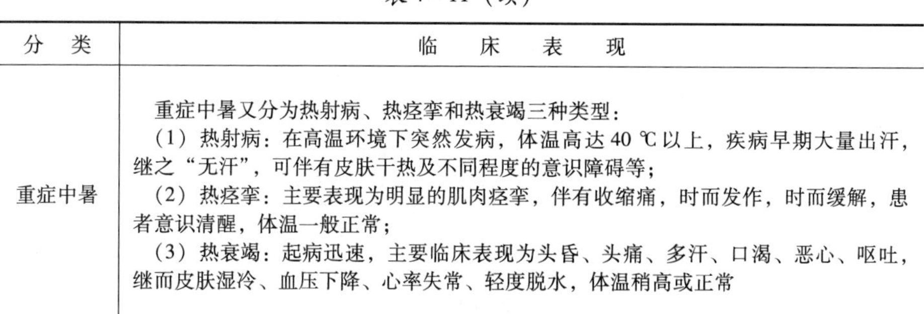

分　类	临　床　表　现
重症中暑	重症中暑又分为热射病、热痉挛和热衰竭三种类型： （1）热射病：在高温环境下突然发病，体温高达 40 ℃以上，疾病早期大量出汗，继之“无汗”，可伴有皮肤干热及不同程度的意识障碍等； （2）热痉挛：主要表现为明显的肌肉痉挛，伴有收缩痛，时而发作，时而缓解，患者意识清醒，体温一般正常； （3）热衰竭：起病迅速，主要临床表现为头昏、头痛、多汗、口渴、恶心、呕吐，继而皮肤湿冷、血压下降、心率失常、轻度脱水，体温稍高或正常

3. 高温的接触限值

（1）高温对作业人员的危害主要取决于劳动强度和接触时间率。作业人员在一个工作日内实际接触高温作业的累计时间与 8 h 的比率称为接触时间率。接触时间率 100%，体力劳动强度为Ⅳ级，WBGT 指数限值为 25 ℃；劳动强度分级每下降一级，WBGT 指数限值增加 1 ~2 ℃；接触时间率每减少 25%，WBGT 指数限值增加 1 ~2 ℃，见表 4-12。

表 4-12　工作场所不同体力劳动强度 WBGT 指数　　℃

接触时间率/%	体力劳动强度			
	Ⅰ	Ⅱ	Ⅲ	Ⅳ
100	30	28	26	25
57	31	29	28	26
50	32	30	29	28
25	33	32	31	30

WBGT 指数又称湿球黑球温度，是综合评价人体接触作业环境热负荷的一个基本参量，单位为℃。

（2）本地区室外通风设计温度大于或等于 30 ℃的地区，表 4-12 中规定的 WBGT 指数相应增加 1 ℃。

体力劳动强度分级的测量依据《工作场所物理因素测量　第 10 部分：体力劳动强度分级》（GBZ/T 189.10—2007）执行，实际工作中体力劳动强度分级的职业描述见表 4-13。

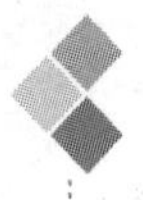

表4－13　常见职业体力劳动强度分级

体力劳动强度分级	职　业　描　述
Ⅰ(轻劳动)	坐姿：手工作业或腿的轻度活动（正常情况下，如打字、缝纫、脚踏开关等）；立姿：操作仪器，控制、查看设备，上臂用力为主的装配工作
Ⅱ(中等劳动)	手和臂持续动作（如锯木头等）；臂和腿的工作（如卡车、拖拉机或建筑设备等运输操作）；臂和躯干的工作（如锻造、风动工具操作、粉刷、间断搬运中等重物、除草、锄田、摘水果和蔬菜等）
Ⅲ(重劳动)	臂和躯干负荷工作（如搬重物、铲、锤锻、锯刨或凿硬木、割草、挖掘等）
Ⅳ(极重劳动)	大强度的挖掘、搬运，快到极限节律的极强劳动

4. 控制措施

高温的综合预防措施可以从以下几个方面考虑：

1）卫生技术措施

（1）改进生产工艺，尽可能采用机械化和自动化措施，以避免和减少作业人员与热源的接触。

（2）移走热源和合理布置热源，减少散入车间的热量或将热量尽快排出。

（3）采用隔热措施，包括建筑隔热（外窗遮阳、屋顶隔热、屋顶喷水等）、设备隔热（热绝缘、热屏挡）。

（4）自然通风，一般有热压自然通风和风压自然通风。

（5）局部机械送风。

高温车间的自然通风虽然是一种经济有效的全面通风的降温措施，但其在车间内所造成的风速一般较小，气流方向也较难控制。因此，在热辐射较强和温度较高的工作场所，还必须采用局部机械送风措施，提高局部工作地点的风速或将冷空气直接送到工作地点，改善局部工作地点的气象条件。

常用的局部送风降温设备有送风风扇、喷雾风扇、空气淋浴和冷风机等。

（6）合理安排作业制度，如采取间歇作业等。

（7）个体防护，根据需要为作业人员提供手套、鞋、鞋罩、护腿、围裙、眼镜、隔热面罩和防护服以及夏季露天作业的草帽等。

2）卫生保健和劳动组织措施

（1）对高温作业人员进行就业前和入暑前的健康检查，对不适宜从事高温作业的人员，应调整改做其他工作。

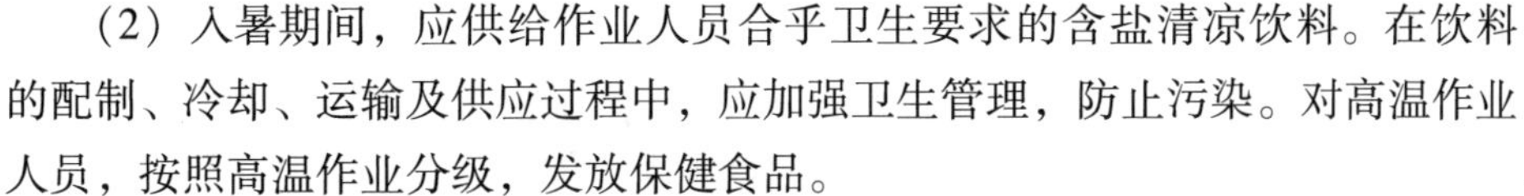

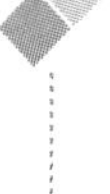

（2）入暑期间，应供给作业人员合乎卫生要求的含盐清凉饮料。在饮料的配制、冷却、运输及供应过程中，应加强卫生管理，防止污染。对高温作业人员，按照高温作业分级，发放保健食品。

（3）高温作业和夏季露天作业，应有合理的劳动休息制度，在气温较高的条件下，适当调整休息时间，尽可能白天做“凉活”，晚上做“热活”，并适当安排工间休息，避免加班、加点。

（4）高温车间应设工间休息室，休息室应有良好的通风，室内温度一般以 30 ℃以下为宜，室内设有靠椅和风扇等。

（5）对高温作业人员进行防暑和中暑应急救援的宣传教育，开展家属的宣传教育工作，以保证作业人员下班后吃好、睡好、休息好。

（6）炎热时期，有条件的应组织医务人员到重点车间、工地进行巡回医疗和防治观察，或在重点地区设置中暑急救站。

总之，各种职业病危害因素并不是独立存在的，而是相互关联、此消彼长的关系，如设置通风装置的同时又增加了噪声源。因此，在考虑采用何种防护措施时，一定要权衡利弊，综合考虑。

三、振动

振动是指质点或物体在外力作用下，沿直线或弧线围绕平衡位置所做的往复运动。生产过程中产生的一切振动统称为生产性振动。

1. 振动的分类

按作用于人体部位的不同，可将振动分为全身振动和手传振动两类。

（1）全身振动：指人体以立、坐或卧位接触而传至全身的振动，如驾驶车辆作业等。

（2）手传振动：指生产中使用手持振动工具或接触受振工件时，直接作用或传递到人手臂系统的机械振动或冲击，常见于使用电动气动工具的作业，如凿岩工、抛光工等。

2. 振动的来源

1）全身振动

这种风险发生在驾驶挖掘机、凿岩机、铲车的作业人员身上，其振动都是由座椅传输的；这种风险还存在于框架锯车间，其振动是由地面传输的。

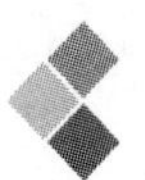

图4－3所示的石材加工企业使用的框架锯车间，地面上装有大飞轮，不断地将低频、中低频振动传输到人的全身。

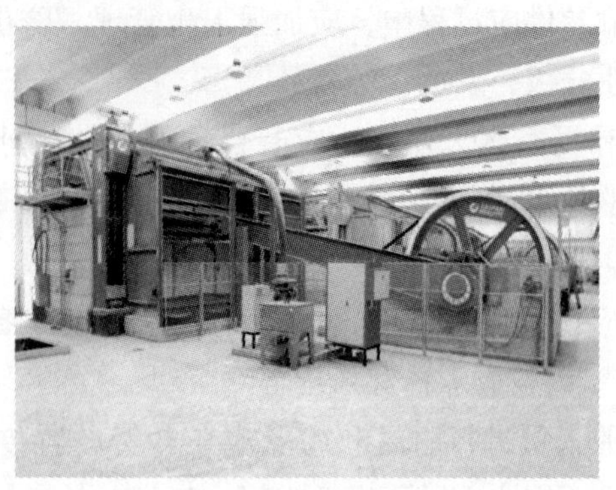

图4－3　石材加工框架锯车间

2）手传振动

表4－14给出了石材产品生产过程中手传振动的主要来源。

表4－14　部分手传振动来源

刀具种类	器具名称	主要加工种类
冲击类机器和刀具	冲击类刀具（凿子、钻头、雕刻刀、多齿凿、大锤、锤子等）	手工表面处理（荔枝面、棱纹、剁斧、刮擦纹、条带纹、凿毛等），雕刻
	电动、液压、风动凿岩机	采石场内手动钻孔
	破碎钻与十字镐	采石场上各种作业
	冲击钻机	加工厂中各种加工
	（中小块度的）劈裂机、剪切机、方块机	加工方块石、墙体粗石、方砖等（加工厂）
旋转类机器和刀具	轨道和旋转轨道研磨机	粗磨和精磨（加工厂内）
	圆片锯切机和交变锯切机	粗磨和精磨（加工厂内）
	角与轴向砂光机、小件直线砂光机	粗磨和精磨（加工厂内）
	手动研磨抛光机	研磨和抛光（加工厂内）
	（中小件）劈裂机、剪断机、切方块石机	加工方块石、墙体粗石、方砖等（加工厂内）
	手动钻孔器	钻孔（加工厂内）
	手工车床	车削

3. 振动的危害

1）全身振动

振动所产生的能量，能通过支承面作用于坐位或立位操作的人身上，引起一系列病变。人体是一个弹性体，各器官都有它的固有频率，当外来振动的频率与人体某器官的固有频率一致时，会引起共振，因而对那个器官的影响也最大。全身受振的共振频率为 3 ~ 14 Hz，在该种条件下全身受振作用最强。表 4 – 15 是各种共振频率对人体组织和器官的影响。

表 4 – 15　各种共振频率对人体组织和器官的影响

共振频率/Hz	有关组织和器官	影　　响
1 ~ 4	呼吸器官	呼吸困难或吃力
1 ~ 10	视觉器官	视觉灵敏度降低
4 ~ 6	大脑组织	困倦、注意力不集中
4 ~ 8	内耳与心脏	平衡紊乱、胸腔部位疼痛
20 ~ 30	脊柱	颈部和腰部疼痛
20 ~ 40	视觉器官	聚焦能力降低

起重机、铲车、挖掘机司机，卡车和拖拉机司机等经常会有腰椎和脊髓经验性变异，背部疼痛和坐骨神经痛。在这些由人操作的机器上，垂直摆动加速度的值常常达到 0.5 ~ 5 m/s^2。在拖拉机、铲车和挖掘机上，这一值还会更高。在这些车辆上，还常常夹杂着强烈的碰撞和冲击。此外，振动还会恶化已有的病症或使其提前发作。

全身振动对人体的不良影响：接触强烈的全身振动可能导致内脏器官的损伤或位移，周围神经和血管功能的改变，可造成各种类型的、组织的、生物化学的改变，导致组织营养不良，如足部疼痛、下肢疲劳、足背动脉搏动减弱、皮肤温度降低；女工可发生子宫下垂、自然流产及异常分娩率增加；一般人可发生性机能下降、气体代谢增加；振动加速度还可使人出现前庭功能障碍，导致内耳调节平衡功能失调，出现脸色苍白、恶心、呕吐、出冷汗、头疼头晕、呼吸浅表、心率和血压降低等症状；全身振动还可造成腰椎损伤等运动系统影响，晕车、晕船即属全身振动性疾病。

2）手传振动

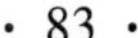

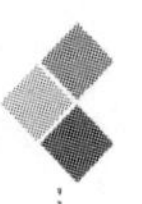

由于工作状态不同，振动可传给一侧或双侧手臂，有时可传到肩部。长期持续使用振动工具能引起末梢循环、末神经和骨关节肌肉运动系统的障碍，严重时可患局部振动病。表4－16列出了手传振动对人体的不良影响。

表4－16　手传振动对人体的不良影响

序号	影响系统	不　良　影　响
1	神经系统	以上肢末梢神经的感觉和运动功能障碍为主，皮肤感觉、痛觉、触觉、温度功能下降，血压及心率不稳，脑电图有改变
2	心血管系统	可引起周围毛细血管形态及张力改变，上肢大血管紧张度升高，心率过缓，心电图有改变
3	肌肉系统	握力下降，肌肉萎缩、疼痛等
4	骨组织	引起骨关节改变，出现骨质增生、骨质疏松等
5	听觉器官	低频率段听力下降，如与噪声结合，则可加重对听觉器官的损害
6	其他	可引起食欲不振、胃痛、性机能低下、妇女流产等

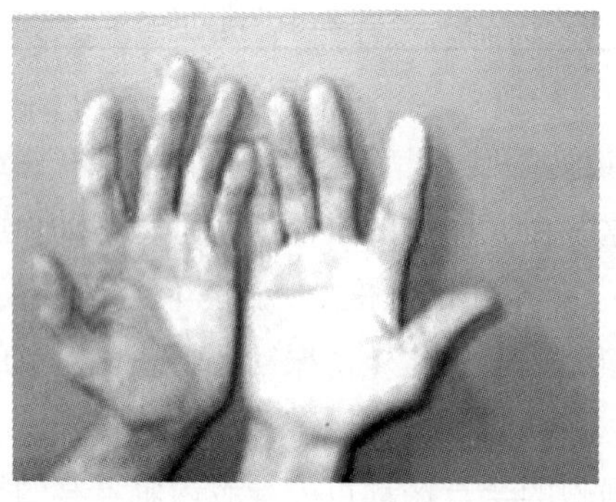

图4－4　振动性白指病

我国已将手臂振动病列为法定职业病。振动病一般是对局部病而言，也称职业性雷诺现象、振动性血管神经病、气锤病和振动性白指病（图4－4）等。

影响振动危害的特征参数主要包括振动的频率、振幅和加速度（加速度增大，可使白指病增多）等物理量，气温（寒冷是促使振动致病的重要外界条件之一）、噪声、接触时间、体位和姿势、个体差异、被加工部件的硬度、冲击力及紧张等也是危害因素。

4. 手臂振动病的治疗

对手臂振动病，应根据病情进行综合性治疗。应用扩张血管及营养神经的药物治疗，如B族维生素和维生素C，有助于恢复神经功能。中医中药治疗多采用活血化瘀、舒筋活络、镇静止痛类药物，也可结合采用物理疗法、运动疗法等。必要时进行外科治疗，如交感神经节阻断疗法、封闭疗法。

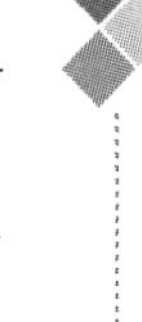

5. 手传振动的接触限值

《工作场所有害因素职业接触限值　第 2 部分：物理因素》(GBZ 2.2—2007）中规定，手传振动 4 h 等能量频率计权振动加速度限值不超过 5 m/s^2，日接振时间不足或超过 4 h，应将其换算为相当于接触 4 h 的频率计权振动加速度值，见表 4－17。

表 4－17　工作场所手传振动职业接触限值

接触时间/h	计权振动加速度/($m \cdot s^{-2}$)	接触时间/h	计权振动加速度/($m \cdot s^{-2}$)
4.0	5	1.2	9
2.8	6	1.0	10
2.0	7	<0.5	>10
1.6	8		

6. 控制措施

振动和噪声有相似的作用过程，即振源产生振动通过弹性介质可以传播影响到区域或个人。为了降低振动或控制振动的不利影响，可以从以下三个方面着手：

（1）减少振源的激振强度。

（2）切断振动的传播途径或在传播途径上削弱振动。

（3）承受振动的建筑或设备可采取防振措施。

常用的减振器大致可分为金属弹簧、橡胶减振器、气体减振器三大类。另外，也可采用减振垫层、减振沟和减振墙，以及合理布局建筑规划等措施降低振动的影响。

无论如何采取措施，设备本身的振动是不可能完全消除和避免的，机械化、自动化，或改变作业方式以及使用个人职业病防护用品等措施都可以减轻振动对人体的危害。

四、其他

1. 紫外线辐射

紫外线指波长在 100～400 nm 的电磁波，为不可见光。自然界的主要紫外线光源是太阳。生产环境中，温度达到 1200 ℃以上的辐射光谱中即可出现紫

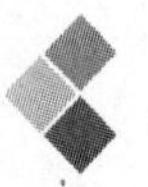

外线，随着温度升高，紫外线的波长变短，强度增大。电焊温度达到 3200 ℃时，紫外线波长可短于 230 nm。

紫外线主要对人体的皮肤和眼睛产生影响。皮肤损害主要是引起红疹、红斑和水疱，严重的可有表皮坏死和剥脱。国家已将电光性皮炎列入法定职业病。眼睛损害主要表现最初为异物感，继之出现眼部剧痛，怕光、流泪、结膜充血、睫状肌抽搐等症状。其中波长 250 ~ 320 nm 的紫外线最容易被角膜和结膜上皮吸收，导致急性角膜炎、结膜炎，称为电光性眼炎。电光性眼炎在设备维修作业人员中并不少见，常因眼部防护不当引起。国家已将电光性眼炎列入法定职业病。

8 h 工作场所紫外线辐射职业接触限值见表 4 – 18。

表 4 – 18　工作场所紫外线辐射职业接触限值

紫外光谱分类	8 h 职业接触限值	
	辐照度/($\mu W \cdot cm^{-2}$)	照射量/($mJ \cdot cm^{-2}$)
中波紫外线（280 nm≤λ <315 nm）	0.26	3.7
短波紫外线（100 nm≤λ <280 nm）	0.13	1.8
电焊弧光	0.24	3.5

为防止电焊弧光对眼睛和皮肤造成损害，电焊工在作业时必须佩戴专用防护面罩、防护眼镜和防护手套。

2. 电离辐射

电离辐射是能使受作用物质发生电离现象的辐射，即波长小于 100 nm 的电磁辐射。电离辐射具有一定的能量和穿透力，人体受到过量照射可以导致放射性皮肤病、放射性白内障、放射性肿瘤等各种疾病的发生。另外，电离辐射还能引起生殖细胞的基因突变和染色体畸变，导致下一代先天畸形和各种遗传性疾病发生率增高。X 射线荧光分析仪、物料在线分析仪以及少数企业仍在使用的核子秤等设备都会产生电离辐射。

电离辐射对人体的照射分为外照射和内照射两种。外照射指使用封闭型辐射源或射线装置进行工作，辐射源位于人体之外的辐射照射。电离辐射外照射防护的基本方法有时间防护、距离防护、屏蔽防护三种。时间防护即减少人体受照射的时间；距离防护即作业人员尽可能远离辐射源；屏蔽防护即在辐射源和作业人员之间设置屏蔽物，以减少照射强度。

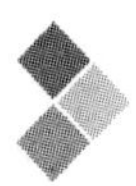

3. 非电离辐射

1）高频电磁场的防护

（1）场源的屏蔽。根据工艺过程和操作情况，采用金属网或板包围发射场源予以屏蔽。屏蔽材料选用铜、铝丝为最佳，并应有良好的接地装置。

（2）合理布局。高频加热车间要求较一般车间宽敞。各高频机之间需要有一定的间距。特别是一机多用时，更应充分考虑到场源与操作位置的合理配置，应尽可能使场源远离操作岗位和休息地点。

2）微波辐射的防护

（1）合理设计或设置。在设计结构时应考虑到使用时的安全性，宜采用扼流门、抑制器、半波长滤波器；在微波加热器的进出口使用微波吸收材料制成的缓冲器或金属挂帘；磁控管外加屏蔽罩。大功率微波设备需要设置安全连锁监护装置，以利于打开设备时切断微波源。

（2）屏蔽材料。屏蔽材料主要有反射材料和吸收材料。

反射材料主要有：低电阻率的薄铜、铝板（0.1 mm），可衰减 50 dB(A)；铜丝网，10 ~ 20 目，对 900 ~ 9000 MHz 微波可衰减 30 ~ 50 dB(A)；网眼导电布、化纤镀金属导电布，对 30 ~ 15000 MHz 微波可衰减 40 dB(A) 左右；玻璃上用二氧化锡真空喷涂做成透明的镜片及铝箔等，都有良好的效果。

吸收材料主要有：将一定量的炭黑、铁氧体等填入塑料制成的吸收材料；将一定量的炭黑、铁氧体填入泡沫塑料、橡胶、玻璃钢内制成的多种用途吸收材料；平板型软泡沫吸收材料，对 2000 ~ 10000 MHz 微波可衰减 20 dB(A)；尖劈型吸收材料，可衰减 30 ~ 50 dB(A)。

（3）屏蔽方式。闭合屏蔽室（屏蔽罩），可用铜丝网或吸收材料制成，室内周围及门连接处必须严丝合缝，凡从室内通出的电线在其孔口处用吸收材料包缠，以免泄漏。不闭合的屏蔽用于定向辐射，一般根据辐射范围和功率大小用吸收材料或反射材料做挡板、屏蔽帘。

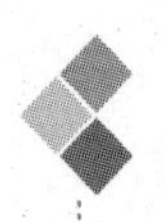

第五章 建材企业职业病危害因素辨识及其控制

由于大多数建材产品生产过程受到工艺、技术以及装备等方面的限制，职业病控制具有较大的难度。以建材企业常见的尘肺病为例，防治形势相当严峻。除粉尘外，建材企业在作业过程中还存在噪声、振动、高温、有毒有害气体、放射性污染、不良作业条件等其他职业病危害因素，作业场所职业病防治形势不容小觑。分析和识别建材企业作业场所职业病危害因素的来源和分布，有针对性地提出职业病危害因素控制方法，从生产工艺上采取改进措施，能够有效控制建材企业作业场所职业病危害，从而有效预防和减少职业病的发生。

本章按照工艺流程对建材企业存在的职业病危害因素进行辨识，并提出控制措施，从而提出建材企业职业病防治的重点和措施。

第一节　水泥及其制品制造企业

水泥生产过程可简单分为三个阶段，即生料制备、熟料煅烧、水泥粉磨。这三个阶段亦可简称为水泥生产“两磨一烧”的工艺过程。由于生料制备有干湿之别，所以将生产方法分为湿法、半干法（或半湿法）、干法三种。目前，国内最为普遍的是新型干法水泥生产工艺。

本章以新型干法水泥生产线为基础，从原料处理到水泥成品出厂的各环节，对水泥生产过程中存在的职业病危害因素和控制措施进行介绍。

一、生料制备

生料制备就是把石灰石、硅质原料及其他铁质、铝质校正原料按一定比例进行配料，经过粉磨设备粉磨后，调配成成分合适、质量均匀的生料的过程。

1. 工艺流程

生料制备的工艺流程主要包括原料破碎、均化及配料，生料粉磨和生料均化三个环节，工艺流程如图 5－1 所示。

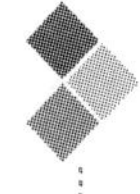

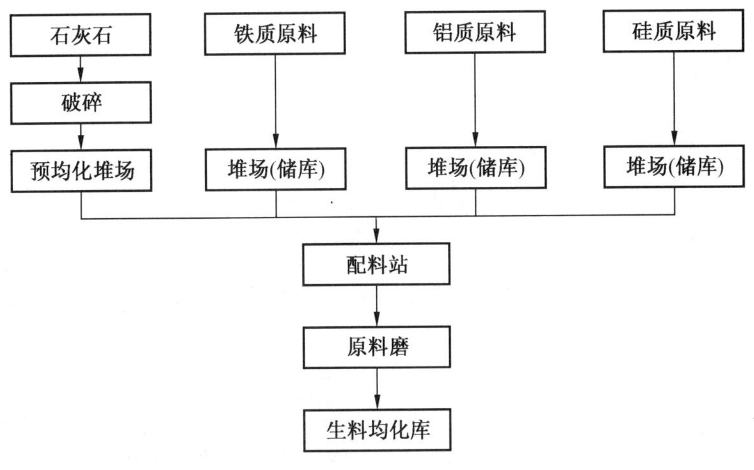

图 5－1　生料制备工艺流程

2. 职业病危害因素分布

原料的运输、破碎、预均化、调配、粉磨和输送各环节都会产生粉尘；尤其是石灰石堆料机作业，由于落差较大，扬尘现象较严重。原料的装卸、破碎、粉磨等各环节都会产生噪声，其中原料立磨的噪声超过 85 dB(A)；另外，运行中的各种风机、电机也是噪声源。

生料制备过程中产生的职业病危害因素主要有粉尘和噪声，分布情况见表 5－1。

表 5－1　生料制备工序主要职业病危害因素分布

职业病危害因素	存在部位（或环节）描述	职业病危害因素	存在部位（或环节）描述
粉尘	原料堆场（或堆棚）	噪声	石灰石、页岩等原料破碎
	石灰石、页岩等原料卸料及破碎		石灰石等原料下料口
	堆、取料机		运行中的大型电机、风机
	原料调配、输送		袋式收尘器脉冲阀
	原料粉磨		原料粉磨
噪声	石灰石等原料卸料		

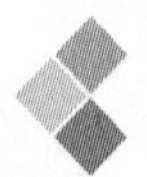

3. 职业病危害因素控制

针对生料制备过程中产生的职业病危害因素，主要采取以下措施进行控制。

1）粉尘

（1）采取封闭、半封闭堆棚储存各种原料，对临时露天存放的物料应加盖苫布或采取其他防尘措施。

（2）在破碎机进料口和石灰石上料皮带等部位增设喷水装置（图5－2、图5－3），合理调整出水量；对石灰石喷洒水雾，减少破碎和输送过程中产生的粉尘。该方法在北方地区使用应考虑冬季气温情况。

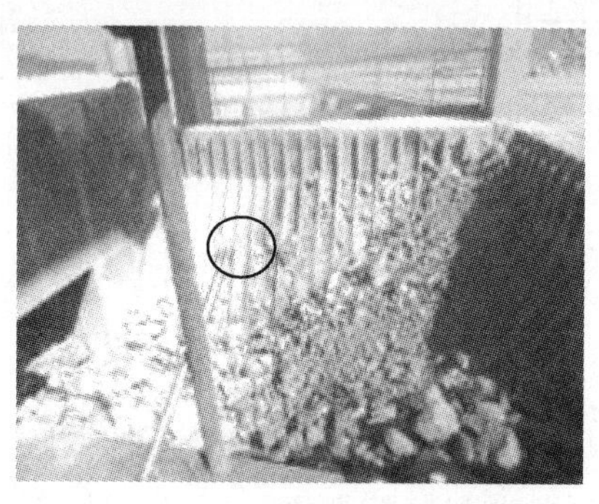

图5－2　破碎机进料口喷水装置

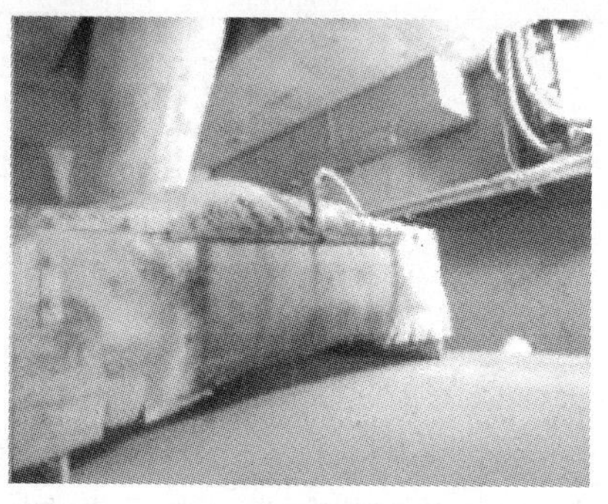

图5－3　石灰石上料皮带喷水装置

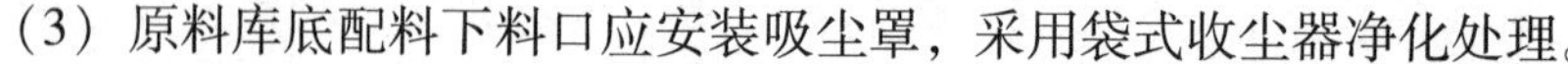

（3）原料库底配料下料口应安装吸尘罩，采用袋式收尘器净化处理。

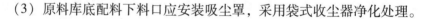

（4）对输送原料的带式输送设备进行密封，如密封的入磨混合皮带（图5－4）；并通过设计来降低原料在转载过程中的落差，在落差处采用管道负压收尘器。

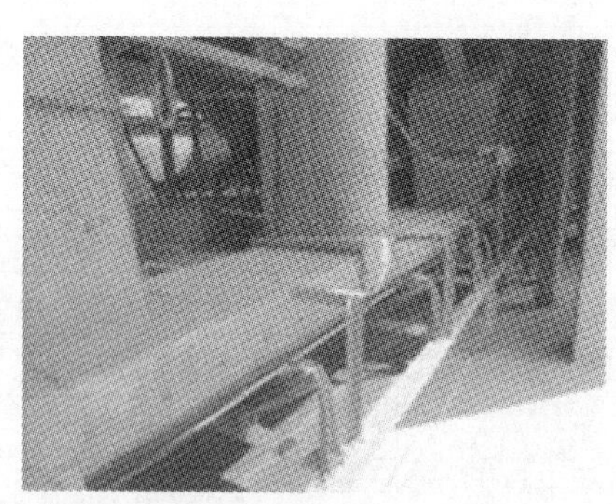

图5－4　密封的入磨混合皮带

（5）原料磨的收尘应使用袋式收尘。其磨尾含尘气体温度接近露点温度时，应采取有效的防结露措施。

（6）对窑尾排风机、各类收尘风机的运行情况及收尘管道的密封状态进行经常性检查、维护和保养，确保收尘系统保持稳定负压状态。

2）噪声

（1）采用技术革新从声源上进行控制，如采用立式生料磨、辊压机（图5－5）替代生料球磨机，噪声能降低15～30 dB(A)。

（2）将破碎机安装在封闭式或半封闭式厂房内，厂房内部墙面安装吸声材料，噪声可以降低10～20 dB(A)；对破碎机及生料粉磨设备的基础进行加固或加装减振装置，可以降低10～20 dB(A) 的噪声。

（3）员工值班室和操作室尽量远离破碎机、生料磨等产生较强噪声的设备，并进行隔声、吸声处理。

（4）对配料站原料下料口等产生噪声的部位，采取封闭、隔声处理，以降低噪声强度（图5－6）。

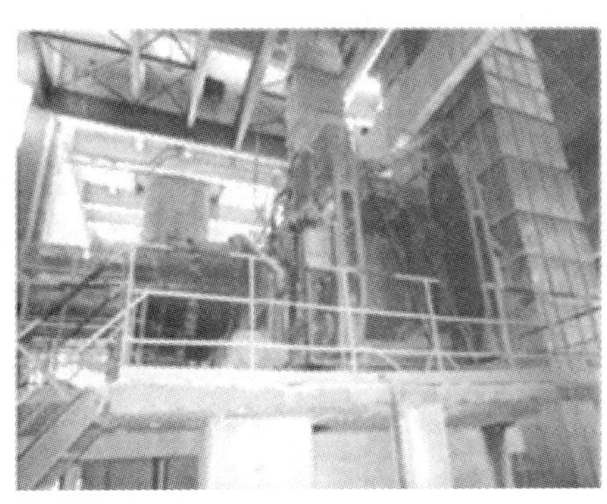

图5－5　辊压机

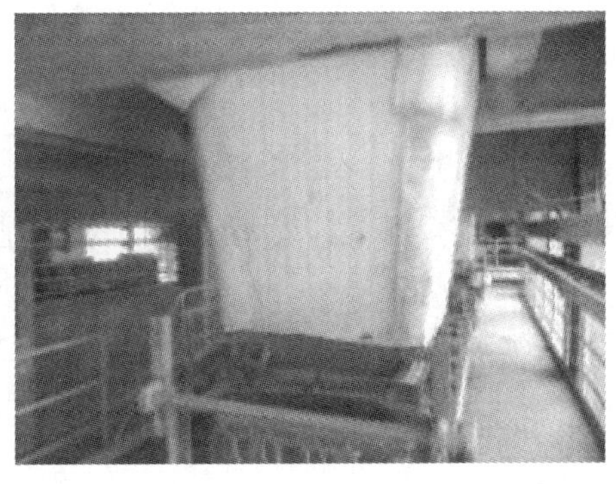

图5－6　原料下料口安装隔声板

（5）合理调整巡检路线，缩短作业人员在破碎机、生料磨等高噪声区域的停留时间。

（6）在生料粉磨设备附近安装监控设备，减少巡检人员接触噪声的频率和时间。

二、熟料煅烧

熟料煅烧是水泥生料在预热器、分解炉内进行预热分解，然后在回转窑内高温煅烧，经过一系列物理、化学变化而转变为水泥熟料的过程。

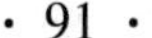

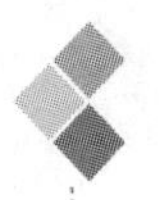

1. 工艺流程

熟料煅烧的工艺流程主要包括煤粉制备、生料预热分解、熟料煅烧、熟料冷却破碎及入库、熟料出厂五个环节，工艺流程如图 5－7 所示。

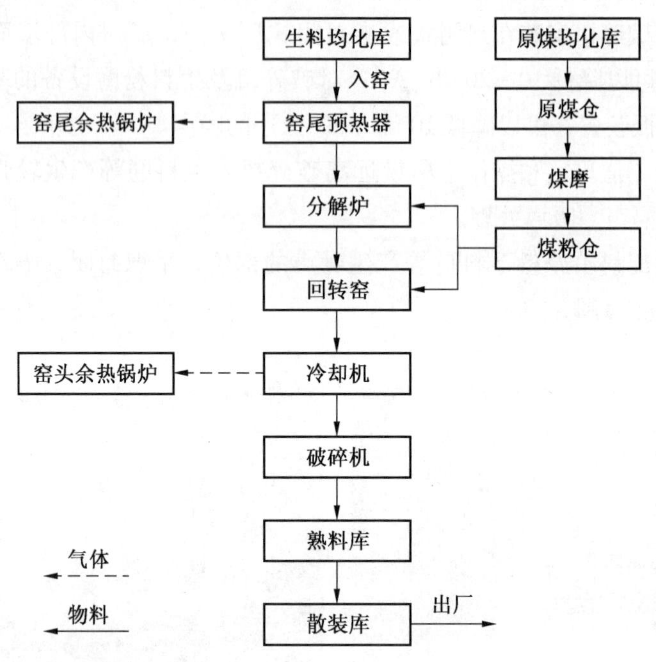

图 5－7　熟料煅烧工艺流程

建材企业从业人员

2. 职业病危害因素分布

熟料煅烧是水泥生产工艺中最重要的一道工序，包括燃料燃烧、热量传递和物料运动等复杂的过程，职业病危害因素的分布和种类也相对多样化。

熟料煅烧需要大量的燃煤供给。原煤卸车、破碎、预均化、输送及粉磨都会产生大量煤尘。其他粉尘主要产生于生料入窑、喂料、熟料输送和熟料散装等环节；尤其是熟料散装，常因收尘效果不好、司机接受指令错误等原因导致大量粉尘逸散。

罗茨风机、篦冷机风机等各类风机和原煤粉磨设备均是强噪声源，其中原煤球磨机（图 5－8）噪声强度可达 104.5 dB(A)，篦冷机风机噪声强度可达 110 dB(A)，对人体听觉系统可造成较大损害。

熟料煅烧过程中，为了使生料充分反应，窑内烧成温度要达到1450 ℃，回转窑巡检平台的热辐射温度也要达到300～350 ℃。因此，高温产生于生料预热分解、熟料煅烧以及冷却等多个工艺环节。

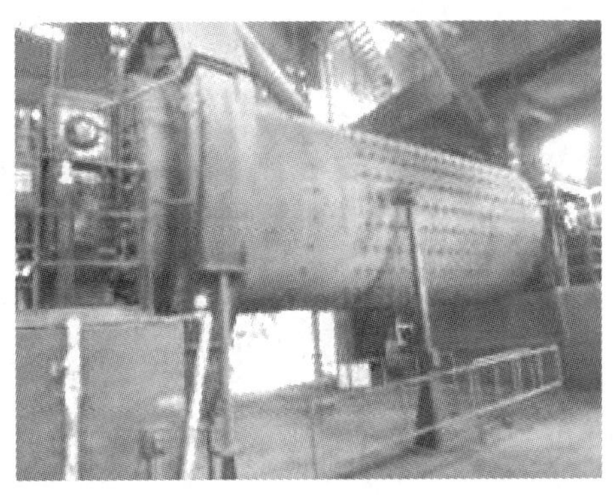

图5－8　原煤球磨机

回转窑是一个密闭、负压、通风的系统，在正常运行状态下，熟料煅烧过程中产生的一氧化碳、二氧化硫及氮氧化物等化学物质基本都随废气高空无害化排放，对作业人员危害较小。但是，如果在风机跳停、窑系统正压等异常工况下，有可能导致工作场所局部化学有害物质浓度超标。

熟料煅烧过程中产生的职业病危害因素主要有粉尘、噪声、高温、氮氧化物、二氧化硫、一氧化碳等，分布情况见表5－2。

表5－2　熟料煅烧工序主要职业病危害因素分布

职业病危害因素	存在部位（或环节）描述
粉尘	原煤堆场卸车*
	原煤破碎*
	原煤堆取料机作业*
	原煤输送皮带及各皮带转载点*
	原煤粉磨、选粉*
	生料入窑和喂料
	熟料破碎、输送、入库
	熟料散装
噪声	原煤破碎
	原煤粉磨（球磨机产生噪声更大）
	罗茨风机、冷却风机等运行中的风机
	熟料破碎以及输送
	运行中的电机
	袋式收尘器脉冲阀

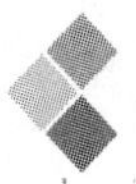

表5-2（续）

职业病危害因素	存在部位（或环节）描述
高温	预热分解系统、回转窑、篦冷机、熟料地坑等
氮氧化物、二氧化硫等	窑头和窑尾
一氧化碳	煤粉制备系统、窑头和窑尾

注：*表示产生煤尘的部位（或环节）。

3. 职业病危害因素控制

针对熟料煅烧过程中产生的职业病危害因素，主要采取以下措施进行控制。

1）粉尘

（1）原煤破碎可采取喷洒水雾的方法，防止煤尘逸散。

（2）对原煤输送皮带进行封闭，并降低皮带转载点的落差，减少输送过程中的煤尘逸散。

（3）煤磨系统的收尘应采用煤磨专用袋式收尘器或电收尘器，磨前喂料装置应有防尘措施，磨尾卸料口和收尘器出灰口应装锁风装置。

（4）对煤磨及煤粉输送管道进行经常性的检修维护，确保其密闭状态完好。

（5）严格控制各项工艺指标，建立稳定的热工制度，保证窑的煅烧状态连续、平稳，风量波动小。

（6）窑系统应密闭，窑的旋转部分与固定装置的连接处，如筒体与窑头、窑尾与烟室等的密封情况应定期检查维修，漏风、漏料应及时处理。

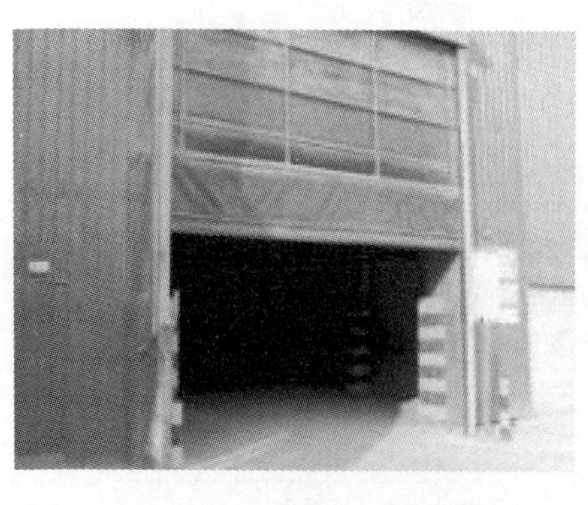

图5-9　密封式散装房

（7）篦式冷却机废气应经电收尘器或袋式收尘器净化后排放。

（8）熟料库底配料下料口应安装吸尘罩，采用袋式收尘器净化处理。

（9）熟料散装处安装密封式散装房（图5-9），两端开口，通过电动帆布帘实现开启和关闭，房顶加装

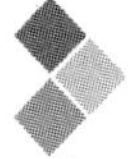

袋式收尘器，可以有效控制装车时的粉尘逸散。

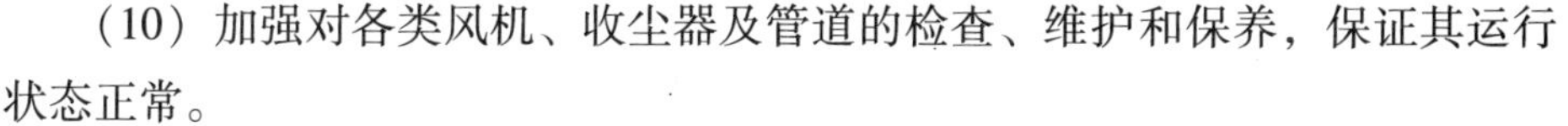

（10）加强对各类风机、收尘器及管道的检查、维护和保养，保证其运行状态正常。

2）噪声

（1）将煤破碎、煤球磨机安装在封闭或半封闭厂房内，厂房内部墙面安装吸声材料，噪声可降低 15～30 dB(A)。

（2）在罗茨风机房内部墙面安装吸声材料，见图 5－10、图 5－11。

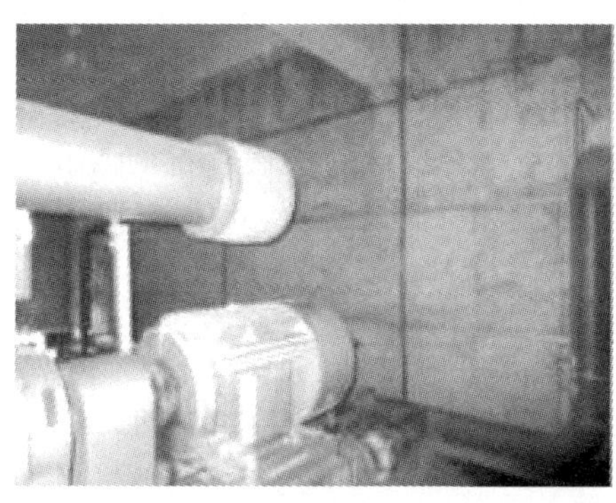

图 5－10　罗茨风机房内部墙面装设吸声板

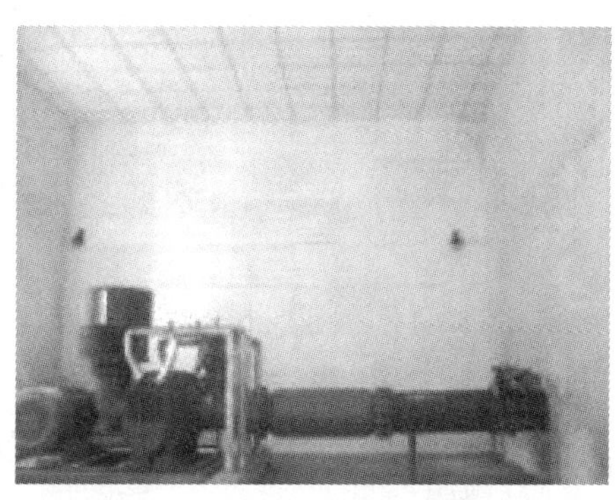

图 5－11　罗茨风机房内部墙面装设石棉

（3）罗茨风机、冷却风机等设备加装消声装置，见图 5－12、图 5－13。

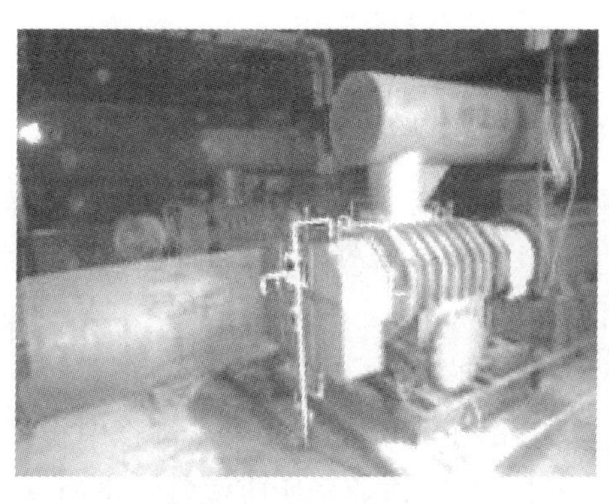

图 5－12　罗茨风机进口加装消声器

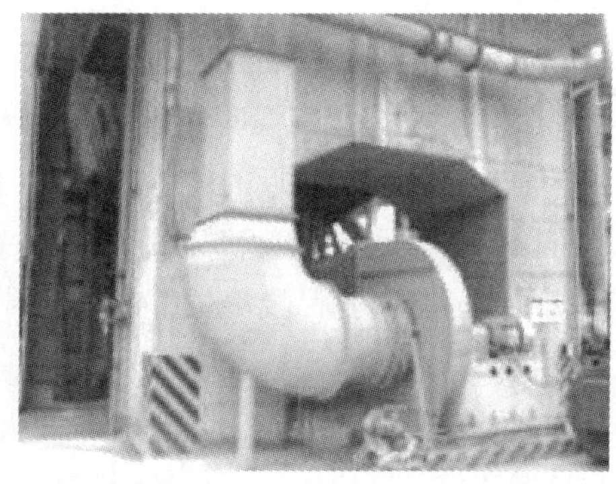

图 5－13　冷却风机进口加装消声器

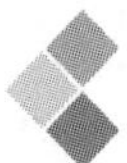

（4）原煤球磨机可使用带有阻尼效果的耐磨衬板，用隔声涂料在磨机筒体外喷涂隔声层或用吸声材料包扎筒体，噪声可降低15～30 dB(A)。

（5）煤粉制备采用立式磨替代球磨机，噪声可降低15～30 dB(A)。

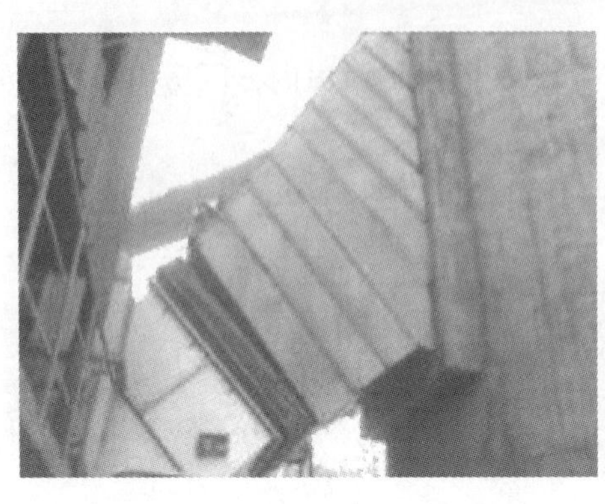

图5－14　风机出口安装隔声箱

（6）窑头、窑尾排风机及高温风机出口安装内置石棉板等吸声材料的隔声箱，见图5－14。还可以在风机壳体喷涂吸声材料，风机基础应装配减震装置。

（7）电机安装在封闭隔声区域，并安装隔声罩或喷涂隔声涂层；提高电机装配精度，降低机械噪声。

（8）值班室、操作室尽量远离高噪声区域，并进行隔声、吸声处理。

（9）合理制定作业人员巡检路线，缩短在高噪声区域的停留时间。

3）高温

（1）对回转窑等高温设备实现集中监控，改进生产设备操作方法，实现自动化作业，使作业人员远离热源。

（2）对生产区厂房采用开放或半开放式设计,利用自然通风防止热能蓄积。

（3）对预热器等高温设备及其连接的高温废气管道装设隔热保温材料，减少设备散热。

（4）利用各种风机对高温设备及物料进行降温。

（5）夏季持续高温时间段，合理制定作业人员巡检路线，减少在预热器、回转窑等高温设备附近的停留时间。

（6）作业地点温度高于37 ℃时，可使用移动风扇对局部进行降温，并采取提供防暑降温药品及冷饮等综合防暑措施。

4）化学毒物

（1）合理调整煤磨进、出口气体温度,防止在煤粉储存及输送过程中积聚和自燃产生一氧化碳。工作场所加强通风,进入危险作业场所应佩戴防毒面具。

（2）在窑尾收尘器、煤磨收尘器气体进口处以及煤粉仓设置一氧化碳监测报警及温度监测装置。

(3) 加强对设备及管道的日常维护和管理，保证密闭性良好，出现磨损、破损情况及时处理，减少有毒化学物质向空气中逸散。

(4) 窑尾废气、窑头熟料冷却废气经收尘系统后进行高空排放。

(5) 采用脱硝技术减少窑尾烟气中氮氧化物的排放，对废气中的氮氧化物、二氧化硫等有毒化学物质进行在线监测，并通过反馈参数及时调整。

(6) 工作场所加强通风，进入有限空间作业应先进行气体检测并佩戴个人职业病防护用品。

三、水泥粉磨

水泥粉磨是熟料添加适量缓凝剂和部分混合材料，经粉磨设备磨细成为水泥成品的过程。

1. 工艺流程

水泥粉磨的工艺流程主要包括配料及输送、水泥粉磨及储存、水泥散装出厂、水泥袋装出厂四个环节，工艺流程如图 5－15 所示。

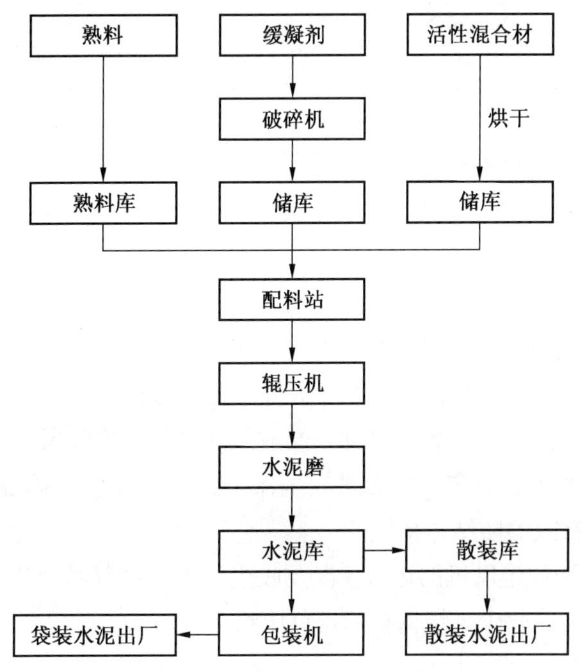

图 5－15　水泥粉磨工艺流程

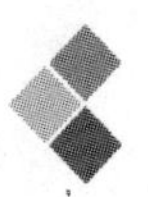

2. 职业病危害因素分布

水泥添加剂的运输和破碎、水泥粉磨和水泥成品的输送、包装、散装等环节均可产生大量粉尘。由于水泥包装、装车岗位粉尘浓度超标是各企业普遍存在的问题，也是职业卫生管理工作的难点，因此在随后的水泥包装部分单独进行介绍。

水泥磨和水泥库底罗茨风机是强噪声源，运行中的水泥磨噪声强度可达115 dB(A)，目前从工艺和设备方面降低水泥磨噪声还有一定难度。

水泥粉磨过程中产生的职业病危害因素主要有粉尘、噪声，分布情况见表5－3。

表5－3　水泥粉磨工序主要职业病危害因素分布

职业病危害因素	存在部位（或环节）描述	职业病危害因素	存在部位（或环节）描述
粉尘	水泥添加剂的运输、破碎	粉尘	水泥成品散装
	熟料输送		水泥成品包装和装卸
	水泥配料	噪声	水泥粉磨、选粉
	水泥粉磨、选粉		罗茨风机等运行中的风机
	水泥成品入库		袋式收尘器脉冲阀

3. 职业病危害因素控制

针对水泥粉磨过程中产生的职业病危害因素，主要采取以下措施进行控制。

1）粉尘

（1）输送熟料、添加剂等物料的带式输送设备可采用全封闭密闭罩，适当设置吸风口；也可在物料转运处及下料口设置局部密闭罩，进行排风收尘。

（2）入库斗式提升机视高度在一端或两端分别设置吸风口，排风收尘。

（3）水泥磨的收尘应使用袋式收尘器。其磨尾含尘气体温度接近露点温度时，应采取有效的防结露措施。

（4）对各类收尘风机的运行情况及收尘管道的密封状态进行经常性检查、维护和保养，确保收尘系统保持稳定负压状态。

2）噪声

（1）对水泥库底罗茨风机产生的噪声，可以通过加装消声器来消减。

（2）水泥粉磨设备产生的噪声，可以在水泥磨厂房大门内侧加装吸声、隔声材料来降低噪声强度，见图5－16。

（3）值班室、操作室尽量远离高噪声区域，并进行隔声、吸声处理。

（4）合理制定作业人员巡检路线，缩短在高噪声区域的停留时间。

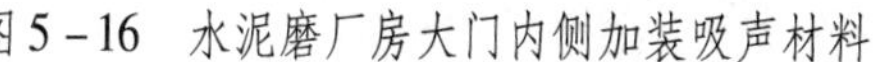

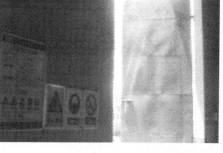

图5－16　水泥磨厂房大门内侧加装吸声材料

四、水泥包装

水泥成品包装和装车岗位粉尘浓度严重超标，是水泥生产企业普遍存在的一个问题，也是职业病防治工作中的重点和难点。

2013年5—8月，国家安全监管总局对全国6个省的36家水泥制造企业进行了现场调研，并对13家新型干法回转窑企业、14家粉磨站和4家机立窑企业的水泥包装和人工装车两个岗位的粉尘浓度进行了现场检测，发现总尘浓度在4.07～462.73 mg/m^3 之间，最高超标115.68倍；呼尘浓度在2.64～115.53 mg/m^3 之间，最高超标77.02倍。

目前，造成水泥包装和装车岗位粉尘浓度严重超标的主要原因有以下几点：

一是水泥包装设备比较陈旧。水泥包装机使用周期较长，设备零部件磨损严重，加之日常维护保养不及时，喷嘴漏料和掉袋喷料较为严重，从而导致包装机内部及水泥包装袋表面存留大量水泥粉尘，见图5－17、图5－18。

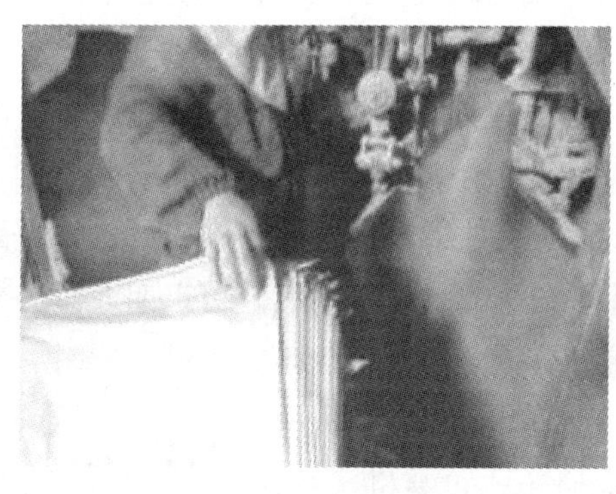

图5－17　包装机喷嘴漏料

二是收尘效果差。收尘设施由于设计缺陷、设备故障等原因，造成收尘系统密封不严、风量不足的情况，导致收尘设备“形同虚设”。如不设围挡的包装机，即使有配套

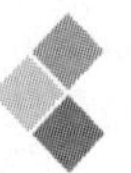

收尘设备，但由于没有进行封闭或半封闭设计，而造成局部收尘风量过低，粉尘弥散现象较严重，见图5－19。

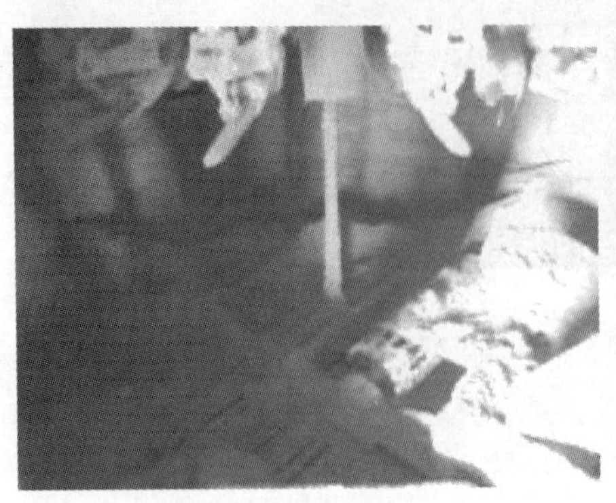

图5－18　包装机内部存留水泥

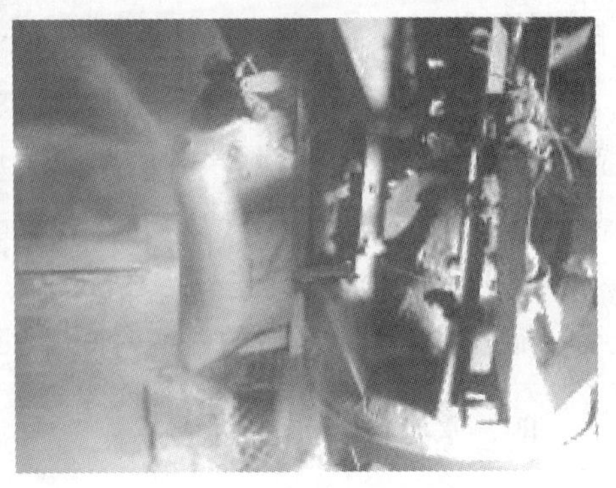

图5－19　无围挡的包装机

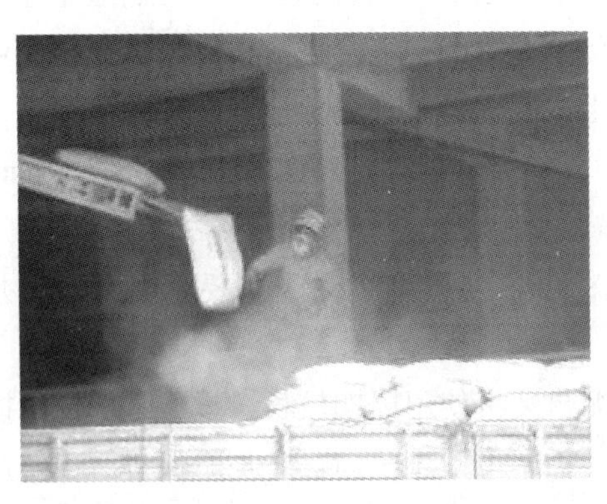

图5－20　违章装车

三是包装袋质量缺陷。出于成本考虑，选用质量较差、价格较便宜的水泥包装袋，其拉伸负荷、使用温度以及牢固度等物理性指标达不到标准要求，导致在灌装、输送、装卸过程中大量水泥散落。

四是违章作业。装车岗位作业人员为减轻体力消耗，违反装车作业操作规程，随意提升装车机高度，造成接包处与堆放点落差过大，装车过程中产生大量扬尘，见图5－20。

对于水泥包装和装车岗位粉尘浓度超标，主要从应用先进的水泥包装设备和包装袋清理技术、合理设计安装收尘系统、对收尘设备和管道定期进行检查维护、选用合格的水泥包装袋以及规范装车人员作业行为等方面进行控制。

1. 水泥包装粉尘控制

目前，国内多数水泥企业使用多嘴回转式包装机（图5－21）包装水泥。这种包装机周围安装有封闭的金属围挡，内部设有和收尘器连接的管道，运转时始终保持内部负压。灌装过程中产生的粉尘一部分随收尘管道进入收尘器，一部分落入包装机底部的料仓。这种包装机在保证风机及收尘设备工作正常、管道密封完好的前提下开机作业，工作场所空气中粉尘浓度基本能符合相关职业卫生标准的要求。

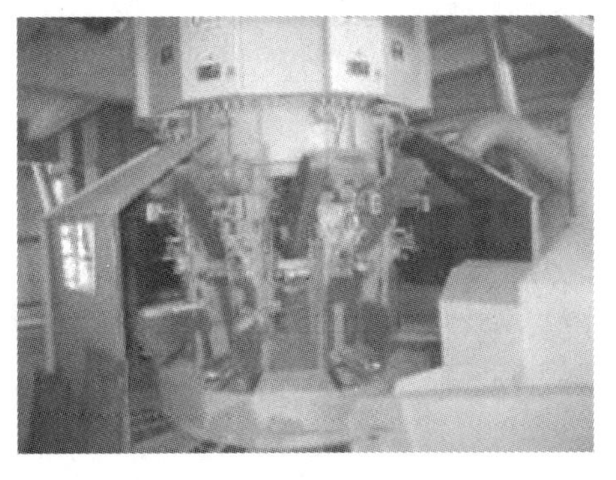

图 5-21　多嘴回转式包装机

对于固定式单嘴包装机，可以在喷嘴附近安装一个收尘罩对粉尘进行捕集，固定式多嘴包装机可以逐个安装。将收尘罩通过喷嘴后方的管道和收尘器相连，以捕集在装袋过程中产生的粉尘。底部应设计成倾斜状，可以使散落的粉尘落入底部的漏斗中，见图 5-22。

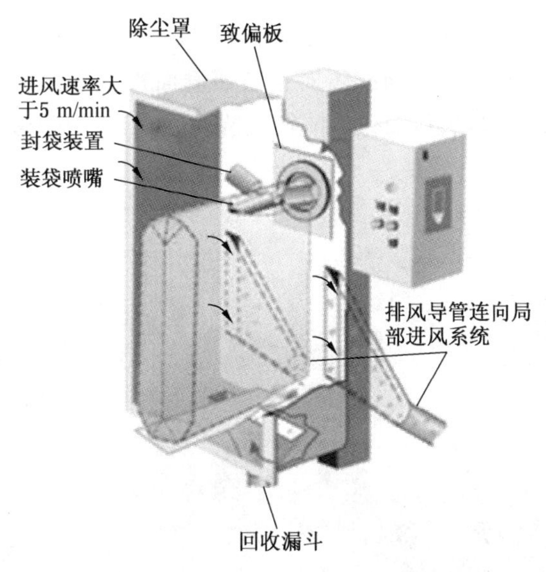

图 5-22　单嘴包装机收尘罩

对局部收尘罩的测试结果表明，采用收尘罩的工作场所可以减少 90% 以上的粉尘。

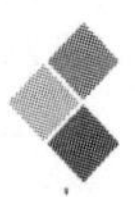

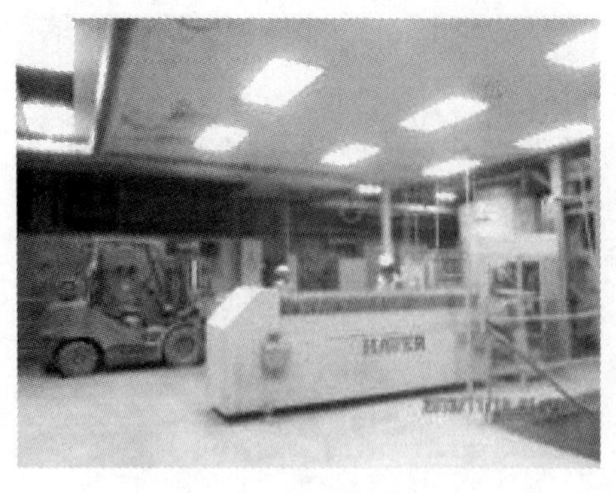

图5－23　全自动水泥包装机

全自动水泥包装机是一种技术较为先进的水泥包装设备。该设备实现了自动化生产，避免了作业人员直接接触粉尘，对水泥包装过程中产生的粉尘控制效果更加明显。国外较早使用了全自动水泥包装机，如美国西弗吉尼来州马丁斯堡艾斯洛克（ESSROC）水泥厂使用的全自动八嘴包装机，见图5－23；国内青海、江西、新疆等省（区）部分水泥生产企业也在近几年投入使用。

2. 水泥包装袋粉尘清理

减少水泥包装袋表面粉尘残留，是控制装车岗位粉尘浓度超标的关键。目前，国内采取的措施包括：一是对水泥输送皮带进行全封闭（图5－24）和增加负压改造；二是对清包机进行改造，在水泥输送皮带各转载点设置清扫、收尘装置，装置进出口安装软质挂帘对包装袋表面粉尘进行清理，见图5－25。但由于软质挂帘重量较轻以及仅能清扫包装袋上方等原因，实际应用效果并不理想。

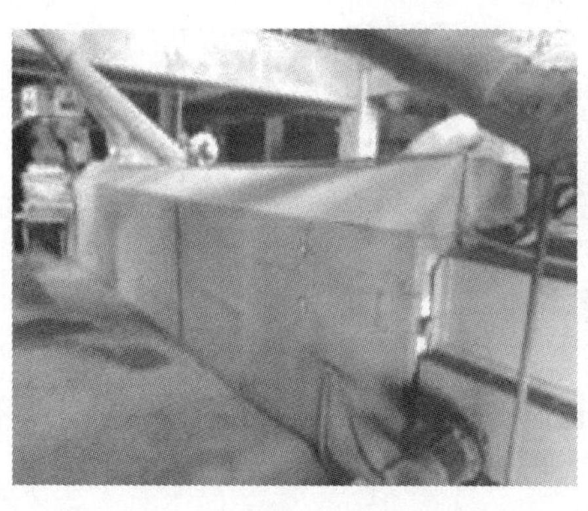

图5－24　全封闭水泥输送皮带

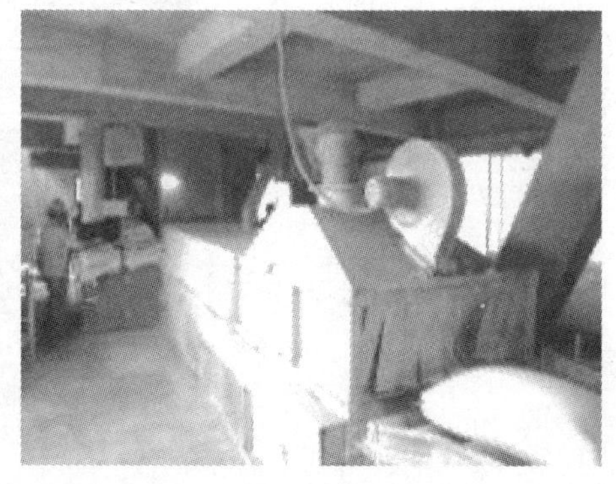

图5－25　清包机及清扫装置

美国有一种水泥包装袋清理装置，可以减少水泥在输送过程中产生的粉尘。该装置安装在靠近接包机的皮带上，配备刷子和喷气嘴清扫袋子各个方向的灰尘，见图5－26。其清理流程是：包装袋先经过挂帘清扫表面粉尘，进入柔性塑料制作的收尘装置，在装置内对前部和后部的粉尘清理后，进入主清洁仓，通过旋转圆形刷清理下部粉尘；位于两侧的固定刷对包装袋侧面粉尘进行清理，通过喷气嘴进一步收尘，再由旋转刷清理包装袋顶部，然后离开该装置。清理过程中产生的粉尘被收入下方的漏斗中。测试数据表明，该装置可以减少包装袋表面80%～90%的粉尘。

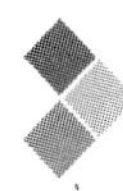

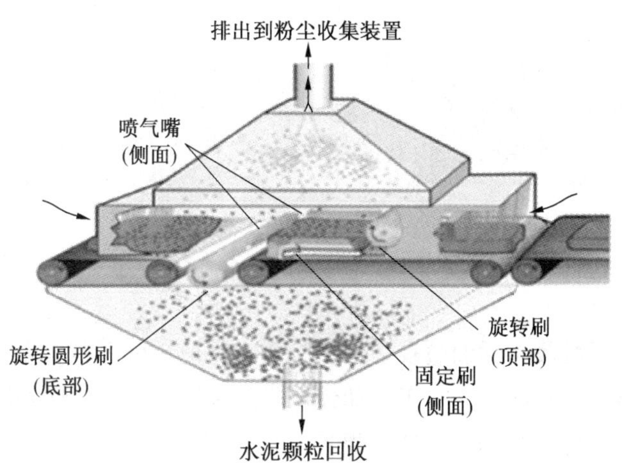

图5－26　水泥包装袋清理装置

3. 水泥包装袋选用

国内水泥包装袋主要分为纸袋、复膜塑编袋和复合袋三种。包装袋生产企业在制作过程中偷工减料，导致包装袋经纬密度编织稀疏、复膜太薄或黏合强度不够；有的包装袋仅使用一层塑料编织而成，材料密封性大大下降；为降低成本，在原材料中掺入较多的回收料、次生料，造成包装袋的拉伸强度、牢固度等物理性指标低下；缝制环节把关不严，出现阀口外翻、缝线处开裂现象。以上情况都增加了水泥在包装和装卸过程中喷灰、漏料、破袋的概率。

水泥包装袋使用具有较好抗拉强度和透气特性的AEK纸（透气可扩展牛皮纸）替代传统的牛皮纸，可减少装袋过程中粉尘的产生和扩散。

4. 收尘设备和空气过滤系统

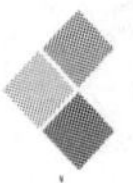

针对装车岗位粉尘浓度超标，国内水泥生产企业经过多次技术论证和改造，在装车机上方、下方安装收尘管道，收到了比较明显的效果，见图5－27、图5－28。

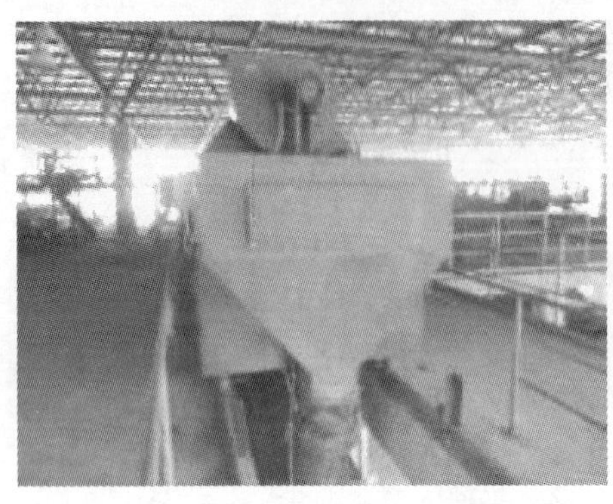

图5－27 装车机上方的收尘器

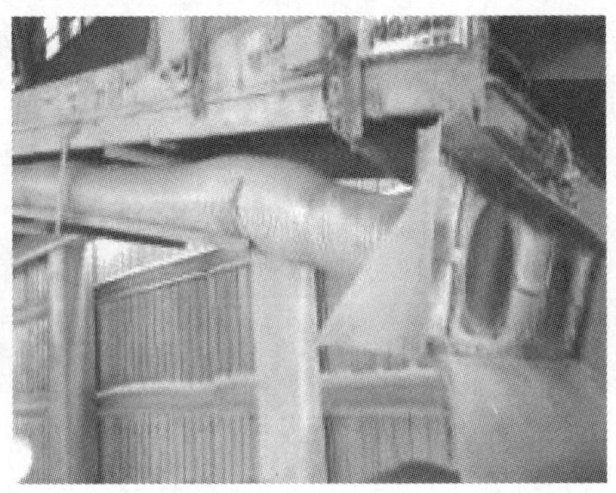

图5－28 装车机下方的收尘器

加强包装系统收尘器的检查、维护频次，保证锁风下料、脉冲阀、提升气缸等装置的良好工作状态，对于长期使用导致透气性、过滤性差以及破损而不能起到过滤作用的收尘袋及时进行更换。通过对包装系统各收尘管道的检查、维护，确保收尘管道密封性良好，维持管道内负压稳定，预防负压过低和正压造成粉尘逸散。另外，收尘器的过滤面积、每小时风量必须与工作场所实际产尘、收尘的要求相匹配，避免因收尘器选型不当造成收尘系统风量过小、负压不足。

水泥包装、装车岗位使用普通风扇进行通风，只能使粉尘在空气和地面之间循环，而不能将粉尘从工作场所空气中有效清除。对于空气中悬浮的粉尘，国外比较先进的做法是安装局部空气过滤系统（图5－29），通过局部空气过滤系统向包装作业人员输送洁净的空气。大体过程为：空气首先进入初级过滤室，通过高效空气过滤器进行过滤，过滤后的空气可根据工作区域的需要进行加热或制冷处理，然后分配至二级过滤系统，采用上送下排的方式为作业人员提供均匀、清洁的空气，避免进行包装作业时人体吸入粉尘。

局部通风系统在使用过程中，要定期清洁和更换滤网，定期检查通风系统管道，定期测试罩和罩面的风速，确保系统运行正常。

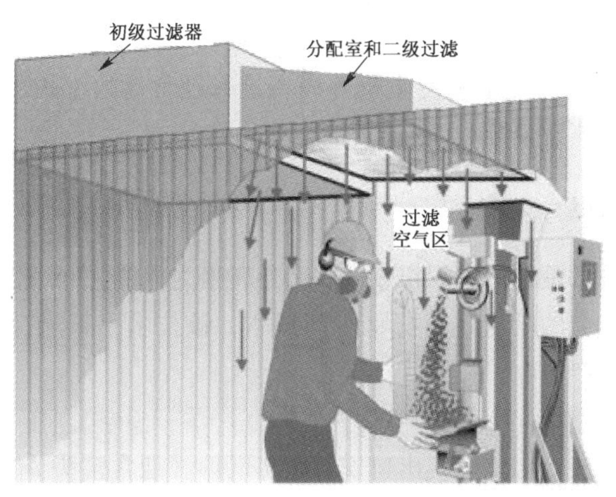

图 5－29　局部空气过滤系统

5. 其他控制措施

（1）使用全自动码垛机，防止人工码垛时人体吸入粉尘，见图 5－30。码放过程中保持合理高度，防止包装袋因码放过高而坠落。另外，将码垛后的水泥进行二次包装，防止包装袋表面残留的粉尘在运输过程中扩散，见图 5－31。

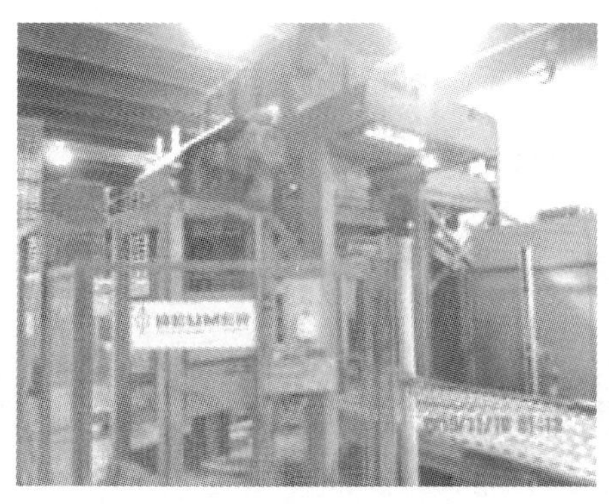

图 5－30　全自动码垛机

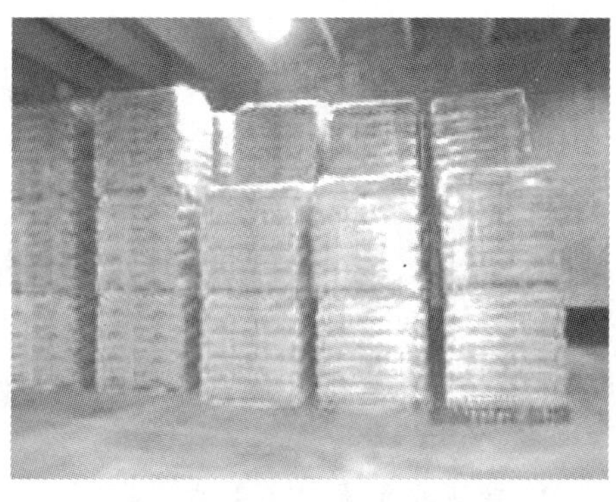

图 5－31　二次包装后的水泥

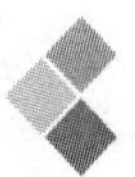

（2）保持水泥堆放区域地面清洁，减少叉车等动力牵引设备在行驶过程中产生的扬尘。

（3）对水泥输送皮带和装车机等设备进行经常性的维护、保养，减少因突出的边、尖角撕裂包装袋而引起的扬尘。

五、余热发电

余热发电技术是利用水泥窑废气将余热转换为电能并回用于水泥生产，可以大幅减少向社会的购电量以降低生产成本，该技术一般能提供熟料生产线50% ~60% 的生产用电。

1. 工艺流程

在水泥窑窑头、窑尾废气出口安装余热锅炉（通常窑头 AQC 炉和窑尾 SP 炉），利用水泥窑系统废气，通过余热锅炉产生过热蒸汽，进入汽轮发电机组进行发电。余热发电工艺流程如图 5－32 所示。

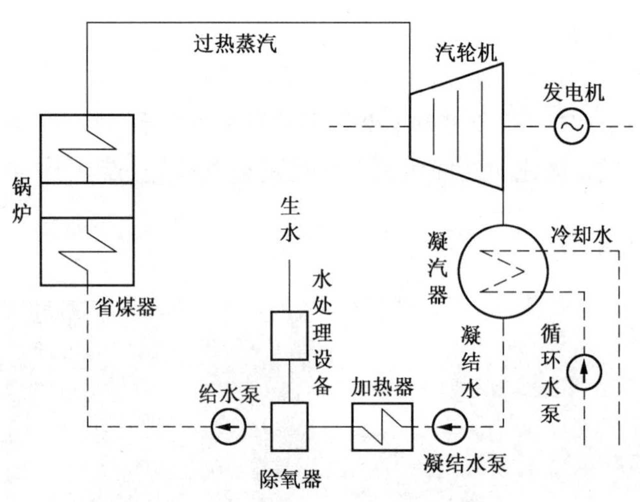

图 5－32　余热发电工艺流程

2. 职业病危害因素分布

余热发电过程中产生的职业病危害因素主要有噪声、高温以及硫酸和氢氧化钠等酸碱类腐蚀品，分布情况见表 5－4。

表5-4　余热发电工作场所主要职业病危害因素分布

职业病危害因素	存在部位（或环节）描述
噪声	运行中的汽轮机、凝结水泵等设备
	余热锅炉蒸汽排放
	余热锅炉振打装置
高温	余热锅炉、高温管道等
硫酸、盐酸、氢氧化钠等	化学水处理、水化验岗位

3. 职业病危害因素控制

对于汽轮机产生的噪声，可以利用隔声罩来降低噪声强度，见图5-33。还可以调整巡检路线，避免作业人员在噪声区域作业或减少作业时间，来降低对人体听觉系统的损害；操作室远离汽轮机，并进行隔声、消声处理。为循环水泵更换变频电机、加装变频器，降低水泵运转时产生的噪声强度。在余热锅炉蒸汽管道排气口加装消声器，可以大大降低蒸汽排放时产生的噪声，见图5-34。

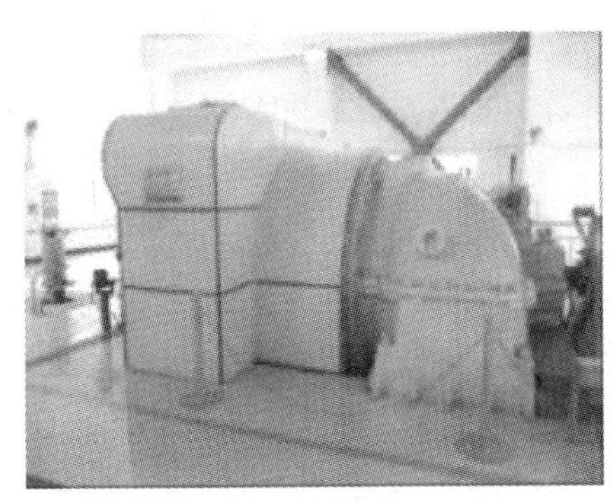

图5-33　汽轮机安装隔声罩

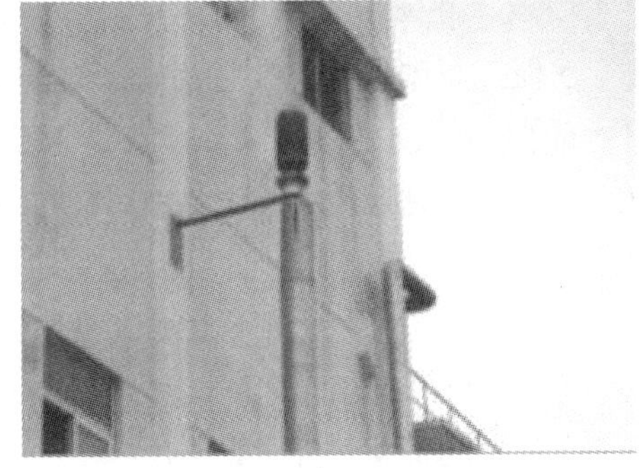

图5-34　排汽口加装消声器

硫酸、盐酸和氢氧化钠溶液等化学品储罐区应设置围堰、导泄设施，对意外泄漏的化学品进行回收，见图5-35、图5-36。另外，还要加强对储罐和输送管道的检查、维护和保养，防止“跑、冒、滴、漏”。

余热发电系统的多个工作场所存在高温，尤其是夏季，要合理调整作业时间和巡检路线，避开高温时间段，并做好现场通风措施，防止作业人员出现中暑。

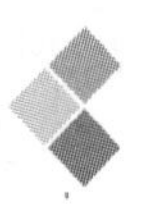

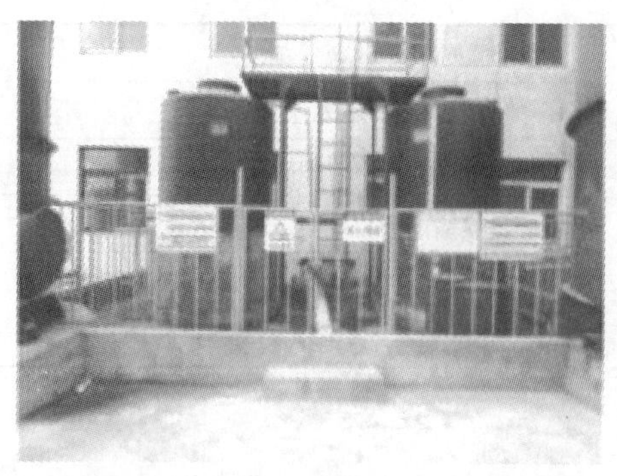

图 5-35　酸碱储罐周围设置围堰

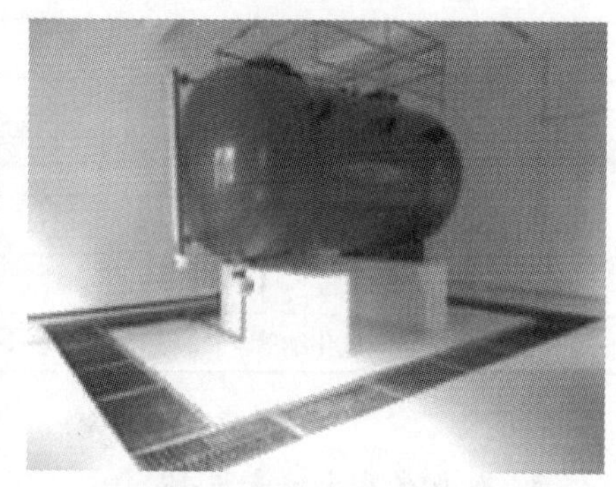

图 5-36　硫酸储罐下方设导泄槽

六、脱硝系统

据国家环保部门统计，水泥生产过程中的氮氧化物排放量约占全国排放总量的 10%，是继火力发电、机动车之后的第三大排放源。

1. 技术分类

水泥窑脱硝技术主要包括选择性催化还原（SCR）技术和选择性非催化还原（SNCR）技术两种。

选择性催化还原（SCR）技术是在适当温度（300～400 ℃）下，在水泥窑预热器出口处安装催化反应器。在反应器前往管内喷入还原剂（如氨水或尿素），在催化剂的作用下将烟气中的氮氧化物还原成氮气和水。该技术还原效率可达 70%～90%，但一次性投资较大。

选择性非催化还原（SNCR）技术是把含有 NHx 基的还原剂氨水（质量浓度 20%～25%）或尿素溶液（质量浓度 30%～50%）通过雾化喷射系统直接喷入分解炉温度为 850～1100 ℃的区域，雾化后的氨与 NO_x（NO、NO_2 等混合物）进行选择性非催化还原反应，将 NO_x 转化成无污染的水蒸气和 N_2。该技术运营成本相对低廉，费用只有 SCR 技术的 1/5 左右，氮氧化物去除率可达 30%～40%，目前在国内水泥企业得到了广泛推广。

选择性非催化还原（SNCR）技术中，在同等的氨氮摩尔比条件下，氨水作为还原剂效率比尿素高 25%～30%。同时，氨水对炉膛内能量的损耗也低于尿素，并且反应过程简单。因此，大多数企业选择氨水作为还原剂。选择性非催化还原（SNCR）系统主要由还原剂（氨水）储存、供给、计量分配、雾化喷射、实时监测六部分组成，工艺流程如图 5－37 所示。

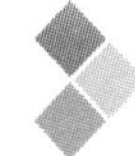

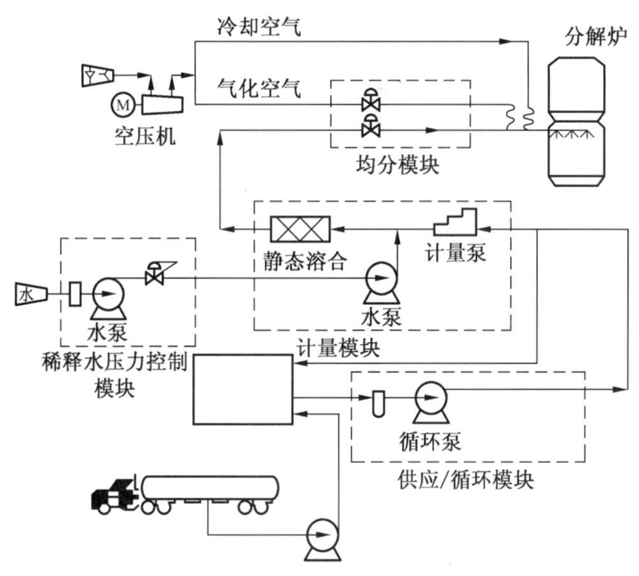

图 5－37　选择性非催化还原（SNCR）工艺流程

2. 职业病危害因素控制

脱硝系统的职业病危害因素主要是浓度为 20%～25% 的氨水，可在氨水储罐安装报警装置，对泄漏以及氨水液面高低变动进行报警，见图 5－38；或在储罐周围设置围堰，对泄漏的氨水进行收容，见图 5－39。

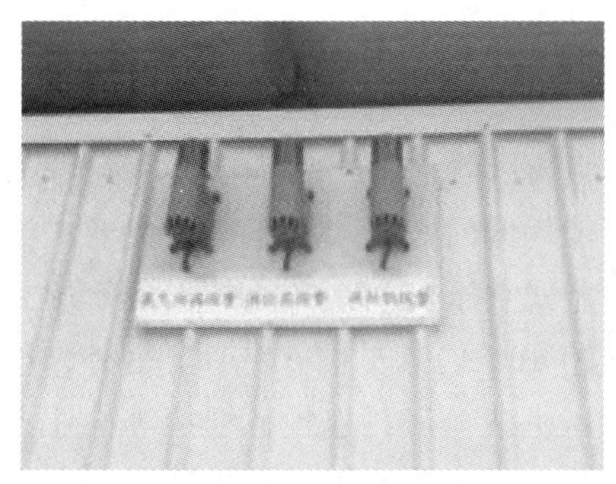

图 5－38　氨水储罐报警装置

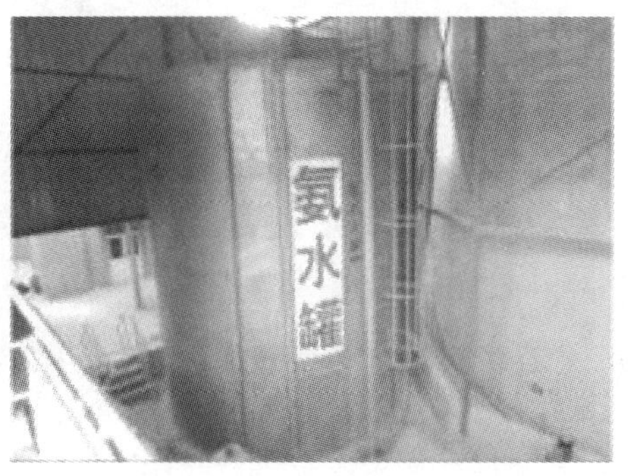

图 5－39　氨水储罐区围堰

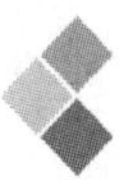

另外，还应在氨水储罐附近安装喷淋、冲洗装置，并且接触氨水后及时进行冲洗，避免对人体造成灼伤，见图 5－40。

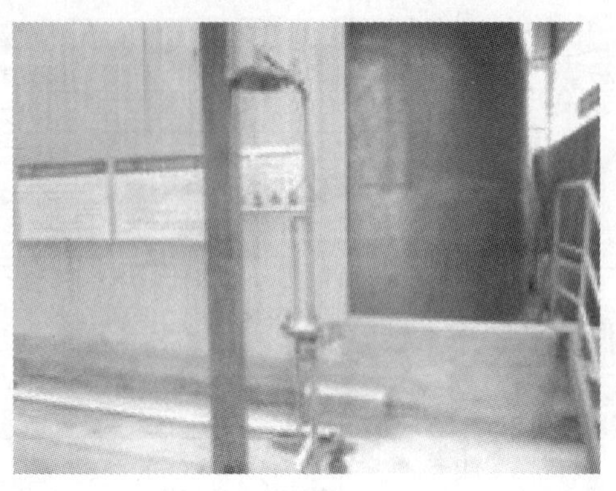

图 5－40　冲洗装置

七、公用辅助设施

水泥生产企业的公用辅助设施主要包括空压机站（房）、变配电系统和化验室。

1. 空压机站（房）

为满足各生产单元用气需求，企业通常会根据用气量集中设置压缩空气站（房），然后利用空气压缩管道送至各个区域单独设置的储气罐，由储气罐向各用气点供气。

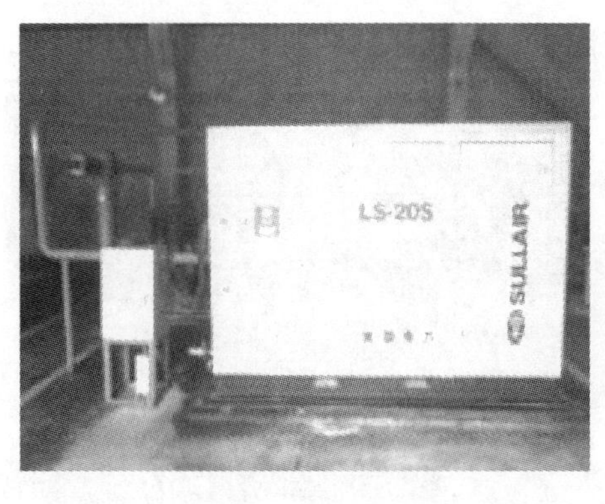

图 5－41　螺杆式空压机

空压机站（房）产生的职业病危害因素是噪声。可以使用噪声小、能耗低的螺杆式空压机替代老式活塞式空压机，噪声强度可下降 10～20 dB(A)，见图 5－41。另外，空压机站（房）巡检、维护等作业人员必须正确使用耳塞或耳罩等个人职业病防护用品。

2. 变配电系统

变配电系统就是将国家电力系统的电能降压后，再根据各生产单元的负荷数量和性质、生产工艺对负荷的要求以及负荷布局进行电能再分配。它由降压变电所、高压配电线路、车间变电所、低压配电线路及用电设备组成。变配电系统产生的职业病危害因素是电磁噪声，可以通过加强个人防护来消除电磁噪声对人体的影响。

3. 化验室

化验室负责原燃材料、半成品和成品水泥的取样、化学成分分析和物理指标的检验。化验室产生的职业病危害因素是酸碱类腐蚀性品、粉尘、噪声和电离辐射。

对物料进行化学成分分析时，会使用强酸进行溶样，在加热强酸过程中会产生大量酸性烟雾，见图5－42。化学分析室应安装通风橱，在通风橱内进行操作，可以有效避免或者减轻酸性烟雾对眼部、皮肤和呼吸道造成的损害，见图5－43。要经常检查、维护通风橱内的排风设施，保证其处于良好的工作状态。另外，在使用氢氧化钠、氢氧化钾配制缓冲液时，也可能因操作不当对皮肤造成化学性灼伤。因此，必须要为接触腐蚀品的作业人员配备符合国家职业卫生标准要求的耐酸碱防护用品。

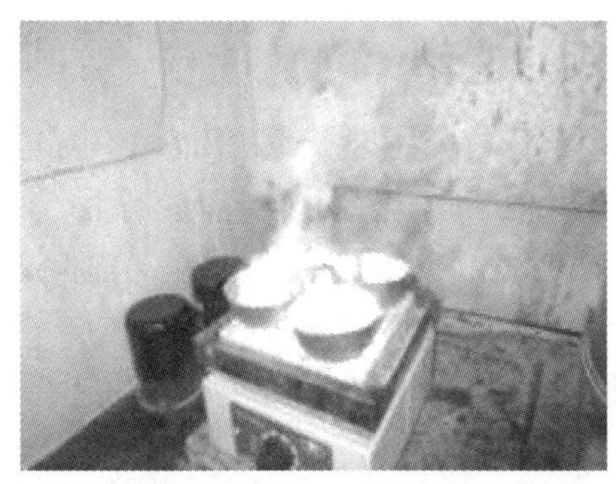

图5－42　溶样产生的酸雾

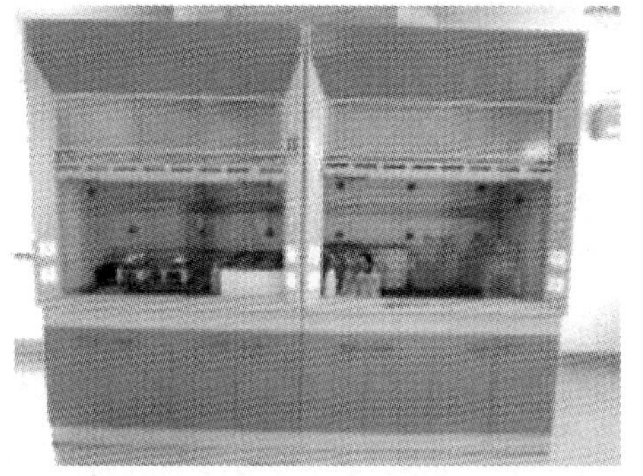

图5－43　通风橱

另外，对熟料等物料进行破碎时会产生粉尘和噪声，高温炉室会产生高温，这些均可以通过佩戴个人职业病防护用品进行防护。

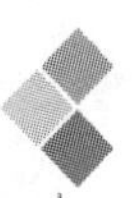

X 射线荧光分析仪是利用 X 射线对各种物料进行成分和含量分析的设备，见图 5－44。其产生的 X 射线会对人体造成一定程度的损害，可以通过设置连锁开关、配备个人剂量计和防辐射用品来保护作业人员。

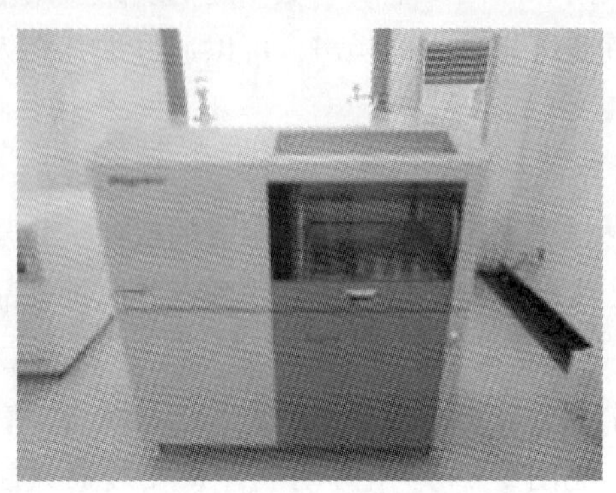

图 5－44　X 射线荧光分析仪

八、检维修及清扫作业

水泥企业生产过程中，会临时或者定期对各种大中小型设备进行检维修，以保证生产设备正常运转。

1. 检维修作业

检维修作业中会产生粉尘、紫外线和局部振动等职业病危害因素。例如电气焊作业会产生电焊烟尘和紫外线；使用砂轮机打磨工件会产生砂轮磨尘；热风管道更换保温材料会产生岩棉粉尘；使用风镐拆除浇注料会产生局部振动等。作业人员在检维修过程中必须正确佩戴各类个人职业病防护用品。对于产生局部振动的作业，可采取轮换或间歇作业的方式，减轻振动对作业人员健康造成的损害。

2. 清扫作业

水泥生产过程中会因设备密封不严、设备检维修、堵料等原因，造成大量物料堆积，在清理过程中会产生大量扬尘。作业人员在清理物料过程中必须正确佩戴防尘口罩，防止粉尘吸入人体。

对生产区域、道路和工作场所地面的粉尘，多数还是以人工清扫方式进

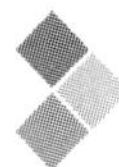

行，清扫过程中造成二次扬尘的现象非常普遍，飘浮在空气中的粉尘极易被人体吸入。对此企业应配备洒水车、专用清扫车辆对道路、地面的粉尘进行清扫，尽量避免人工清扫作业。

九、水泥窑协同处置技术

1. 水泥窑协同处置生活垃圾

水泥窑协同处置生活垃圾是通过高温焚烧及水泥熟料矿物化高温烧结，实现将生活垃圾毒害特性降解、惰性化、稳定化等目的的处置技术手段，是能源、环保和实现可持续发展战略的结合，具有良好的环境、社会和经济效益。

1）技术分类

水泥窑协同处置生活垃圾技术通常有水泥窑分选焚烧技术和水泥窑间接焚烧技术两种。水泥窑分选焚烧技术是利用各种分选设备，将生活垃圾分为可燃物、不可燃物或其他类别物质后，分别作为替代燃料和替代原料，送至水泥窑不同位置进行焚烧处置。水泥窑间接焚烧技术是将原生态垃圾在进入水泥熟料生产系统前，经过预均化和破碎处理后直接送入热处置单元，进行裂解、气化及焚烧处理，处置过程产生的烟气、炉渣等利用水泥熟料生产的高温系统进行最终处理。

2）职业病危害因素辨识与控制

由于在垃圾处理过程中会产生重金属、二噁英等有毒有害物质，为防止对人体造成危害，在各处理环节要加强密闭、通风及采取个人防护等措施。

生活垃圾的接收、储存、预处理工作场所应密闭，并设置抽风净化装置，保证室内形成微负压，防止有毒有害恶臭气味逸出。保持净化装置完好，不得擅自拆除或停止使用。

为减轻垃圾中有毒物质对人体的伤害，生活垃圾的工作场所必须设置冲洗设施，并配备供水、供电等保证设施。垃圾卸料平台等场所宜采取喷药消毒、灭蚊蝇等防疫措施。

优先选用噪声低、振动小的垃圾处理设备，减轻对作业人员的危害。

作业人员必须按要求穿戴个人职业病防护用品。

2. 水泥窑协同处置生活污泥

水泥窑处置污泥具有处理温度高、焚烧空间大、焚烧停留时间长、处理规模大、无二次渣排放问题等显著优点，利用水泥窑协同处置生活污泥是我国污

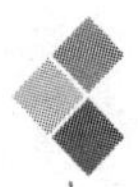

泥处理的一个主要方向。

1）技术分类

目前，国内利用水泥窑协同处置生活污泥技术主要有直接焚烧污泥处置技术和废气热干化污泥水泥窑协同处置焚烧技术两种。

直接焚烧污泥处置技术是将污泥直接输送到窑尾烟室燃烧。该技术工艺流程简单，设备少，占地面积小，运行费用低，对环境基本没有污染；但能耗较高，处理污泥量有限，污泥投入量一般不超过熟料产量的4%，对熟料产量有所影响。该技术适用于污泥量相对较少的城市和对处理污泥补助相对较少的欠发达地区。

废气热干化污泥水泥窑协同处置焚烧技术主要包括直接干化焚烧污泥技术和间接干化焚烧处置污泥技术。水泥窑废气直接干化焚烧污泥技术是将窑系统烟气直接引入污泥干燥机，通过热气体与湿污泥的接触、对流进行换热，干化污泥作为替代原料和燃料入窑系统使用。该技术工艺流程较复杂、设备较多、占地面积大、运行费较高，适用于窑废气未被余热利用的企业和污泥量相对较大的城市或地区。间接干化焚烧处置污泥技术是将窑系统烟气的热量通过热交换器传给热介质（蒸汽或导热油），热介质在一个封闭的回路中循环，与污泥没有接触，即利用废气余热加热导热介质来间接干化污泥，干化后的污泥作为替代原料和燃料入窑系统使用。该技术适用于污泥量相对较大和对污泥补助较高的城市或地区。

2）职业病危害因素辨识与控制

由于污泥内存在大量铜、锌、铬、汞等重金属及多氯联苯、二噁英等有毒有害物质，在装卸、储存、处理等环节必须加强密闭等措施，防止对人体健康产生危害。

污泥运输工具必须采取密闭措施，并应配备与卸料联动的通风除臭、冲洗系统。储存污泥应采用封闭的构筑物或建筑物，严禁露天存放。另外，污泥储存设施应加装甲烷（CH_4）气体探头，并应强制通风。污泥中含有较丰富的有机质，由于腐败的有机质中部分硫可以转化成硫化氢，容易造成人员中毒，必须对工作场所进行通风，防止空气中硫化氢浓度过高。

优先选用噪声低、振动小的设备，减轻对作业人员的危害。作业人员必须按要求穿戴个人职业病防护用品。

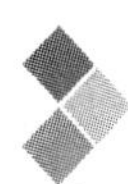

第二节　平板玻璃及玻璃纤维制品制造企业

一、平板玻璃制造企业

玻璃的制造工艺因制品种类不同而有所不同，但基本上均需将各种原料混合后在高温下熔融，然后用不同的成型方法将玻璃液体冷凝成不同形状的固体。目前，浮法玻璃产量已经占平板玻璃总产量的90%以上，因此本节主要介绍浮法玻璃生产工艺流程中存在的主要职业病危害因素及其控制措施。

浮法玻璃工艺是目前国内较为先进的玻璃生产工艺，各生产工段除原料车间纯碱上料口由工人直接操作完成外，其余工段的生产过程均通过自动化监控，生产工人进行定期巡检完成生产。所以，具有劳动强度较小，接触职业病危害时间短的特点。

（一）原料储存及配料系统

依据玻璃原料的用量和作用不同可分为主要原料和辅助原料。主要原料指往玻璃中引入各种组成氧化物的原料。辅助原料是使玻璃获得某些必要性质和保证玻璃熔制质量或加速熔制过程的原料。按其作用不同可分为澄清剂、助熔剂、着色剂、脱色剂、乳浊剂、氧化剂、还原剂等。

1. 工艺流程

为了使配合料混合均匀，从而加速玻璃的熔制过程，提高玻璃熔制质量，必须将原料进行破碎、粉碎、除铁、筛分等加工处理，如图5－45所示。

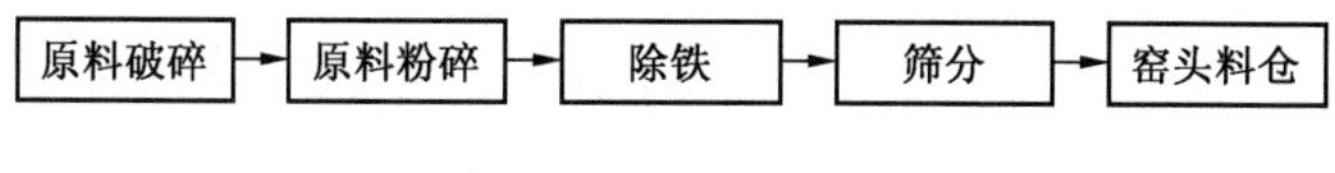

图5－45　玻璃原料生产工艺流程

2. 职业病危害因素分布

原料储存和制备过程中，使用振动筛、斗式提升机、电磁振动给料机等设备在筛分、运输原料（硅砂、长石、石灰石、白云石、纯碱、芒硝、煤粉、铁粉等）时易产生矽尘（硅砂、长石中SiO_2含量高）、白云石粉尘、石灰石粉尘、氧化铝粉尘（长石中含有较多氧化铝）和其他粉尘等。

碳酸钠（纯碱）是玻璃工业中常用的良好的助熔剂，碳酸钠对人体有刺

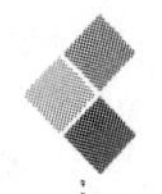

激作用。

噪声主要来源于原料系统的提升机、混合机、振动给料机等。

原料储存及配料系统主要职业病危害因素分布见表5－5。

表5－5 原料储存及配料系统主要职业病危害因素分布

职业病危害因素	存在部位（或环节）描述	职业病危害因素	存在部位（或环节）描述
矽尘	砂岩、硅砂、长石投料	其他粉尘	碎玻璃计量室
粉尘、噪声	原料破碎	粉尘、噪声	配料楼配料
碳酸钠	重碱投料	粉尘、噪声	混合机及控制室
白云石粉尘	白云石投料	石灰石粉尘	石灰石投料

3. 职业病危害因素控制

1）碳酸钠

（1）用粒度0.1～1.0 mm的粒化重碱（容重0.9～1 t/m³）代替轻质重碱（容重0.55～0.65 t/m³，粒度0.075 mm），尽量减少0.1 mm以下颗粒，可基本防止占玻璃原料20%的纯碱粉尘的危害。

（2）采用密封性好的气力输送装置输送原料，在碳酸钠喂料口设置收尘装置。

（3）密闭操作，加强通风。

（4）作业人员必须经过专门培训，严格遵守操作规程。

（5）作业人员应佩戴防尘口罩，紧急事态抢救或撤离时应佩戴正压式空气呼吸器。

（6）戴化学安全防护眼镜，穿防毒物渗透工作服，戴橡胶手套。

（7）搬运时要轻装轻卸，防止损坏包装及容器。

（8）避免产生粉尘。

（9）配备泄漏应急处理设备，如水淋洗设施和洗眼设施。

2）粉尘

（1）采用不产生或少产生粉尘的生产工艺、生产设备和工具，淘汰粉尘危害严重的生产工艺、生产设备和工具。

（2）用天然硅砂代替硅石粉。

（3）控制原料颗粒的直径下限，不采用直径小于5 μm占较大比例的细

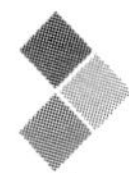

粉。如选择硅砂颗粒直径在0.1～0.5 mm之间的占90%以上，小于5 μm的颗粒不超过2%；长石颗粒直径在0.075～0.42 mm之间的占90%以上，小于5 μm的颗粒不超过4%；白云石和石灰石颗粒直径在1～3 mm之间，小于5 μm的颗粒不超过4%。

（4）在不影响产品质量的条件下，粉体工程尽量采用湿式作业，如硅石用湿法粉碎，配合料含水量控制在3%～5%之间，在粉尘扩散区域的上空用喷雾降尘。

（5）原料粉碎、运输、储存、混合设备选型和安装适当，避免原料过度粉碎；原料运输过程中尽量使用负压运输；原料储存采用专用料仓，使粉体流动稳定。

（6）混合料进行粒化或压块密实化，德国用盘式造粒机制造4.9 mm粒化料；瑞典用滚筒式粒化机制造1～3 mm的钠钙硅玻璃和玻璃粒化料；苏联采用颗粒配合料，比粉状配合料的粉尘浓度降低58%～92%，熔化部含尘量下降33%～79%，熔窑废气含尘量下降38%～94%。

（7）所有产生粉尘的设备和区域均需设置密封罩进行严密封闭，并设置抽风罩保持罩内负压，防止粉尘逸出。

（8）所有产生粉尘的设备和区域应合理选择和布置收尘设备，以降低操作环境中的含尘量。如原料车间、碎玻璃上料系统设脉冲反吹模块箱式扁袋收尘器，在重碱、白云石、石灰石喂料仓处应设滤筒式脉冲收尘器，在电子秤处设电子秤斗缓冲收尘器。

（9）原料和配料车间厂房位置、建筑、通风换气应有利于降低粉尘浓度，如将其建于厂区主导风向的下风向，空气湿度不得低于30%，合适的相对湿度为40%～60%，通风换气以局部抽风为主，将粉尘在扬尘点就地抽走。

（10）为岗位作业人员配备防尘口罩。

3）噪声

（1）原料破碎车间采用密闭的厂房，厂房的内墙设置吸声材料；破碎设备远离其他工作岗位；设置独立、密封的操作室。

（2）配料车间的破碎、筛分、称量、混合部分宜相互隔开，其中破碎部分宜按工艺系统再进行分隔，设置带隔声门的隔墙，隔墙及外围结构宜选择隔声性能好的建筑材料砌筑。

（3）输送块状原料或玻璃的金属溜管、储仓及其挡板，宜采取阻尼隔声措施，并宜避免物料在运输中出现大高差翻落和直接撞击。

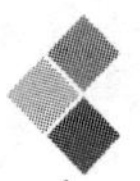

(4) 设备选型时应选用噪声较低、振动较小的设备，如用螺杆式空气压缩机代替活塞式空气压缩机等。

(5) 工作时产生强烈振动的破碎、筛分、混合设备及空气压缩机、通风机等设备的基础，应采取减振或隔振措施，有强烈振动的设备与管道之间的连接应采用柔性连接。

(6) 对玻璃原料筛分、振动配料、混合搅拌等产生高噪声的设备应采用机械化和自动化的远距离监控操作，宜设置控制或监视用的操作间，该操作间应做隔声处理，具有较好的隔声功能等。

(7) 空气压缩机、通风机、水泵等高噪声设备宜做隔声、吸声等处理，设备的进气口或排气口宜安装消声器，锅炉安全泄压排气管宜安装消声器。

(8) 减少在噪声环境下的工作时间，如改三班制为四班制，组织工种轮换，减少作业人员与噪声的接触时间等。

(9) 为岗位作业人员配备护听器或耳塞。

(二) 玻璃制造系统

玻璃制造系统主要包括玻璃熔窑系统、锡槽成型系统、退火窑系统和冷端处理系统。玻璃制造系统的生产工艺流程如图 5－46 所示。为了充分辨识各工

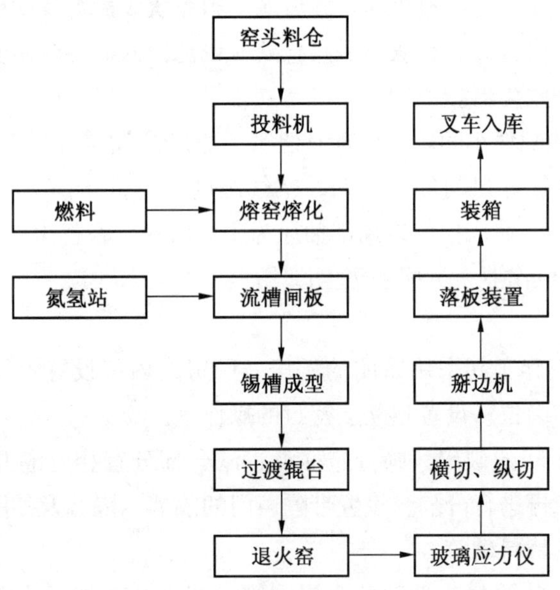

图 5－46　玻璃制造系统工艺流程

艺流程中产生的职业病危害因素，以便给出具体的、详细的职业病危害控制措施，本部分内容将玻璃制造的工艺流程分为玻璃熔窑系统、锡槽成型系统、退火窑系统和冷端处理系统4个单元，逐一介绍各自的职业病危害因素和控制措施。

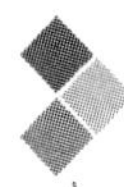

1. 玻璃熔窑系统

1）工艺流程

此部分生产工艺流程相对简单，主要是配合料的熔化和玻璃液的形成。

2）职业病危害因素分布

备好的混合料经带式输送机送至炉窑的过程中易产生矽尘。熔窑在熔化配合料以生产玻璃液的过程中会产生高温。发生炉煤气、重油或天然气等燃料燃烧时会产生一氧化碳、二氧化碳、氮氧化物、二氧化硫等有毒气体。此外还有冷却风机等产生的噪声。

3）职业病危害因素控制

由于玻璃熔化过程是自动化监控，生产工人进行定期巡检完成生产。因此，在职业病危害因素控制方面可以只针对巡检人员。

高温的控制措施：①玻璃生产工艺流程的设计应使作业人员远离热源，同时根据具体条件采取必要的隔热降温措施；②作业人员在较长时间内直接受辐射热影响的作业点应采取隔热措施，车间内的作业室受辐射热影响较大时也应采取隔热措施，高温作业场所不便于采取隔热措施或采取隔热措施后仍不能满足卫生要求时，应采取局部降温和综合防暑措施，并应减少作业人员的接触时间；③高温作业场所应设有作业人员休息室或休息凉台，设有空调的休息室室内气温应不高于27 ℃，休息室内温度一般不得超过夏季室外温度，否则应采取降温措施；④在罐、釜等容器内作业时应采取措施，做好通风和降温工作；在炎热季节对高温作业岗位的人员应供应清凉饮料；⑤玻璃生产场所内管壁温度大于（或等于）80 ℃的管道与输送易燃易爆气体、蒸气、粉尘的管道同沟敷设时，应采取保温隔热措施；⑥高温作业的熔制车间，其方位的选择宜使夏季最大频率风向由生产线的冷端吹向热端，且与车间长轴的夹角一般不宜小于45°；⑦熔制（联合）车间的熔化、成型、退火等高温工作场所，应充分利用热压，合理地组织自然通风，当自然通风不能满足要求时，可采取自然与机械的联合通风，使车间内作业地带和工作地点的夏季空气温度分别达到GBZ 1—2010规定的要求；⑧熔化工段熔窑窑体上方应设置避风排热天窗，如浮法工

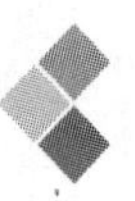

艺成型工段的锡槽上方、平拉法工艺成型室上方应设置避风排热天窗；⑨玻璃熔窑、退火窑、锡槽等热工设备表面宜采取保温隔热措施；⑩玻璃生产热工设备及其他热作业场所，应在操作者附近设置固定或移动式隔热设施及送风降温设施；⑪高温作业环境中的窑头仪表室、成型及退火控制室等，应结合工艺对室内环境的要求设置送风降温或空调设施；⑫高温作业的吊车司机室，或炎热地区粉尘作业需要密闭的吊车司机室，应设降温设施；⑬熔制（联合）车间宜在窑头区为测温工和热修工设置休息室，并宜在熔化部两侧设置休息凉台。

粉尘的控制措施：①对产尘点进行密封，防止粉尘逸出；②在产尘点设置收尘装置；③为巡检人员配备相应等级的防尘口罩。

玻璃制造系统的噪声主要来源于空气压缩机、各种风机等。噪声的控制措施：①炉窑风机设置消声器；②车间布置时空气压缩机站、轴流风机与冷却风机等高噪声产生区与低噪声产生区分隔布置；③车间内墙设置吸声材料，降低噪声源；④熔窑燃烧、碎玻璃计量等高噪声的生产场所设置控制或监视用的操作间，操作间应做隔声处理；⑤为岗位作业人员配备护听器或耳塞。

车间熔窑内燃料燃烧会产生一氧化碳、二氧化硫、氮氧化物等急性刺激性气体，因排气受阻等原因，可经观窑孔弥散至车间环境空气中。有毒气体的控制措施：①采用清洁能源，以电或天然气代替重油或煤气，对煤或煤气进行脱硫处理，燃料热值的提高也可减少废气生成量；采用工业煤气或天然气作为燃料时，应防止管路系统泄漏，安装监测及报警装置。②将配合料粒化和用废气预热配合料。用氢氧化钠代替纯碱将配合料粒化再加料，可降低废气中烟尘30% ~40%；用废气预热配合料，可使二氧化硫减少70%，氮氧化物减少30%以上，卤化物减少80%。③采用冷上部空间和深池垂直熔化电熔窑，采用富氧或纯氧燃烧技术。④熔窑工段设置一氧化碳检测报警仪。⑤在玻璃燃料加热换向室等散发有毒有害气体的周围，安装轴流风机进行通风换气，使产生的有毒有害气体及时排出。⑥在熔窑燃料配气室设置可燃气体泄漏探测器与报警装置。

其他化学毒物的控制措施：①存在有毒化学品的施工现场附近应设置盥洗设备，配备个人专用更衣箱；使用高毒物品的工作场所还应设置淋浴间，其工作服、工作鞋帽应存放在高毒作业区域内；接触经皮肤吸收局部作用危险性大的毒物，应在工作岗位附近设置应急洗眼器和沐浴器。②接触挥发性有毒化学品的作业人员，应当配备有效的防毒口罩；接触经皮肤吸收或刺激性、腐蚀性化学品的作业人员，应配备有效的防护服、防护手套和防护眼镜。③进入煤气设施内工作时，应携带一氧化碳及氧气监测装置，严禁使用过滤式呼吸防护用品，并设专职监护人。④煤气或天然气设施停气检修时，应经有关部门审批，办理检修作业证，批准前应可靠地切断燃气来源，加盲板彻底隔离，并将内部燃气吹净。长期检修或停用的燃气设施，应打开上下人孔、放散管等，并保持设施内部自然通风。每次检修前都应先检测设备内燃气含量是否超标。⑤浮法生产平板玻璃氨氢分解站应设置监测气体泄漏的显示、报警装置。⑥使用有毒物品的工作场所应设置黄色区域警示线、警示标识和中文警示告知说明，警示告知说明应载明产生职业中毒危害的种类、后果、预防以及应急救援措施等内容。⑦使用高毒物品的工作场所应当设置红色区域警示线、警示标识和中文警示说明，并设置报警设备、应急撤离通道和必要的泄险区。涉及使用剧毒化学品的企业，应按公安部门的要求进行严格管理。

2. 锡槽成型系统

浮法玻璃成型工艺过程为来自池窑的经熔化、澄清、冷却的优质玻璃液，在锡槽中漂浮在熔融锡液表面，完成摊平、展薄、抛光、冷却、固型等过程，成为优于磨光玻璃的高质量的平板玻璃。浮法玻璃的成型设备因为是盛满熔融锡液的槽形容器而被称为锡槽，它是浮法玻璃成型工艺的核心，被看作浮法玻璃生产过程的三大热工设备之一。

1）工艺流程

池窑中熔化好的玻璃液，在1100 ℃左右的温度下，沿流道流入锡槽；由于玻璃的密度只有锡液的1/3左右，因而漂浮在锡液面上，并在其流动过程中形成厚度均匀的玻璃带，亦即玻璃原板。玻璃液冷却到600～620 ℃时，被过渡辊台抬起，在输送辊道牵引力的作用下离开锡槽，进入退火窑退火，制成浮法玻璃。

正常生产情况下，锡槽内应维持微正压。

2）职业病危害因素分布

玻璃液在锡槽成型过程中会产生高温。拉边机、槽底风机等设备运行过程中会产生噪声。锡槽保护气供应不足或不及时，锡会被氧化生成二氧化锡。

工作场所二氧化锡侵入人体的主要途径是吸入和食入。二氧化锡对皮肤黏膜有较强的刺激性。大量吸入本品蒸气可引起化学性支气管炎、化学性肺炎和肺水肿，进入眼内可引起结膜炎，还可引起接触性皮炎。

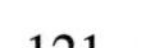

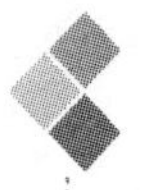

锡槽过渡辊台玻璃板下通二氧化硫气体保护玻璃板表面，二氧化硫气体会飘散到作业空间。

3）职业病危害因素控制

高温的控制措施：①锡槽设备采用铝硅质保温砖和陶瓷纤维制品进行保温；②锡槽和退火窑等热工设备周围安装轴流风机进行通风换气。

噪声的控制措施：①为各种风机安装消声器；②车间内墙设置吸声材料，降低噪声源；③设置独立的操作室；④配备护听器或耳塞。

二氧化锡的控制措施：①在容易产生二氧化锡的工作场所，采用自然通风和机械通风相结合的防毒措施；②锡槽和退火窑等热工设备周围安装轴流风机进行通风换气，使产生的有毒有害气体及时排出；③在锡槽成型工段氮氢混气室设置可燃气体泄漏探测器与报警装置；④定期对工作场所的二氧化锡浓度进行检测，并在现场公布；⑤空气中二氧化锡浓度超标时，应佩戴防毒口罩；⑥紧急事态抢救或撤离时，建议佩戴自给式呼吸器；⑦配备应急救援物资。

二氧化硫的控制措施：①安装二氧化硫气体泄漏监测装置；②定期对工作场所的二氧化硫浓度进行检测，并现场公布检测结果。

3. 退火窑系统

当玻璃在室温与软化温度之间进行热处理时，其结构和性能往往会发生显著变化，如应力的产生或消除、分相与析晶等。浮法玻璃退火是指熔融玻璃液在锡槽中成型后，于退火窑中通过适当控制温度降低速度，将玻璃带中产生的热应力控制在允许范围内。

玻璃退火的目的是消除浮法玻璃中的残余内应力和光学不均匀性，以及稳定玻璃内部的结构。

1）工艺流程

玻璃制品退火制度与制品的种类、形状、大小、允许应力值及退火设备等因素有关，大多数玻璃厂都采用线性退火制度。整个退火过程包括加热、保温、慢冷及快冷 4 个阶段。

加热阶段的主要任务是把制品加热到退火温度。玻璃制品在成型后立即进行退火的，称为一次退火；制品冷却后再进行退火的，称为二次退火。

保温阶段的主要任务是通过保温均热消除快速加热所产生的温度梯度，并消除制品中固有的内应力。

慢冷阶段的主要任务是防止制品在降温过程中由于温度梯度而产生新的永

久应力。

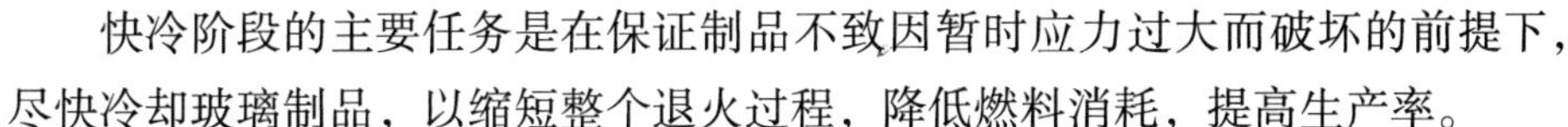

快冷阶段的主要任务是在保证制品不致因暂时应力过大而破坏的前提下，尽快冷却玻璃制品，以缩短整个退火过程，降低燃料消耗，提高生产率。

2）职业病危害因素分布

平板玻璃的退火温度为550～570℃，退火窑内热量的散失主要是从壳体的内壁沿着保温棉、各种塞孔及塞子等传递到壳体的外壁，再从外壁通过辐射和对流散到空气中。因此，此流程存在的主要职业病危害因素是高温。

3）职业病危害因素控制

高温的控制措施：①选用热导率低的保温材料，如陶瓷纤维制品；②在退火窑周围安装轴流式通风机进行通风换气；③加强对退火窑的日常检查，减少退火窑的热损失。

4. 冷端处理系统

冷端设备主要执行生产工艺过程中退火后玻璃带（板）的各种检测、切裁掰断、表面保护、堆垛装箱以及完成这些工艺过程的输送。

1）工艺流程

冷端处理系统工艺流程如图5－47所示。

2）职业病危害因素分布

冷端处理系统主要职业病危害因素分布见表5－6。

表5－6　冷端处理系统主要职业病危害因素分布

职业病危害因素	存在部位（或环节）描述	职业病危害因素	存在部位（或环节）描述
其他粉尘、噪声	横切质检现场	木粉尘、噪声	包装、造箱
粉尘、噪声	采板及堆垛	粉尘	储运

3）职业病危害因素控制

玻璃生产的落板、掰边、应急落板、碎玻璃的转运都会产生粉尘，为此切裁工段落板、掰边、应急落板等处应设收尘系统；包装、造箱车间还应设置禁止烟火的警示标识，防止木粉尘的起火与爆炸。

对玻璃破碎、人员使用工具产生的噪声，应加强作业人员的个体防护。

（三）保护气体系统

制造性能优良的浮法玻璃，除玻璃液本身熔化良好是前提外，锡液面的光

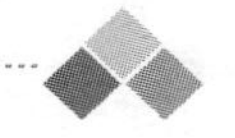

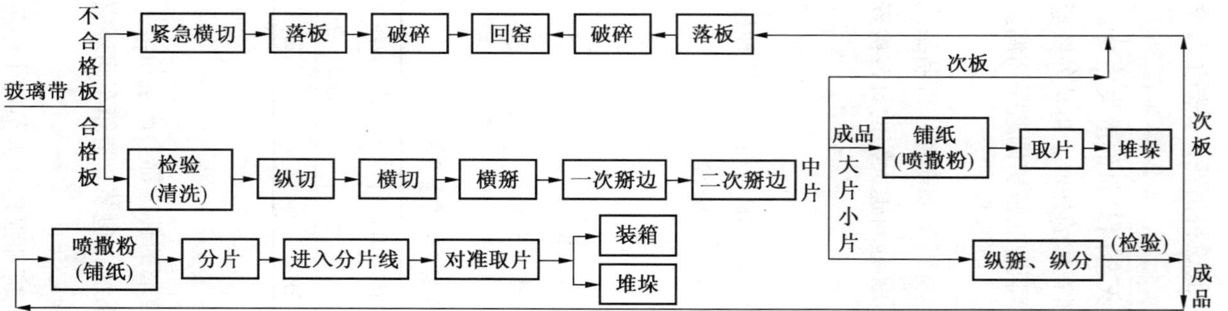

图 5 – 47　冷端处理系统工艺流程

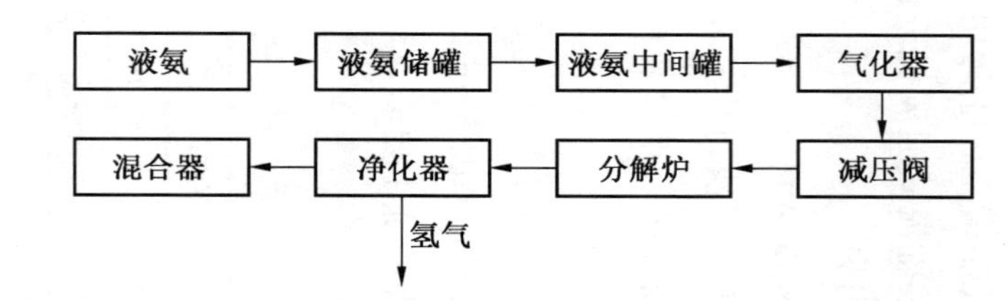

图 5 – 48　氨分解制氢气工艺流程

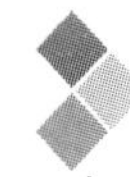

亮洁净也是必要条件。由于锡在高温下极易被氧化，会污染玻璃表面，造成质量缺陷，用 N_2+H_2 作为锡槽用保护气体，可以防止锡的氧化。

氮气的制备方法中氨分解法、吸附法、燃料气不完全燃烧法等所制取的氮气纯度低，净化工艺复杂。因此工业上大规模制取氮气常采用空气分离法，将空气中的氮和氧进行分离。

氢气制取方法很多，常用的有电解水和氨分解制氢气两种。氨分解制氢气具有节约能源、节省投资、占地面积小、减少操作人员等明显优势，在浮法玻璃生产企业得到了全面推广。

1. 工艺流程

氨分解制氢气工艺流程如图 5－48 所示，空气分离法制氮气工艺流程如图 5－49 所示。

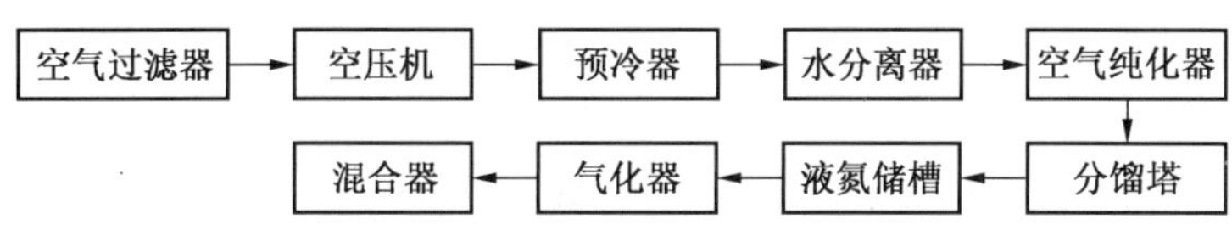

图 5－49　空气分离法制氮气工艺流程

2. 职业病危害因素分布

保护气体系统主要职业病危害因素分布见表 5－7。

表 5－7　保护气体系统主要职业病危害因素分布

职业病危害因素	存在部位（或环节）描述	职业病危害因素	存在部位（或环节）描述
氨、高温	制氢	噪声、高温	压缩空气
噪声	制氮		

3. 职业病危害因素控制

1）氨

①条件允许的情况下可以采用其他制氢工艺，如电解水；②配备良好的通风排气设施，合适的防爆、灭火装置；③加强生产过程的密闭化和自动化，防止“跑、冒、滴、漏”；④工作场所应禁止饮食、吸烟，禁止明火、火花；

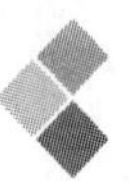

⑤现场安装氨气检测仪报警装置、氢气可燃气体检漏探测器等；⑥工作时应选用耐腐蚀的工作服、防碱手套、眼镜、胶鞋、防毒口罩，防毒口罩应定期检查，以防失效；⑦操作时严禁用手揉擦眼睛，操作后洗净双手；为预防皮肤被污染，可选用5%硼酸油膏；⑧氨作业人员应进行作业前体检，患有严重慢性支气管炎、支气管扩张、哮喘以及冠心病者不宜从事氨作业；⑨设置急救箱以及急救药品，转运病人的担架和装置，急救处理的设施以及应急救援通信设备、应急撤离通道、必要的泄险区、风向标；⑩应急救援设施应有清晰的标识，并按照相关规定定期保养维护以确保其正常运行；⑪应急救援时必须佩戴正压式空气呼吸器。

2）噪声

①采用低噪声的空压机，并采取减振、消声、隔声等减少噪声的措施；②对高噪声的空压机采取相应的隔声减振等控制措施；③为作业人员配备护听器或耳塞。

3）高温

气态氨在有高温催化剂的分解炉内进行分解，该过程会产生高温。高温的控制措施是：①高温工作场所充分利用热压，合理组织自然通风与机械通风，使车间内作业地带和工作地点的夏季空气温度达到标准要求；②设置空调装置，保证高温岗位作业人员具有良好的休息环境；③间歇作业；④配备防暑降温用品等。

（四）公用工程及辅助设施

公用工程及辅助设施主要包括水泵房、余热回收利用、变电所、泵送与调压系统、烟气脱硫脱硝等。

1. 职业病危害因素分布

在熔窑余热回收过程中熔窑燃烧产生的烟气中含有一氧化碳、二氧化碳、一氧化氮、二氧化氮和二氧化硫等有毒有害气体，人体吸入后易导致中毒或引起窒息。烟气温度较高，会产生高温。

氢氧化钠（NaOH）在常温下是一种白色晶体，该品有强烈刺激和腐蚀性。粉尘或烟雾会刺激眼和呼吸道，腐蚀鼻中隔，皮肤和眼与氢氧化钠直接接触会引起灼伤，误服可造成消化道灼伤，黏膜糜烂、出血和休克。

公用工程及辅助设施主要职业病危害因素分布见表5－8。

2. 职业病危害因素控制

表5-8 公用工程及辅助设施主要职业病危害因素分布

职业病危害因素	存在部位（或环节）描述
噪声	循环水
高温、噪声、一氧化碳	余热回收利用
工频电场	变电所
噪声	泵送与调压系统
二氧化硫、氢氧化钠、氨、一氧化碳、其他粉尘、噪声	烟气脱硫脱硝

1）噪声

控制措施：①设置独立的泵房，并在车间内墙设置吸声材料；②为巡检人员配备护听器或耳塞。

2）高温

控制措施：①余热电站的热交换设备设施，如汽包、热交换器等一般情况下为无人值守，可为巡检人员配备高温防护服、防护面罩、防护手套等；②夏季高温天气应配置防暑降温用品。

3）化学毒物

二氧化硫、一氧化碳主要是生产过程产生的，氢氧化钠主要用于烟气脱硫，氨主要用于烟气脱硝。

氢氧化钠的控制措施：①必要时佩戴防毒口罩；②戴化学安全防护眼镜、橡皮手套，穿工作服（防腐材料制作）；③小心使用，防止溅落到衣物、口鼻中；④工作后，淋浴更衣，注意个人清洁卫生。

急救措施：①皮肤接触，先用水冲洗（稀液）或用布擦干（浓液），再用5% ~10% 硫酸镁或3% 硼酸溶液清洗，并就医；②眼睛接触，立即提起眼睑，用3% 硼酸溶液（或稀醋酸）冲洗，并就医；③吸入，迅速脱离现场至空气新鲜处，必要时进行人工呼吸，并就医；④食入，少量误食时立即用食醋、3% ~5% 醋酸或5% 稀盐酸、大量橘汁或柠檬汁等中和；给饮蛋清、牛奶或植物油并迅速就医。

4）工频电场

工频电场辐射对人体的危害是极低电磁场辐射的范畴，主要以电磁场辐射形式作用于人体，对生物体的作用主要是热效应和非热效应。对长期作业于工频电场辐射的维修、巡检等作业人群调查发现其神经衰弱症候群的发生率增加，心电图出现P-R时间延长、Q-T间期缩短以及外周血微核增高等改变。长时间接受较低强度射频辐射，可引起慢性辐射综合征的若干表现，一般为某

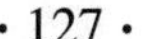

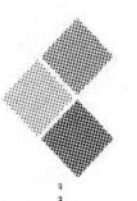

些生理功能紊乱，也可有生化指标的变动。对神经系统的影响是反应最敏感和最常见的表现，神经衰弱综合征如头痛、头昏、疲劳、乏力、睡眠障碍和记忆力减退，此外常伴有手足多汗、脱发、易激动等症状；往往伴有胸闷、心悸、心前区不适和疼痛。

控制措施：①在变电所设计中应选用电磁辐射水平低的设备；②设备及配件的加工应精良，外形和尺寸合理，避免出现高电位梯度；③变电所采用全封闭式设计，设置接地和屏蔽网罩等防护措施；④电气设备的布置应满足带电设备的安全防护距离要求，还应有必要的隔离防护措施和防止误操作措施；⑤应设置防直接雷击和安全接地等措施。

（五）煤气发生炉

煤气站的工艺流程按净化系统来分，可分为热煤气和冷煤气两大系统。热煤气是煤气由发生炉出来后只经过粗略收尘，便直接送往用户。一般在用户对煤气含尘量要求不高、距离较近的窑炉使用。其特点是系统比较简单，投资少，能充分利用煤气的显热和焦油的化学热；但煤气不能远距离输送，且易堵塞管路、烧嘴，一旦堵塞，不便清理。冷煤气是煤气出炉后，经过冷却、收尘、除焦油并经加压后的冷净煤气。其特点是系统比较复杂，但煤气质量高，输送距离远，应用范围比较广，能适应各种窑炉的要求。

我国的煤炭气化技术起步较晚，20 世纪 50 年代初期，为了适应国民经济恢复和发展的需要，借鉴苏、美 40 年代末期的设计，开始自制常压固定床煤气发生炉煤气化设备。经过几十年的实践，通过不断改进，在加煤、排灰、气化工艺的自动控制等方面取得了可喜的进步。本部分内容主要介绍单段炉热煤气站及两段炉热脱焦油煤气站的工艺流程。

1. 工艺流程

烟煤、无烟煤、焦炭为原料的热发生炉煤气站工艺流程如图 5－50 所示。热发生炉煤气站工艺流程为：按使用要求外购的烟煤或无烟煤在煤场经破碎、筛分后运至上煤系统，通过输送皮带、电动葫芦或爬梯等形式，间歇地将煤送到加煤机构，加入炉内。在煤气炉内，粒煤与由鼓风机带入的汽、风混合物进行气化反应，生成的出炉脏煤气，其温度为 400～600 ℃，经过旋风收尘器除去粒度较大的粉尘后，通过带内衬砖（或保温）和排灰斗的热煤气管道直接送往窑炉。

两段炉热脱焦油煤气站工艺流程如图 5－51 所示。两段炉热脱焦油煤气站工艺流程为：原料煤在煤场破碎、筛分后，符合工艺要求粒度的中块煤经上煤

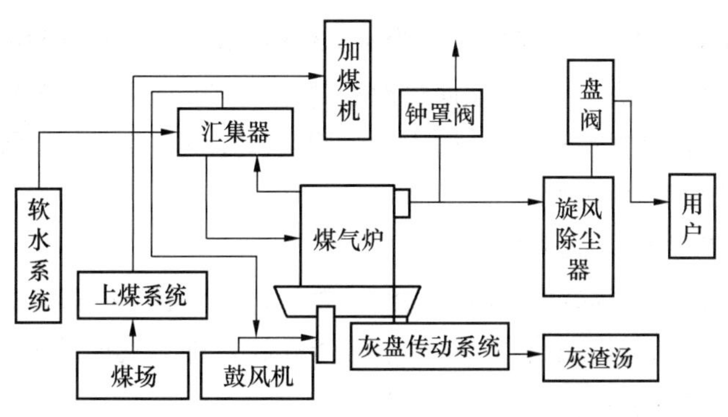

图 5-50　单段炉热煤气站工艺流程

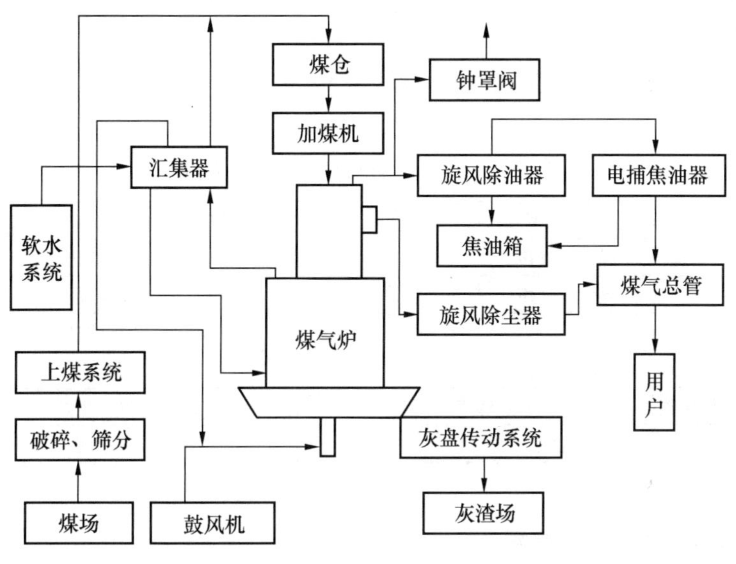

图 5-51　两段炉热脱焦油煤气站工艺流程

系统加入煤仓中，再经加煤机构间歇地进入煤气炉内，煤受到来自气化层的热煤气加热脱除水分及挥发分成为低温干馏半焦。半焦下行至气化层（还原层和氧化层），与由炉底进入的空气和水蒸气发生气化反应，生成发生炉煤气，下部的灰渣从煤气炉灰盘经大灰刀排出。部分煤气经过包围干馏层的火道引出，成为下段煤气，其出口温度根据不同炉型为 400 ~ 600 ℃，煤气压力为 1.5 ~ 4.5 kPa，经过底部旋风收尘器除去颗粒较大的灰尘后进入煤气总管。另一部分煤气进入干馏层，与干馏煤气混合后从两段炉顶部引出，称为上段煤气，其

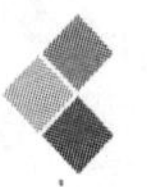

出口温度为100～150 ℃，煤气压力为1～3.5 kPa。上段煤气经旋风除油器除去带出物和大颗粒焦油，进入电捕焦油器脱除焦油后在煤气总管与下段煤气混合得热脱焦油煤气供用户使用。由于工艺原因，挥发分较高的弱黏结性烟煤特别适用两段式煤气发生炉。

2. 职业病危害因素分布

煤气车间的职业病危害因素除高温、粉尘外，主要为有毒物质，其种类繁多。夏季车间气温升高时，CO浓度亦有所升高。有文献报道36 ℃高温时比25 ℃时CO毒性提高了3倍。

煤气车间产生的有毒物质除CO、SO_2和苯之外，还有SO_3、苯并(a)芘、酚等，SO_3和苯并(a)芘主要存在于煤气发生炉口及炉顶处，而酚则主要存在洗涤槽旁。

煤气站主要职业病危害因素分布见表5－9。

表5－9　煤气站主要职业病危害因素分布

职业病危害因素	存在部位（或环节）描述
煤尘、噪声	喂料
煤尘、噪声	振动筛
煤尘	皮带输送
煤尘、噪声	提升机
一氧化碳、二氧化硫、苯、噪声、高温	煤气发生炉
硫化氢	废水池

3. 职业病危害因素控制

有研究结果表明，煤气车间存在多种职业病危害因素的联合作用，并已初步探明了其对作业人员健康的影响程度。如煤气车间的作业人员恶性肿瘤发病率比正常人群高，特别是肺癌高发；消化系统、呼吸系统疾患为多发病、常见病。作业人员外周血淋巴细胞DNA损伤较严重，巨噬细胞与白细胞功能下降，血浆抗HSP_{70}抗体水平增高。为此，必须加强对煤气车间职业病危害因素的防护。

1）煤尘

煤尘容易超标的部位（或环节）为喂料、振动筛和皮带输送，同时还存在二次扬尘现象。长时间接触高浓度的煤尘，容易患煤工尘肺。

煤尘的控制措施：①合理布局；②密闭生产，在产尘点设置收尘装置；③设置独立的操作室；④按时检查，加强对“跑、冒、滴、漏”的治理；⑤为作业人员配备防尘口罩。

2）噪声

噪声的控制措施：①对噪声源进行密闭，并采用吸声、隔声材料装饰；②对振动的设备设置减振装置，降低噪声强度；③设置独立的操作室，并保证室内的噪声达标；④配备护听器或耳塞。

3）化学毒物

化学毒物的控制措施：①煤气车间发生炉必须合理配置，陈旧落后的设备必须维修、改造或更新，以便从根本上解决问题；②加强个人防护装备的作用，为作业人员配备相应等级的防毒面具。

硫化氢的控制措施：①产生硫化氢的生产设备应尽量密闭，并设置自动报警装置（不能根据臭味来判断危险场所硫化氢的浓度，硫化氢达到一定浓度时会导致嗅觉麻痹）；②安装硫化氢处理设备；③进入可能存在硫化氢的密闭容器、坑、窑、地沟等工作场所，应首先测定该场所空气中的硫化氢浓度，采取通风排毒措施，确认安全后方可操作；④定期测定空气中硫化氢浓度；⑤患有肝炎、肾病、气管炎的人员不得从事接触硫化氢的作业；⑥加强对职工有关专业知识的培训，提高自我防护意识。

硫化氢中毒的急救措施：①迅速将患者脱离现场，脱去被污染的衣着，呼吸心跳停止者立即进行胸外心脏按压及人工呼吸（忌用口对口人工呼吸，万不得已时与病人间隔数层湿纱布）。②尽早吸氧，有条件的地方及早用高压氧治疗。凡有昏迷者，宜立即送高压氧舱治疗。高压氧压力为2～2.5倍大气压；间断吸氧2～3次，每次吸氧30～40 min，两次吸氧中间休息10 min；每日1～2次，10～20次一疗程，一般用1～2个疗程。③防治肺水肿和脑水肿。宜早期、足量、短程应用糖皮质激素以预防肺水肿及脑水肿，可用地塞米松10 mg加入葡萄糖液静脉滴注，每日一次。对肺水肿及脑水肿进行治疗时，地塞米松剂量可增大至40～80 mg，加入葡萄糖液静脉滴注，每日一次。④换血疗法。换血疗法可以将失去活性的细胞色素氧化酶和各种酶及游离的硫化氢清除出去，再补入新鲜血液。换血疗法可用于危重病人，换血量一般在800 mL左右。⑤眼部刺激处理。先用自来水或生理盐水彻底冲洗眼睛，局部用红霉素眼药膏和氯霉素眼药水，每2 h一次，预防和控制感染，同时局部滴鱼肝油以促进上

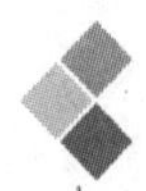

皮生长，防止结膜粘连。

此外，还可以采取下列措施防治化学毒物：①在有人员作业的场所，应安装煤气检测报警装置并加强通风，通过检测报警装置确认煤气无泄漏。若需要进入有中毒危险区域，必须佩戴防毒救护器材。②作业人员要严格执行相关操作程序，遵守各项管理制度，建立严格的防爆防火措施；同时企业定期对相关作业人员进行培训，对在生产区域动火进行严格控制与管理。③加强对煤气发生炉安全附件的定期检查，及时检修、更换。④加强对职工安全意识的培训教育，尤其让职工明确安全生产区域以及进入危险区域时应采取的各项措施。

（六）检维修作业

平板玻璃生产企业存在职业病危害的检维修作业主要有金属切割与焊接、有限空间作业、熔窑的热修补作业等。

熔窑是玻璃厂的心脏、企业的核心，玻璃厂经济效益的好坏与熔窑的运行周期密切相关。一座熔窑在整个运行周期内往往要经历数次热修补，以尽可能地延长炉龄来创造最大的经济效益。对于一般的蓄热式马蹄焰熔窑，在小炉喷火口、大拱等火焰空间部位，由于热负荷较高，有高温火焰的冲刷、飞料的侵蚀，加上耐火材料的高温蠕变、熔窑夹具的变形及松动，甚至各种不同材料膨胀的差异等原因，容易使耐火材料砌体松动，造成火焰空间窑体塌陷、掉转、穿火等局部提前损坏，这时就要立即进行熔窑热抢修。

传统的热修方法环境恶劣，劳动强度大，采用高级耐火材料后大为好转，但仍然是比较艰苦繁重的工作。目前的热补和热氧喷补可以使热修条件改善，对人员和设备更加安全，正在被推广和采用。热修过程中最主要的职业病危害因素就是高温。

1. 职业病危害因素分布

金属切割作业、电焊作业、有限空间作业、热修作业过程中存在的职业病危害因素见表 5－10。

表 5－10　检维修作业主要职业病危害因素分布

职业病危害因素	存在部位（或环节）描述
电焊烟尘、二氧化锰、一氧化碳、氮氧化物、二氧化碳、低氧、紫外线辐射、臭氧	金属切割与焊接
	有限空间
高温	热修

2. 职业病危害因素控制

1）电焊烟尘

电焊烟尘的控制措施：①使用低毒低浓度烟尘的焊接材料；②对进行电焊作业时产生的有害气体和烟尘，宜采用局部排风加以排除；③为电焊作业人员配备防尘口罩；④定期对电焊作业人员进行就业前和就业期间的职业健康检查，发现患有不宜从事电焊作业疾病的人员，应妥善安排其工作。

2）有害气体

有限空间作业场所一般多含有硫化氢、一氧化碳、二氧化碳等窒息性气体。有限空间作业应遵循先通风、再检测、后作业的原则，凡进入有限空间危险作业场所作业，必须根据实际情况事先测定其氧气、有害气体、可燃性气体、粉尘的浓度，符合安全要求后方可进入。在有限空间进行危险作业过程中，应加强通风换气，严禁用纯氧进行通风换气，在氧气、有害气体、可燃性气体、粉尘的浓度可能发生变化的危险作业中应保持必要的测定次数或连续检测。有限空间危险作业场所必须配备抢救器具，如呼吸器具、梯子、绳缆以及其他必要的器具和设备，以便在非常情况下抢救作业人员，并应在醒目处设置警示标志。

3）紫外线辐射

波长为 250 ~ 320 nm 的紫外线可被角膜和结膜上皮大量吸收，引起急性角膜结膜炎，称为“电光性眼炎”，多见于电焊辅助工。早期、轻症电光性眼炎的临床表现仅有双眼异物感或轻度不适；重度则有眼部烧灼感或剧痛，伴有高度畏光、流泪和视物模糊。检查可见球结膜充血、水肿，瞳孔缩小，对光反应迟钝，眼睑皮肤潮红。严重时，角膜上皮有点状甚至片状剥脱。及时处理，一般在 1 ~ 2 天内即可痊愈，不影响视力。症状较轻的病人无须特别处理，症状较重者可用 0.5% 丁卡因滴眼，有镇静、止痛作用。

紫外线辐射的控制措施：①采用自动焊接或半自动焊接，增大与辐射源的距离；②电焊作业人员应配备有绿色防护玻璃片的防护面盾，辅助焊接人员应配备透光性较好的黄绿色眼镜；③对上肢和脚部的皮肤暴露部位，应配备长筒皮质手套和帆布脚面盖布；④定期对电焊作业人员进行就业前和就业后的职业健康检查，发现患有不宜从事电焊作业疾病的人员，应妥善安排其工作。

4）高温

由于热修补作业时间紧、任务重，作业条件恶劣，必须加强对作业人员的

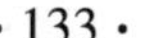

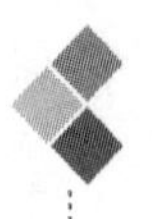

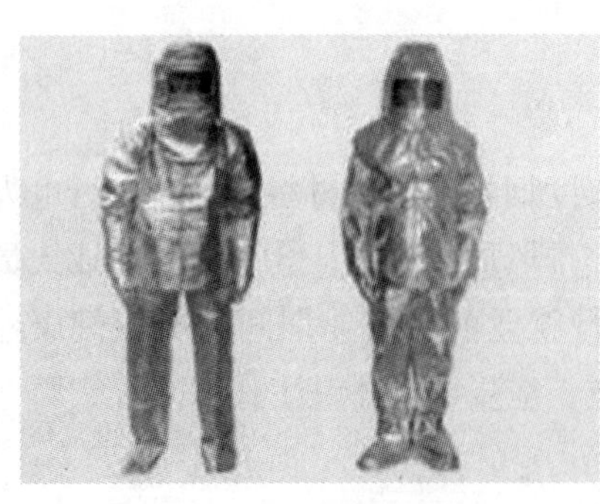

图 5－52　铝膜布防热服

个体防护：①作业时必须穿戴高温防护服，如铝膜布防热服（图 5－52）；②制定相应的应急预案，配备应急物资；③严格按照操作规程作业；④间歇作业。

（七）玻璃熔制新工艺和新技术

1. 计算机自动控制熔制过程

对玻璃熔制过程进行自动控制是稳定熔窑正常作业的一项重要措施，计算机自动控制熔制过程日益普及，从过去使用自动控制仪表对熔制过程的某些环节进行自动控制，发展到使用计算机对整个熔制过程甚至玻璃生产全过程进行全方位的自动控制，提高了玻璃的产量、质量和劳动生产率，降低了生产成本，并且显著减少了劳动定员，大大减轻了作业人员的劳动强度。

计算机自动控制玻璃熔制过程，减少了作业人员与职业病危害因素的接触时间，从本质上做到了职业病的预防。

2. 富氧燃烧、纯氧助燃和全氧燃烧

富氧燃烧是指在助燃空气中添加氧气，提高助燃空气中的氧含量，以提高火焰温度、强化传热、减少废气量和废气中的氮氧化物含量，也降低了烟气脱硝的压力。一般助燃空气中氧含量每提高 1%，可以提高火焰温度 5 ℃，减少烟气量 5%，并且可以提高熔化率和热效率，显著减少废气中氮氧化物的含量。

纯氧助燃就是在熔窑上增设氧气喷嘴或纯氧燃烧喷枪，提高局部火焰温度，强化传热。其主要优点在于：显著减少废气中氮氧化物排放量，提高玻璃窑炉的产量，可达 20% 以上；提高窑炉的热效率，对蓄热式熔窑可提高 20% ~ 30%，对换热式熔窑可提高 40% ~50%；改善玻璃液的热均匀性，优化玻璃的质量；减少一氧化碳和粉尘的排放量，可减少粉尘、烟尘排放达 20%；熔窑使用周期延长，冷修时间较短。

全氧燃烧指整个玻璃熔窑全部使用氧气助燃。与富氧燃烧、纯氧助燃相比，全氧燃烧具有更大的优越性。

（1）节能降耗。全氧燃烧之所以能够节能，一是因为燃料燃烧完全，减少了燃料浪费；二是由于没有氮气，烟气携带的热损失少，热效率高；三是火

焰强度大，热辐射强。全氧燃烧的节能率在 13% ~49%，熔制温度越高，效果越明显。

（2）减少氮氧化物及粉尘排放量。由于全氧燃烧没有氮气参与燃烧过程，氮氧化物排放量减少 95%。又因为大大减少了废气量，采用全氧燃烧时粉尘排放量可减少 72%，SO_2 排放量减少约 30%。

（3）提高玻璃熔窑产量。全氧燃烧加强了火焰对玻璃液的传热，从而提高了熔窑的熔化率，增加了产量，一般认为改用全氧燃烧熔窑可提高产量约 25%。

（4）改善玻璃熔化质量。由于熔制温度提高，玻璃熔制质量也明显提高，气泡、结石等缺陷数量大大减少。

（5）熔窑建设费用低。全氧燃烧窑结构近似于单元窑，无金属换热器及小炉、蓄热室。窑体呈一个熔化部单体结构，占地小，建窑投资费用低。并且因为减少了氮氧化物及粉尘的排放量，可以省掉环保设备的投资，还可减轻耐火材料的侵蚀，延长窑龄。

3. 电熔

电熔就是全部使用电能进行熔制。与传统的火焰熔制相比，电熔没有烟气排放不会污染大气；配合料组分挥发损失少，玻璃均匀，产品质量高；热损失少，热效率高，可达 78%；设备投资少，冷修快，操作和控制方便，热工制度稳定。缺点是我国电费较贵，运行费用较高。

二、玻璃纤维制品企业

玻璃纤维生产工艺有坩埚拉丝法（两次成型）和池窑拉丝法（一次成型）两种。

坩埚拉丝法工艺繁杂，先把玻璃原料高温熔制成玻璃球，然后将玻璃球二次熔化，高速拉丝制成玻璃纤维原丝。这种工艺因其能耗高、成型工艺不稳定、劳动生产率低等弊端，基本被大型玻璃纤维生产厂家淘汰。

池窑拉丝法是把叶腊石等原料在窑炉中熔制成玻璃溶液，排除气泡后经通路运送至多孔漏板，高速拉制成玻璃纤维原丝。窑炉可以通过多条通路连接上百个漏板同时生产。这种工艺工序简单、节能降耗、成型稳定、高效高产，便于大规模全自动化生产，已成为国际主流生产工艺，用该工艺生产的玻璃纤维占全球产量的 90% 以上。

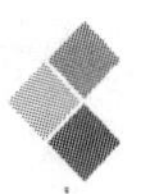

本节主要以池窑拉丝法为例介绍玻璃纤维制造企业存在的主要职业病危害因素。

（一）工艺流程

玻璃纤维生产工艺可分为配合料制造、玻璃熔制、纤维成型、制品加工四大工序。玻璃纤维生产工艺流程如图 5－53 所示。

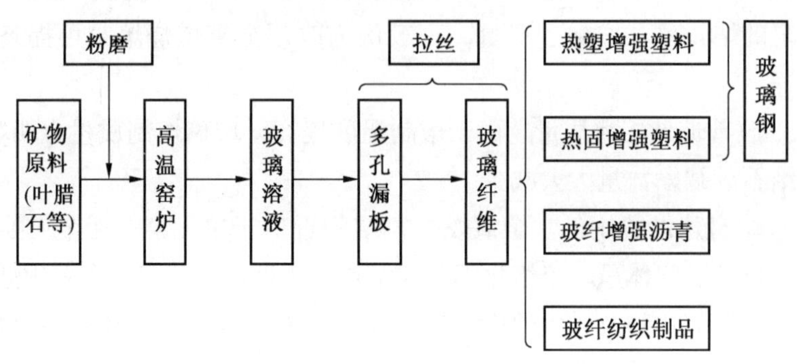

图 5－53　玻璃纤维生产工艺流程

玻璃纤维增强塑料是以合成树脂为基体，以玻璃纤维及其制品（布、带、毡等）为增强材料制成的复合材料，简称玻璃钢。

（二）职业病危害因素分布

玻璃纤维生产过程中存在苯、甲苯、氟化氢、一氧化碳、二氧化硫、丙酮、乙酸、甲醛、碳酸钠、矽尘、玻璃纤维尘、石灰石尘、萤石混合性粉尘、其他粉尘、噪声和高温等多种职业病危害因素。建议从事该行业生产的企业按照相关标准规范的要求设置防护设施，同时为从业人员配备个人职业病防护用品，保护从业人员的身体健康，同时加强企业的职业卫生管理，达到安全生产的目的。

玻璃纤维在拉制、退绕、整经、织布以及在其使用过程中，都会产生大小不等的玻璃纤维粉尘飘浮于空气之中，使作业人员与玻璃纤维接触，见表 5－11。

（三）职业病危害因素控制

1. 微粉车间

1）粉尘

主要成分为二氧化硅的叶腊石是生产玻璃纤维的原料，叶腊石破碎工艺中

表5-11　玻璃纤维生产过程中主要职业病危害因素分布

职业病危害因素	存在部位（或环节）描述
	微粉车间
矽尘、噪声	破碎机
矽尘、噪声	立磨机
矽尘、石灰石粉尘、萤石粉尘	配料机
硼钙石粉尘、芒硝粉尘、其他粉尘	上料口
	窑炉车间
高温、噪声、一氧化碳、二氧化硫、氟化氢、甲烷、X射线	池窑
	拉丝车间
丙酮	拉丝机
高温	烘房
	浸润剂配制车间
丙酮、甲醛、苯、甲苯、二甲苯、乙酸、丙烯酸	混合釜
	络纱车间
玻璃纤维粉尘、噪声	络纱机
	短切车间
玻璃纤维粉尘、噪声	短切机
噪声	空压站
噪声、工频电场	变电站

不能封闭破碎机和采用喷淋等湿式作业方式，破碎过程中会产生大量扬尘，而矽尘的卫生标准值又很低，容易导致该岗位粉尘浓度超标。破碎岗位接触粉尘的人员为铲车驾驶员和破碎机清洁工，控制措施为：①生产工艺和设备布局基本合理，尽量考虑机械化和自动化，如原料配料可采用DCS或FCS控制系统；②原料配料、电子称量、气力混合、气力输送均采用管道化全密封形式，安装袋式收尘器，使整个系统处于负压状态；③加强铲车驾驶室的密闭性；④破碎机运转时清洁工不得处于该岗位，清洁碎石时破碎机必须处于停车状态；⑤为清洁工设置独立的休息室。

2）噪声

噪声的控制措施：①采用低噪声设备，并做好基础减振设计与施工；②进行经常性的维护、检修，确保设备正常运转；③减少噪声暴露时间，同时给作业人员配备符合卫生标准的弹性耳塞或隔声耳罩。

2. 窑炉车间

1）化学毒物

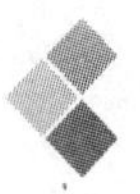

二氧化硫及二氧化氮主要产生于玻璃熔炉前炉岗位；二氧化碳、一氧化碳及氟化氢主要产生于玻璃熔炉区岗位；甲烷主要产生于玻璃熔炉后炉岗位。

控制措施：①采用全自动化操作，设置独立的控制室，避免作业人员直接接触；②设置一氧化碳等气体监测报警装置；③定期对现场的各种化学毒物进行检测，并现场公布检测结果。

2）高温

高温的控制措施：①池窑车间的设计采用高厂房，屋顶开天窗，充分利用自然通风排除余热；②窑体采用保温隔热措施，窑壁两侧设冷却风机；③窑体和烘房采用全保温措施，减少热量散发；④设置恒温恒湿空调系统；⑤夏季应做好防暑降温工作，谨防中暑事故发生。

3）噪声

噪声的控制措施：①采用低噪声设备，并做好基础减振设计与施工；②对熔窑风机等做隔声、消声、吸声处理；③进行经常性的维护、检修，确保设备正常运转；④减少噪声暴露时间，同时必须给作业人员发放并佩戴符合卫生标准的弹性耳塞或隔声耳罩。

4）X 射线

X 射线的控制措施：①池窑液面探测使用 X 射线，射线发生装置安装在窑头中，由设备供应商提供适宜的防护措施；②巡检时采取防护措施，如穿戴防辐射服等。

3. 拉丝车间

1）丙酮

丙酮的控制措施：①改革工艺，用无毒或低毒物质代替高毒物质；②使生产设备和容器密闭操作；③采取有效的通风排气措施，自然通风不能满足要求时，就必须采取机械通风，强制换气；④在有火灾爆炸危险的生产场所，必须采取严格的措施控制引火源；⑤加强个体防护，合理用工制度。

2）高温

高温的控制措施：①拉丝厂房应采取上送风、下排风的全面通风方式，降低厂房内温度；②厂房屋顶开天窗，充分利用自然通风排除余热，或在屋顶设通风装置，排除室内余热；③采用全保温措施，减少热量散发；④设置恒温恒湿空调系统；⑤夏季高温天气作业需做好防暑降温工作，谨防中暑事故发生。

4. 浸润剂配制车间

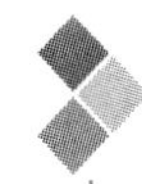

化学配制车间的浸润剂配制过程中使用的主要化工原料为各种树脂、溶剂（如丙酮等化合物）。

浸润剂研发为玻璃纤维行业的核心技术和商业机密，主要由成膜剂、润滑剂、抗静电剂、偶联剂、增塑剂、交联剂、消泡剂等组成。各组分化学构成非常复杂，很多为新增的有机化合物。多种成分从毒理学角度分析明显有害，但无法对这些可能的危害因素进行检验及评价。原因是：①这些成分在《工作场所有害因素职业接触限值　第1部分：化学有害因素》（GBZ 2.1—2007）无对应标准；②浸润剂成分是GBZ 2.1—2007中列入的有害因素的同系物、异构体或者带有相同官能团的化合物。

浸润剂组成成分复杂，按照现行标准只能对危害因素做出单项评价，而忽视了毒物之间存在联合作用（相加、拮抗、协同、独立）。如果毒物之间存在协同或相加作用，毒物的毒理学作用就会提升，接触正常标准限值下的存在协同或者相加作用的毒物已经不能保证作业人员的身体健康。因此对存在协同作用的毒物的作业场所进行检测、评价时，必须考虑其联合作用。

浸润剂是池窑拉丝的关键技术，盐酸、丙酮作为浸润剂的组成成分，附件工在用丙酮清洗拉丝附件时使用排风扇，通风效果较差。因接触丙酮作业人员较多，且接触时间较长，故丙酮应作为主要危害因素进行防护。

控制措施：①浸润剂的配制采用DCS或FCS控制系统，如不能采用自动控制系统，则应设置排风装置；②为作业人员配备防毒面具。

5. 络纱车间、短切车间

1）玻璃纤维粉尘

络纱工、短切工等岗位接触粉尘的种类为玻璃纤维粉尘，国内有报道认为玻璃纤维粉尘对呼吸系统，特别是气管和支气管有一定危害。长期接触玻璃纤维粉尘，可致肺纹理增多、增粗、紊乱和肺功能小气道阻力增大。

控制措施：①生产区域密闭，保持一定的环境相对湿度。②密闭尘源，主要是生产机械的密闭。③对于那些空气中玻璃纤维粉尘浓度高的作业场所，可安装通风排尘设备，以降低空气中玻璃纤维粉尘的浓度，减少玻璃纤维与人体的接触。因为玻璃纤维比重大于空气，所以吸尘装置采取下吸式或旁吸式为好。④预先将材料湿润，或喷雾洒水，可大大减少粉尘的产生量。⑤在其他措施达不到要求或不能采取措施时，佩戴合适的防尘面具、穿防护服，推荐穿长袖、长裤且宽松合身的正规工作服。⑥戴玻璃护目镜和脸部防护物。

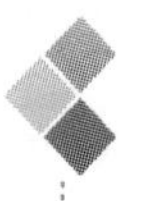

急救措施：①皮肤接触。如皮肤过敏，用肥皂水和冷水冲洗。千万不要用热水冲洗，因为热水会使皮肤的毛孔张开，使玻璃纤维刺得更深。如果玻璃纤维刺入皮肤，用一条毛巾帮助拔出。为避免进一步恶化，不要擦、抓已经感染的皮肤，如果持续过敏应到医院就诊。千万不要用压缩空气来清除皮肤上的玻璃纤维。②眼睛接触。立即用清水冲洗眼睛至少 15 min，如持续过敏应到医院就诊。③吸入。如果吸入应迅速将人员移到空气新鲜的地方，如果持续过敏应到医院就诊。④食入。一般情况下，食入这种材料的可能性不大。但如果出现了这种情况，应观察几天，确信肠胃是否不适。不要让他呕吐，除非医务人员要求这样做。如果持续不舒服应到医院就诊。

2）噪声

噪声的控制措施：①选用先进、噪声较小的络纱机；②空压机站及磨粉机为全自动操作，操作工位于密闭、隔声的操作室内；③减少噪声暴露时间，同时必须给作业人员发放并佩戴符合卫生标准的弹性耳塞或隔声耳罩。

3）工频电场

工频电场的控制措施：①在变电所设计中应选用电磁辐射水平低的设备；②设备及配件的加工应精良，外形和尺寸合理，避免出现高电位梯度；③变电所采用全封闭式设计，设置接地和屏蔽网罩等防护措施；④电气设备的布置应满足带电设备的安全防护距离要求，还应有必要的隔离防护措施和防止误操作措施；⑤应设置防直接雷击和安全接地等措施。

三、玻璃纤维增强塑料制品企业

玻璃纤维增强塑料是一种以不饱和聚酯树脂为粘接剂、玻璃纤维（或玻璃布）为增强材料的新型高强度复合材料，也称玻璃钢。一般来说，玻璃纤维增强塑料多用在产品的结构零件上，是一种结构工程材料。根据所采用的纤维不同，玻璃纤维增强塑料分为玻璃纤维增强复合塑料（GFRP）、碳纤维增强复合塑料（CFRP）和硼纤维增强复合塑料等。

与传统的金属材料及非金属材料相比，玻璃钢及其制品具有强度高，性能好，节约能源，产品设计自由度大，以及产品适应性广等特点。因此，在一定意义上说，玻璃钢材料是一种应用范围极广，开发前景极大的材料。

我国从事玻璃钢生产的企业有 3000 多家，从业人员达 20 多万人，玻璃钢产品品种达 2000 多种，年产量达 15×10^4 t，居世界第 6 位。虽然我国的玻璃

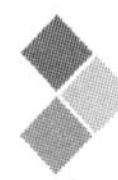

钢工业已经具备了一定的规模，在产品的品种数量、产量以及技术水平方面已经取得了巨大的进展，但是玻璃钢生产中使用的玻璃纤维、树脂、稀释剂等材料都为有毒有害物质，对作业人员健康有不良影响。

1. 工艺流程

玻璃钢的成型工艺方法有多种，其中有最简单易学的手工糊制方法，也有比较容易建立的模压工艺成型方法；也有必须经过专门设计、专业制造的纤维缠绕成型方法；更有一些综合注射、真空、预成型增强材料或预设垫料的几种模塑方法；以及为了达到制品高性能指标而设计制造的，由计算机进行程序控制的先进的自动化成型方法。由此可见，玻璃钢制品的制作成型方法有很多种，它们的技术水平要求相差很大，其对原材料、模具、设备投资等的要求也各不相同，当然它们所生产产品的批量和质量也不会相同。

国内外常用的玻璃钢制作成型方法有手糊成型工艺、喷射成型工艺、模压成型工艺、模压料成型工艺、纤维缠绕成型工艺、卷管成型工艺、袋压成型工艺、树脂浇铸及注射成型工艺、树脂传递模塑（简称“RTM”）成型工艺、拉挤成型工艺、板材及管道连续成型工艺、增强反应注射模塑成型工艺、弹性体贮脂模塑成型工艺等。

2. 职业病危害因素分布

玻璃钢生产的主要原料有：粘接剂（不饱和聚酯树脂）、交联剂和稀释剂（在不饱和聚酯树脂使用时或合成后期加入苯乙烯，占总量的40%左右）、增强材料（玻璃纤维或玻璃布）、洗涤剂和清洁剂（丙酮）等。

1）手糊成型工艺

手糊成型工艺的流程是：先在清理好或经过表面处理的模具成型面上涂抹脱模剂，待充分干燥后，将加有固化剂（引发剂）、促进剂、颜料糊等助剂并搅拌均匀的胶衣或树脂混合料涂刷在模具成型面上，随后在其上铺放裁剪好的玻璃布（毡）等增强材料，并注意浸透树脂、排除气泡。重复上述铺层操作，直到达到设计厚度，然后进行固化脱模，如图5－54所示。

手糊成型工艺所用的设备较少，制作模型的设备有木工车床、木工刨床、木工圆锯；脱模时一般会用到空气压缩机、吊装设备等，存在的主要职业病危害因素见表5－12。

2）模压成型工艺、模压料成型工艺

热固性模压成型是将一定量的模压料加入预热的模具内，经加热加压固化

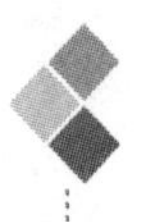

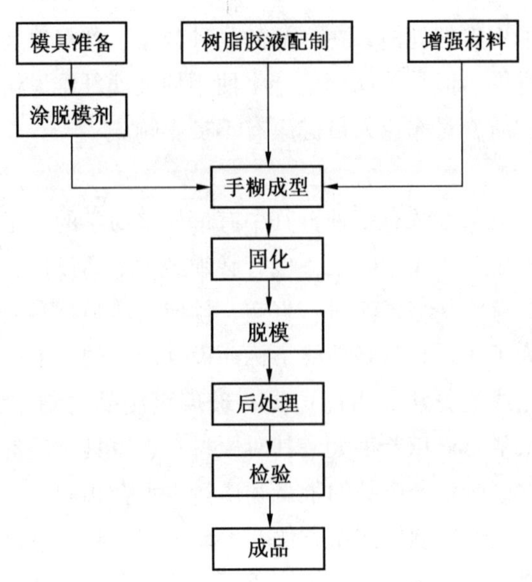

图 5-54　手糊成型工艺流程

表 5-12　手糊成型工艺主要职业病危害因素分布

职业病危害因素	存在部位（或环节）描述
化学毒物	配胶
化学毒物	手糊成型
苯、甲苯、二甲苯、苯乙烯、丙酮、噪声	固化、脱模
玻璃纤维尘、噪声	切边打磨

成型的方法。其基本过程是：将一定量经一定预处理的模压料放入预热的模具内，施加较高的压力使模压料填充模腔；在一定的压力和温度下使模压料逐渐固化，然后将制品从模具内取出，再进行必要的辅助加工即得产品，如图 5-55 所示。

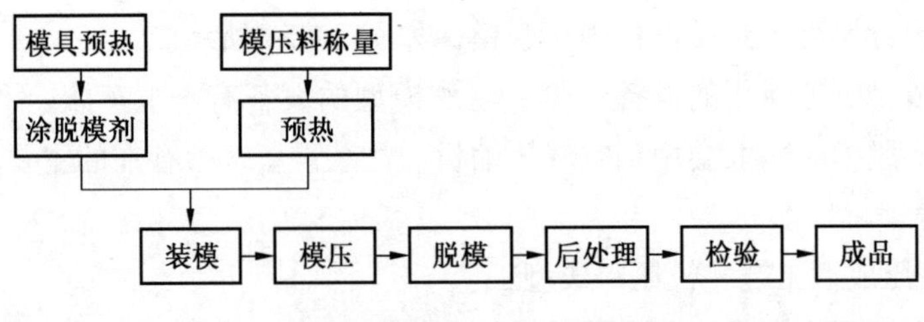

图 5-55　模压成型工艺流程

模压成型工艺主要职业病危害因素分布见表5－13。

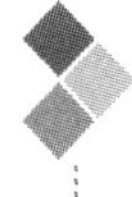

表5－13　模压成型工艺主要职业病危害因素分布

职业病危害因素	存在部位（或环节）描述
粉尘	模压料称量
化学毒物	预热
苯、甲苯、二甲苯	装模
玻璃纤维粉尘、有机粉尘、噪声	后处理

3）纤维缠绕成型工艺

纤维缠绕成型工艺是一种在控制张力和预定线型的条件下，应用专门的缠绕设备将连续纤维或布带浸渍树脂胶液后连续、均匀且有规律地缠绕在芯模或内衬上，然后在一定温度环境下使之固化，成为一定形状制品的复合材料成型方法（图5－56）。

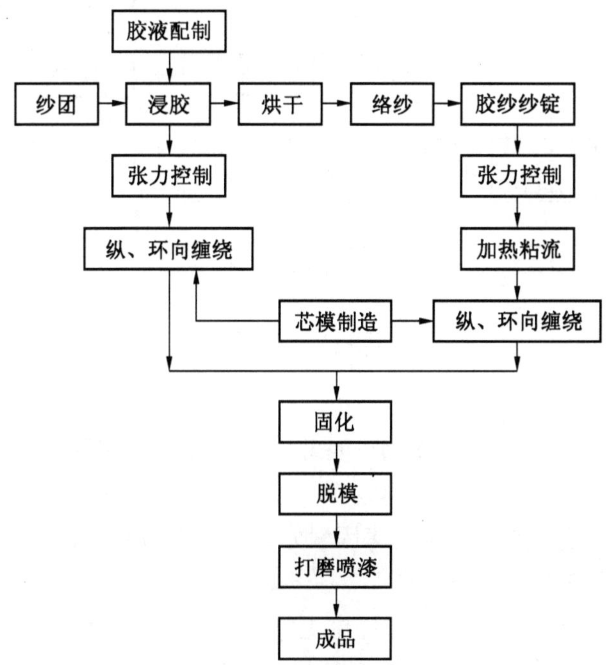

图5－56　缠绕成型工艺流程

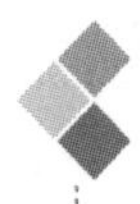

缠绕成型工艺主要职业病危害因素分布见表5－14。

表5－14 缠绕成型工艺主要职业病危害因素分布

职业病危害因素	存在部位(或环节)描述	职业病危害因素	存在部位(或环节)描述
化学毒物	胶液配制	丙酮、苯乙烯等化学毒物	玻璃纤维缠绕
化学毒物	浸胶	苯、甲苯、二甲苯	固化
化学毒物	烘干	粉尘、噪声	打磨

4）喷射成型工艺

喷射成型一般是将混有促进剂和引发剂的不饱和聚酯树脂从喷枪两侧（或在喷枪内混合）喷出，同时将玻璃纤维无捻初纱用切割机切断并由喷枪中心喷出，与树脂一起均匀沉积在模具上，待沉积到一定厚度，用手辊滚压，使树脂浸透纤维，压实并除去气泡，最后固化成制品，如图5－57所示。

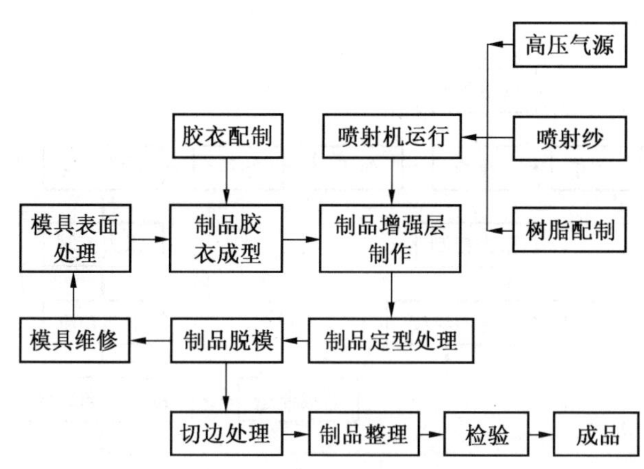

图5－57 喷射成型工艺流程

喷射成型工艺主要职业病危害因素分布见表5－15。

5）拉挤成型工艺

成型工艺：增强材料（玻璃纤维无捻粗纱、玻璃纤维连续毡及玻璃纤维表面毡等）在拉挤设备牵引力的作用下，在浸胶槽充分浸渍胶液后，由一系列预成型模板合理导向，得到初步的定型，最后进入被加热了的金属模具，在模具高温的作用下反应固化，从而得到连续的、表面光洁、尺寸稳定、强度极高的玻璃钢型材，如图5－58所示。

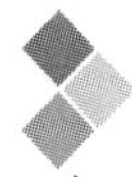

表5－15 喷射成型工艺主要职业病危害因素分布

职业病危害因素	存在部位（或环节）描述	职业病危害因素	存在部位（或环节）描述
化学毒物	胶衣配制	苯、甲苯、二甲苯	制品定型处理
化学毒物	树脂配制	粉尘、噪声	切边处理
化学毒物、噪声	制品制作	粉尘	制品整理

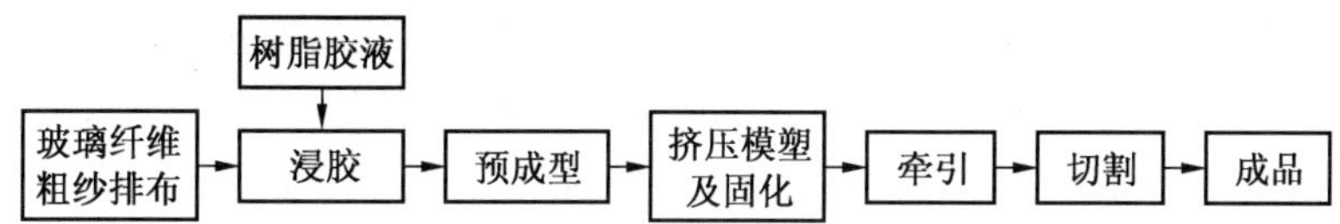

图5－58 拉挤成型工艺流程

拉挤成型工艺主要职业病危害因素分布见表5－16。

表5－16 拉挤成型工艺主要职业病危害因素分布

职业病危害因素	存在部位（或环节）描述	职业病危害因素	存在部位（或环节）描述
化学毒物	胶液配制	苯、甲苯、二甲苯	固化
丙酮、苯乙烯等	浸胶	粉尘、噪声	切割

3. 职业病危害因素控制

玻璃钢制作中主要工艺就是玻璃纤维布和树脂的固化定型、后期机械加工和涂装。

1）化学毒物

涉及的化学毒物有苯、甲苯、二甲苯、苯乙烯、丙酮，此外还有环氧氯丙烷、溶剂汽油、醋酸酯类等，其中最主要的化学毒物是苯乙烯、丙酮等。

控制措施：①采用工艺先进、自动化机械化程度高的工艺，如喷射成型工艺，但在喷射过程中应加强防护；②把原料、配胶、手糊、模具、切边打磨等工作岗位合理分隔，减少混合污染；③设置整体和局部的通风收尘排毒系统；

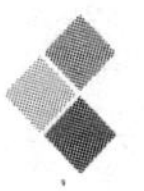

④提高自动化程度，主要设备密闭；⑤对作业场所劳动条件加强管理，并定期进行检查，同时进一步改进抽风排毒设备，做好个体防护；⑥定期进行职业健康检查，发现有禁忌证或中毒患者及时妥善处理。

2）粉尘

涉及的粉尘有玻璃纤维粉尘、有机粉尘等，有些企业可能还有石英砂尘、玻璃棉尘等。其中打磨、切割工种的粉尘浓度较高。

控制措施：①在玻璃钢预烘固化、包膜、清洗岗位和玻璃钢加工机床的切削钻磨位置加装排气罩，并给作业人员发放防尘防毒口罩；②由于对玻璃钢进行磨削加工时，无论采用干法还是湿法冷却，都会产生对人体有害的粉尘和气味，故应将吸尘器管口固定于磨头附近，将产生的切屑随时吸走；③在加工玻璃钢柱时，可采用冷却液冷却，冷却液在冷却磨头的同时还能将加工产生的粉状磨屑清除掉；④在自动化程度高的拉丝缠绕岗位合理安排巡视时间。

3）噪声

控制措施：①空压机站自动化，操作工位于密闭、隔声的操作室内工作；②为作业人员配备护听器或耳塞。

4）高温

控制措施：①烘房设计采用高厂房，屋顶开天窗，充分利用自然通风排除余热；②采用机械通风降低车间内的温度；③配备个人职业病防护用品。

第三节　陶瓷及其制品制造企业

陶瓷是用天然黏土以及各种天然矿物为主要原料经过粉碎混练、成型和煅烧制得的各种制品。陶瓷按用途可分为日用陶瓷、艺术（工艺）陶瓷、工业陶瓷等，工业陶瓷又可分为建筑卫生陶瓷、化工（化学）陶瓷、电瓷、特种陶瓷等。本节涉及的内容是工业陶瓷中的建筑卫生陶瓷，其他陶瓷产品的职业卫生相关知识暂不做介绍。

当前，我国陶瓷企业生产自动化程度总体不高，以国内卫浴生产企业为例，拥有全自动化生产设备的非常少，相当多的企业生产线上的大多数工作还是由人工完成。

正是因为国内卫浴企业生产条件相对落后，大部分工序还是依靠人工作业来完成，因此卫生陶瓷生产企业出现尘肺病较为常见。一些企业虽然在市场上

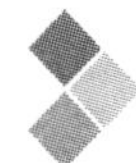

有很好的品牌形象,但生产工厂却是让人不敢移步,而中小卫浴企业这种现象更加严重。因此,加强陶瓷生产企业职业病危害因素识别和控制显得尤为重要。

在国外，特别是欧美一些发达国家，卫生陶瓷的生产车间基本上已实现自动化，即使是一些需要工人作业的工序，也配置了相应的卫生环保设施和评估体系。

陶瓷产品虽然种类繁多，物化性能多种多样，用途广泛，但它们的化学成分、矿物组成、物理性质等没有明显的界线，生产工艺流程类似。陶瓷制品的基本生产工艺流程有原料选定（进厂）、配料、坯釉料制备、成型、干燥、施釉、烧成以及后处理等工序。

本节的主要内容是结合陶瓷生产企业的基本工艺流程，对每个流程中存在的职业病危害因素进行辨识并提出控制措施，以减小对作业人员的危害，降低职业病的发生率。

一、坯料制备

坯料制备的工艺流程主要有原料的热处理、精选、破碎、配料、粉磨、除铁、过筛、搅拌等过程。除此之外，采用湿法制备坯料时还会有泥浆脱水、练泥、陈腐等工艺。

（一）工艺流程

坯料制备根据配料与混合方法不同，一般有干法配料和湿法配料。干法配料时原料粉碎后按配方比例称料，一起加入球磨机中细磨，或者分别在雷蒙磨机中干磨成细粉后一起倒入浆池中加水搅拌混合。湿法配料又称泥浆配料，是将各种原料分别在球磨机中磨成泥浆，然后按规定的配比将几种泥浆混合成一种料浆，如图5－59所示。采用湿法制备坯料时，泥浆的水分超过塑性成型和压制成型的要求，常采用压滤法或喷雾干燥法除去多余水分。

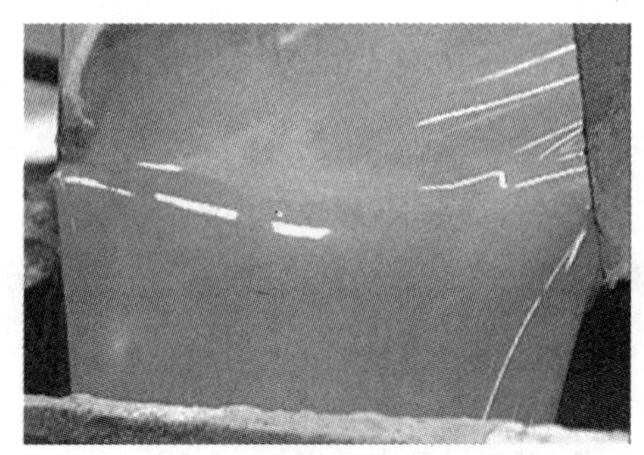

图5－59　泥浆料制备

（二）职业病危害因素分布

原料制备工艺流程中存在的主要职业病危害因素见表5－17。

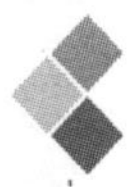

表 5-17　原料制备工艺流程中存在的主要职业病危害因素

职业病危害因素	存在部位（或环节）描述
高温、粉尘、噪声、一氧化碳、二氧化硫、氮氧化物	热处理
粉尘、噪声	碎料、配料投料
噪声	粉磨
粉尘、噪声、振动	除铁、过筛、搅拌
粉尘、噪声、化学毒物、高温	喷雾干燥

陶瓷生产喷雾干燥需要热能。目前，国内陶瓷生产企业主要用煤或重油燃烧提供热能。煤或重油含有一定的硫，燃烧后会生成二氧化硫，另外还有氮氧化物、一氧化碳等有害气体。同时司炉工、巡检工等还会接触到煤尘、高温等职业病危害因素。

（三）职业病危害因素控制

1. 热处理

不同原料热处理的温度不同，例如要得到 $\alpha-Al_2O_3$，要将 Al_2O_3 预烧到 1300～1600 ℃。受高温影响的岗位主要有窑炉岗位工、巡检工等。粉尘主要包括各种原料在入窑下料口、出窑等部位产生的泄漏。化学毒物如一氧化碳、二氧化硫、氮氧化物等都是燃料燃烧不完全产生的有毒气体。

1）高温

①做好窑炉的保温，采用导热率低的保温材料；②采用冷却风机或水冷的方式降低窑炉表面的温度；③加强窑炉车间的通风，可以采取自然通风或机械通风的方式降低车间内的温度；④间歇作业。

2）粉尘

①加强窑炉各部位的密封，减少粉料的泄漏；②设置局部收尘装置。

3）噪声

①为各种噪声源设备加装隔声装置；②在风机口设置消声装置；③设置独立的车间，把高噪声设备和低噪声设备分开。

4）化学毒物

化学毒物的防护可参照前述相关章节。

2. 碎料、配料投料

1）粉尘

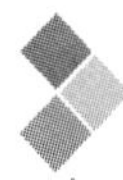

配料投料过程中，由于重力和空气动力的作用，原料逸散产生粉尘，尤其是原料比较干燥、粒径较小、投料落差较大时，产生的粉尘量较大。另外，场地上积存的浮尘在刮风或车辆行驶时会带起扬尘。

控制措施：①粗碎和粉碎应采用机械联动作业，矿石的粗碎、粉磨、混合、干燥等设备应设置密闭罩和吸风罩防止粉尘逸出；②原料破碎过程中尽量采用湿式作业，对原料喷水加湿（图 5－60），不能采用湿式作业的，则采用机械自动操作，或设置控制室，与粉尘作业点隔离；③在设计储藏室、混料车间时，应当尽量减少这些原料的多次挪动，减少粉尘扩散；④配料时采用机械联动作业，避免人工操作和接触粉尘，如果必须人工操作机器，应设置操作室；⑤投料铲车驾驶室尽量密闭，防止粉尘进入；⑥接料漏斗尽量设置低位，降低投料时物料的落差；⑦加料口、卸料点和物料运转点设密闭罩或吸风罩，在接料漏斗处装设收尘装置，或设置防护性屏障阻止粉尘扩散；⑧采用车辆运输干粉料时，要包装严密或置于密闭容器内，避免粉料裸露；拆包、倒包作业应设吸尘装置，并尽量实现机械化；⑨粉料输送与转运宜采用气力输送装置，若使用传送带，应加装局部（转运点）密闭罩或整体密闭罩，防止物料掉落产生粉尘；⑩尽量保持地面湿润，物料堆用防风网罩遮蔽，防止风吹扬尘。

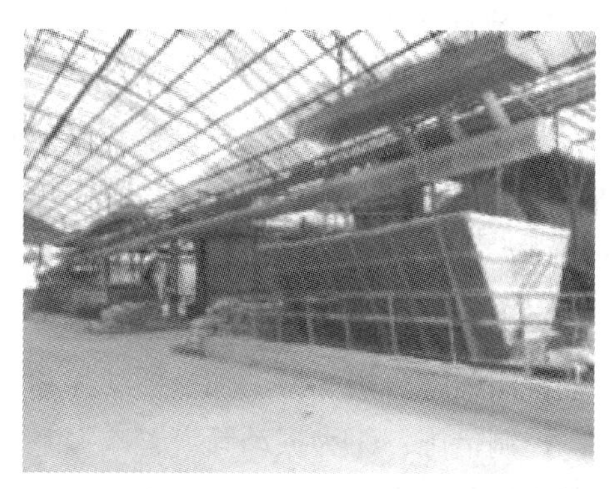

图 5－60　原料投料口

2）噪声

噪声主要是破碎机碎料时产生的。

控制措施：①为破碎机加装隔声罩；②铲车驾驶室尽量密闭；③使用非金属接料漏斗，减小物料与漏斗的碰撞声；④在接料漏斗处加设隔声屏障；⑤定期润滑传送皮带，降低摩擦声；⑥破碎机岗位工、铲车司机、巡检工等相关人员使用个人职业病防护用品，如护听器、耳塞等。

3. 粉磨

粉磨过程中产生的噪声主要是球磨机和电动机运行的声音。

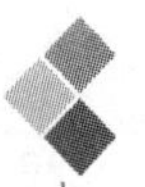

控制措施：①为球磨机设置隔离装置，降低噪声的叠加；②采用密闭的厂房，并设置吸声、隔声材料，降低噪声源；③仪器自动化运行，减少人员接触；④为球磨车间的作业人员配备防噪耳塞等。

4. 除铁、过筛、搅拌

1）噪声

①对有振动产生的设备设置减振基座，降低噪声源；②采用低噪声或低振动的设备；③设置独立的车间，并使车间密闭，车间内做吸声处理，或设置独立的操作室。

2）振动

常用的筛分机有振动筛、摇动筛和回转筛。

控制措施：①为振动筛设置减振基座；②采用振动小的筛分设备；③筛分设备机械化、自动化，减少作业人员的直接操作。

3）粉尘

部分陶瓷企业还涉及粉料包装、转运、存储等，此过程会有粉尘产生。

控制措施：①粉料包装尽量采用包装机自动化进行（图5－61）；②包装岗位应设置收尘装置，如负压式吸尘罩；③包装袋应具有一定的密封性和强度，避免漏袋或破损；④包装袋或包装台的清理宜采用移动式吸尘罩，避免使用气枪吹尘；⑤粉料转运时应包装后转运，或使用密闭性好的输送装置，防止粉尘逸散；⑥粉料输送优先采用管道负压输送方式；⑦粉料应存储于专用的库房或料仓内，库房结构应避免粉尘扩散和便于运输，料仓结构应保证粉料正常流动，避免流料中断或窜流；⑧为相关人员配备个人职业病防护用品。

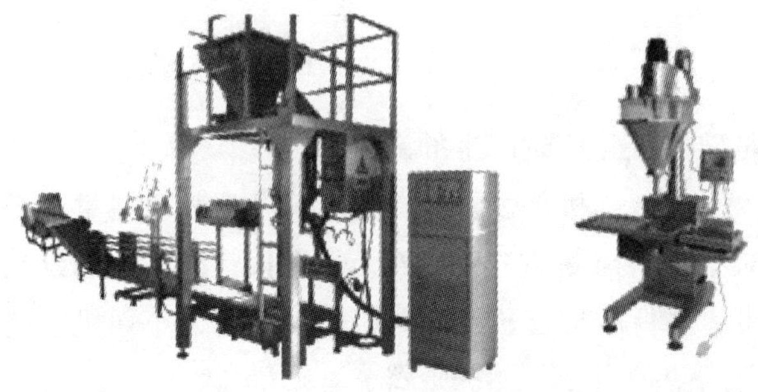

图5－61　全自动包装机与半自动包装机

5. 喷雾干燥

1）粉尘

喷雾干燥过程粉尘主要来源于司炉工投料过程中产生的煤尘。

控制措施：①采用电力、天然气等清洁能源提供热能；②采用机械加煤方式，避免人员接触；③将煤磨成粉状，采用自动化喷粉加煤技术；④清理煤灰时宜采用湿法作业降尘；⑤煤和煤渣应放置在规定的地点并采取必要的抑尘措施，如加盖防尘网、设置专门仓库等；⑥为司炉工、巡检工等相关人员配备个人职业病防护用品，如防尘口罩等。

2）噪声

① 仪器自动化运行，减少人员接触；②为巡检工配备防噪耳塞等。

3）高温

高温主要存在于司炉工投料环节。

控制措施：①操作者尽量远离投料口；②操作者须戴手套、头罩和脚盖等防护用品；③还应当配备有适当屏蔽功能的防护眼镜或带深色墨镜防护眼睛的辐射风险。

4）化学毒物

化学毒物主要指燃料燃烧后产生的二氧化硫、氮氧化物、一氧化碳、二氧化碳等气体。

控制措施：①采用低硫分燃料或电力、天然气等清洁能源提供热能；②喷雾干燥塔燃烧室及各相关管道务必密闭，以免气体泄漏；③加装气体泄漏报警装置；④为巡检工等相关人员配备个人职业病防护用品，如防毒口罩等。

二、成型

陶瓷生产中，“成型”也即“生坯成型”，指将原料塑造成具有一定几何形状的生坯，用于后续烧制成陶瓷产品。通常，陶瓷成型技术可分为三大类：注浆成型、可塑成型和压制成型。

注浆成型是指将具有流动性的浆料注入磨具腔内（模具使用前一般会进行前处理，如涂抹滑石粉等），经静置，浆料部分水分被磨具吸收，使浆料硬化成型为生坯。注浆成型主要用于卫生陶瓷、日用陶瓷及其他形状不规则陶瓷产品的成型生产，不太适用于陶瓷砖（墙地砖）的生产。

可塑成型是指在外力作用下，将原料坯料通过挤压、旋压、滚压、塑压等

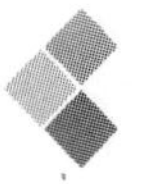

方法成型为生坯。由于可塑成型生坯含水量较高，致密度较低，干燥烧成过程中收缩率较大，所得熟坯产品尺寸规整度和可重复性较差，不适合几何尺寸要求严格的陶瓷产品（如墙地砖，尤其是大、中规格产品）生产，而广泛应用于日用陶瓷及部分小规格建筑陶瓷（如劈离砖）生产，厚度较薄，主要用于建筑外墙装饰性铺贴或地面铺贴。

压制成型是将含有一定水分或黏结剂的粒状粉料填充在某一特制的模型中，施加压力，使之压制成具有一定形状和强度的陶瓷坯体。凡是要求尺寸准确、形状规则的制品常用此方法成型，如陶瓷墙地砖（图 5－62）。压制成型通常又有干压法、半干压法、等静压法等。

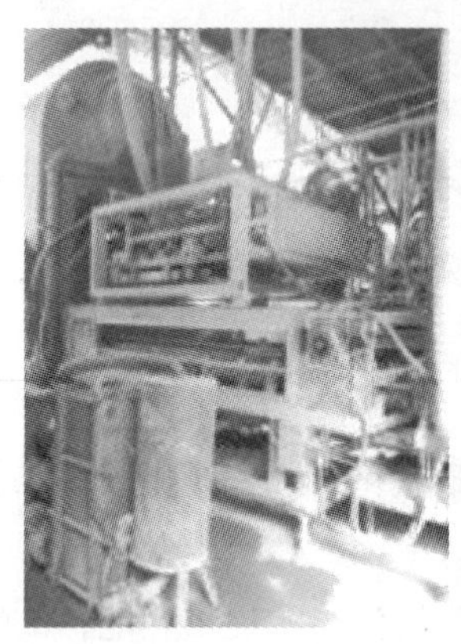
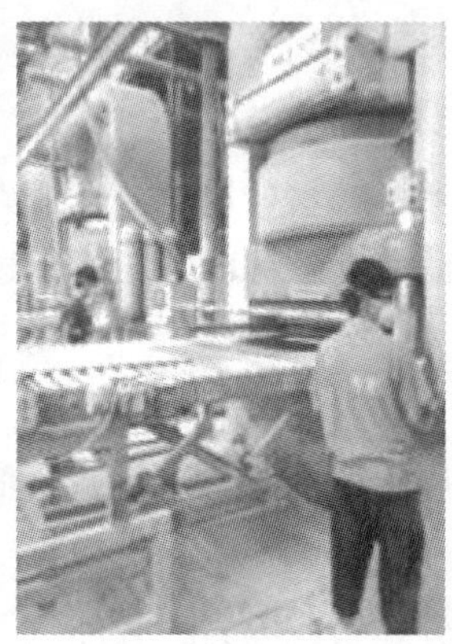
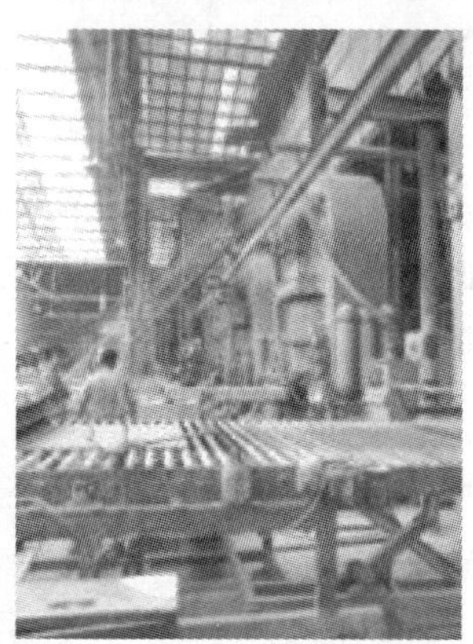

图 5－62　陶瓷墙地砖干压成型

1. 职业病危害因素分布

注浆成型和可塑成型产生的职业病危害因素均为设备运行时的噪声，都可以通过减少人员接触或佩戴防噪耳塞防止其对作业人员的危害。

干压成型时磨具快速移动会有碰撞声和气流声，同时粉料在气流作用下容易逸散而产生粉尘。

2. 职业病危害因素控制

1）粉尘

控制措施：①自动化进行，如注浆成型可采用高压注浆成型机组，注浆操作基本实现了半自动化；或为作业人员设置独立封闭的操作台或操作室，避免人员接触；②可塑成型应控制放入模型的泥料量，尽量减少压坯后余泥，多余泥料收集在专门容器中回收利用；③注浆成型应避免泥浆外溢，多余泥浆盛在专门容器中回收利用；④干压或半干压成型应将粉料控制在工作仓内，可在压坯产尘点加装防护罩或与压机一体式负压吸尘罩收尘，防止粉尘向外逸散；⑤干压或半干压成型应采用封闭方式，压制时产生的气流含有一定量的粉料，应将含尘气流通过管道引入收尘系统，回收粉料；⑥压机及附近区域应保持清洁，防止设备及地面残存泥料或粉料；⑦修坯（粘接附件、钻孔）或装饰（雕刻）应采用湿式或半干式作业，如必须采用干式作业时，应在作业点设置下吸或侧吸式排风罩，或在专门的带排风的装置内进行；⑧为相关工作人员配备防尘口罩等；⑨保持作业环境、设备清洁。

2）噪声

控制措施：①仪器自动化运行，减少人员接触；②加装隔声罩等；③为作业人员设置独立封闭的操作台或操作室；④为作业人员及巡检人员配备防噪耳塞等。

三、干燥

压制成型后的生坯含有一定的水分，为了提高生坯的强度，满足输送和后续操作（如施釉）的需要，生坯需要输送到干燥线进行干燥。干燥线前温区150 ℃、中温区180 ℃、后温区200 ℃，温度均匀上升，出干燥线时生坯保持5%的水分含量。

陶瓷生产中主要采用的干燥方式有对流干燥、辐射干燥和微波干燥。

对流干燥是用高温空气流过生坯表面，促使生坯水分蒸发。陶瓷生产中使用最为广泛、最为悠久的对流干燥设备主要有四种：烘房式干燥器、隧道式干燥器、立式干燥器和辊道式干燥器。前三种干燥器常用于日用陶瓷、卫生陶瓷或艺术陶瓷的干燥，而辊道式干燥器（图5－63）适用于建筑陶瓷生坯的大规模快速自动化生产，尤其在陶瓷砖

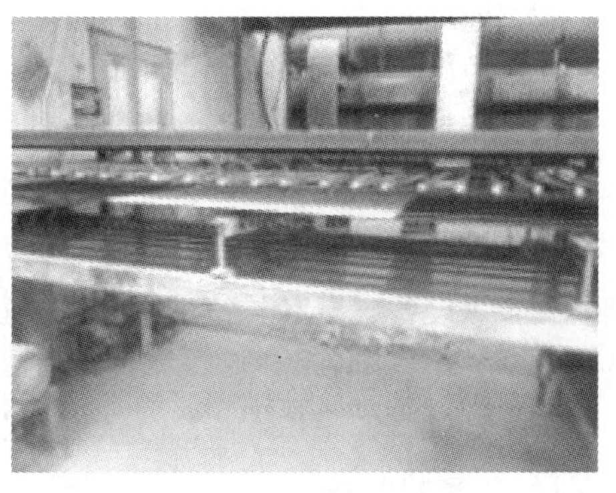

图5－63 辊道式干燥器

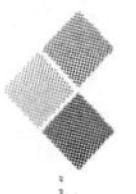

生产中应用最为广泛。

辐射干燥主要采用电能使辐射器产生热或辐射线（主要为近红外线、远红外线）照射生坯，生坯表面吸收辐射线而发热，促使水分蒸发。

微波干燥是指将坯体置于微波场中，利用微波带动坯体中水分子发生强烈振动，彼此摩擦生热，使水分蒸发。微波干燥器体积小、耗电量大、造价高、使用寿命短，且微波辐射对人体有害，目前在陶瓷生产中应用比较少。

1. 职业病危害因素分布

陶瓷生坯干燥过程中最主要的职业病危害因素是高温。如果使用微波干燥，还有微波辐射的危害因素。同时，生坯表面黏附的粉尘以及部分生坯在干燥过程中破碎产生的粉尘在气流的作用下会逸散。此外，生坯干燥热源主要来自于燃料（煤、水煤气、工业柴油、重油等）的燃烧，会产生二氧化硫、氮氧化物等有害气体。

2. 职业病危害因素控制

1）高温

控制措施：①生坯干燥车间的纵轴宜与当地夏季主导风向垂直，热源布置在夏季主导风向的下风向；②对厂房采用局部通风或全面通风措施降低车间内的温度；③设置热绝缘或热屏挡；④在高温期间为作业人员配备防暑降温物品；⑤为作业人员建立冷气休息室，合理安排作业时间，减少人员接触。

2）微波辐射

微波辐射主要存在于采用微波干燥的企业。控制措施:①使用合格的微波辐射干燥器;②定期测量作业人员操作位微波辐射剂量,确保其在限值范围内。

3）粉尘

控制措施：①自动化进行，避免人员接触；②干燥设备应保持清洁，及时清理破坯或残屑，防止残留在干燥设备内。

4）化学毒物

控制措施：①采用低硫分燃料或电力、天然气等清洁能源提供热能；②定期检查干燥设备燃烧室及各相关设备管道，确保其密闭性，防止气体泄漏。

四、釉料制备及施釉

（一）釉料制备

陶瓷釉料是陶瓷生产中最重要的装饰材料。陶瓷釉料根据类别与用途大致可分为：①铅釉和无铅釉；②生料釉与熔块釉；③一次烧成或二次烧成用釉；④瓷砖、餐具、卫生陶瓷与电瓷用釉；⑤高温釉和低温釉；⑥高膨胀釉和低膨胀釉；⑦颜色釉与无色釉；⑧透明釉与乳浊釉；⑨光泽釉、无光釉、半无光釉或花纹釉；⑩结晶釉等。

1. 工艺流程

制备釉料的原料有天然原料和化工原料两大类，前者与陶瓷坯体用料基本相同，只是纯度更高。化工原料根据其作用分为熔剂（如硼砂、硼酸、铅丹、硝酸钾、碳酸钙、氧化锌、硅酸盐等）、色剂（如氧化钴、氧化铜、氧化铁、氧化锰、氧化钒、硫化镉等）和乳浊剂（如氧化钛、氧化锑、氧化锡、氧化锆、氧化硒等）三类。

釉料制备流程与泥浆料类似，包括配料、球磨细碎、过筛除铁等。部分厂家在釉料中添加一定比例的溶剂、分散剂、结合剂等，制成陶瓷墨水。釉料制备工艺流程如图 5－64 所示。

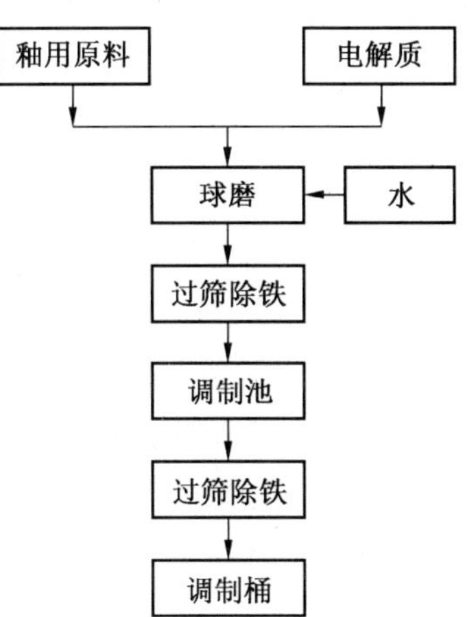

图 5－64　釉料制备工艺流程

2. 职业病危害因素分布

釉料制备工艺流程中的主要职业病危害因素见表 5－18。

表 5－18　釉料制备工艺流程中的主要职业病危害因素

职业病危害因素	存在部位（或环节）描述
粉尘、噪声、重金属化合物	粗碎、中细碎、称量、配料
粉尘、噪声、重金属化合物	球磨
噪声、振动、重金属化合物	过筛除铁

3. 职业病危害因素控制

1）粉尘

釉用原料如石英、长石等硬质原料在破碎、球磨等过程中会产生粉尘，化工原料、有毒原料在称量过程中会产生粉尘。

控制措施：①密闭破碎、粉磨设备，设置局部收尘装置；②保持工作场所

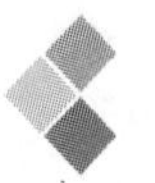

相对湿润，防止产生二次扬尘；③加强设备的经常性维护，保持设备最佳运作效率，不断提高收尘效果。

2）噪声

控制措施：①采用低噪声的设备；②合理布局生产车间，降低车间高噪声源密度；③密闭产生噪声的设备，并采用吸声、隔声等降噪材料。

3）振动

控制措施：①改革工艺，采用无振动或低振动的设备；②为振动设备加装减振装置；③为作业人员配备防振鞋。

4）重金属化合物

陶釉的颜料中大都含铅、镉、镍、铬、铝、镁、铁、铜、钴、锰、锑等重金属化合物。在给陶坯上釉以及在釉粉的配料、混料、运输或储存过程中，如果防护不当，这些重金属化合物会随着釉粉通过口、鼻进入人体；在人体过量积聚就会造成伤害，严重者还会导致中毒。

控制措施：①采用新技术、工艺，如陶瓷墨水；②将产毒设备密闭，并设置通风装置；③为作业人员配备防毒面具；④定期检测工作场所空气中毒物的浓度并现场公布；⑤定期对相关岗位的作业人员进行职业健康检查，将患有职业禁忌证的人员调离岗位等。

（二）施釉

1. 工艺流程

无釉砖不需要施釉，但有的品种需要多次施釉，即所谓的底釉和面釉。深色砖一般不施底釉，而生产比砖坯颜色浅的浅色砖需施底釉。釉面装饰根据产品的设计进行选择。

施釉根据操作方式分为喷釉和淋釉（图 5 –65）。喷釉即用喷枪通过压缩

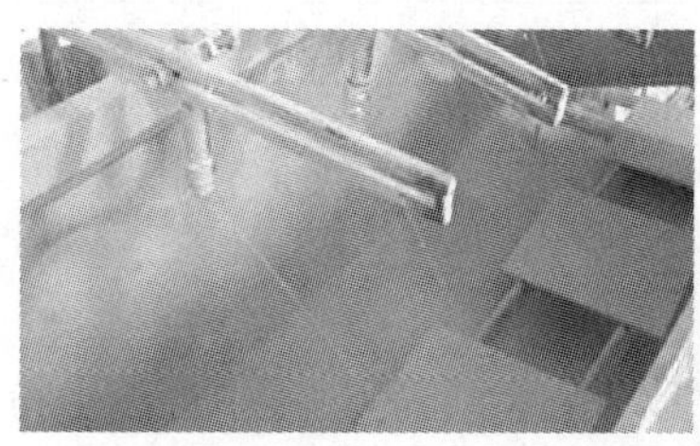

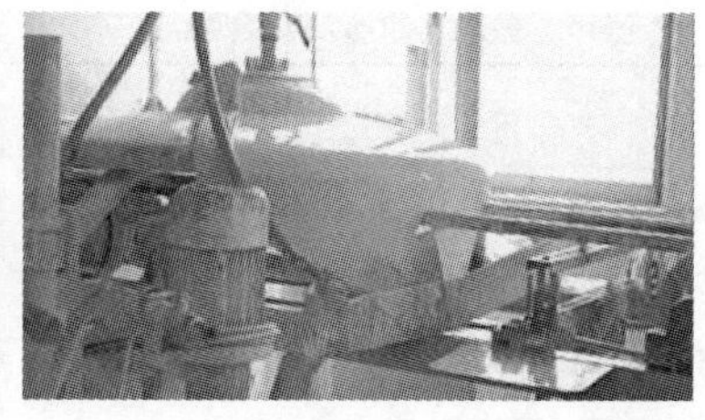

图 5 –65　喷釉（左）与淋釉（右）

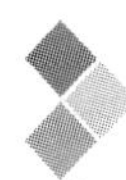

空气使釉浆在压力作用下喷散成雾状，施到坯体表面；淋釉是将釉浆抽入高位罐，通过釉槽和筛网格的缓冲作用，使釉浆通过光滑的钟罩，均匀如瀑布一样覆盖在坯体表面。

施釉完成后进行印花，是按照预先设计的图样，通过平板印花（或丝网印刷）或辊筒印花（或辊筒印刷），将印花釉透过网孔或辊筒转印到釉坯上。部分产品在成型时通过布料的方式实现。

陶瓷喷墨印刷技术是一种新的无接触、无压力、无印版的印刷技术，该技术是将陶瓷粉料或釉料制成陶瓷墨水，通过打印机将陶瓷墨水直接打印到载体上成型，成型体的形状及几何尺寸由计算机控制（图5－66）。陶瓷喷墨印花具有无可比拟的技术优势和经济效益，能在极短的时间内达到个性化的要求，更加适合当今瓷砖个性化、艺术化、小批量、多花色、低碳环保的发展趋向。在意大利、西班牙等国，陶瓷喷墨印刷技术已经广泛应用于陶瓷装饰。

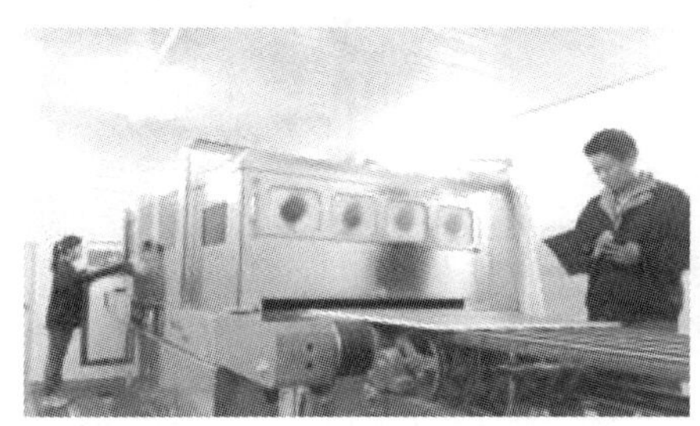
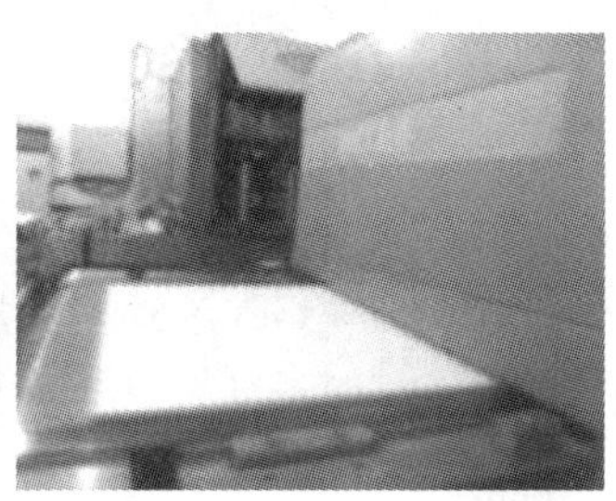

图5－66　陶瓷喷墨印花（或打印）机

2. 职业病危害因素分布

1）粉尘

在釉料制备、喷釉过程中，部分陶瓷粉体或釉料随着有机溶剂的挥发而产生少量粉尘。

2）化学毒物

在釉料配制、施釉、印花过程中，作业人员直接或间接接触釉料，釉料中的铅、锰、铬等重金属盐会对身体造成危害；同时部分挥发性有机溶剂对作业人员健康亦造成影响。

3. 职业病危害因素控制

施釉时产生的粉尘量较少，主要是对化学毒物的控制：①采用机械手施

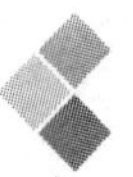

釉；②设置单独的釉料配制间及施釉间（图 5－67），并进行全面通风；③加强对釉料及其原料的管理，使用时避免釉料或原料洒落；④喷釉或淋釉区域加装局部通风装置；⑤手工喷釉时，应在排风罩或通风柜中进行，喷釉方向应朝向排风罩内；⑥施釉等相关人员佩戴过滤式防毒面具，戴化学安全防护眼镜，穿防毒物渗透工作服，戴橡胶手套；⑦加强车间管理，设置更衣室和冲洗设施，工作服不宜带出车间，下班前宜充分冲洗面部及手臂；⑧定期检测空气中各类毒性气体的含量，并告知岗位作业人员；⑨车间应配备应急设备，如应急洗眼器、急救药品等，定期对作业人员进行应急演练；⑩人员定期轮换，避免工作人员长期接触毒物。

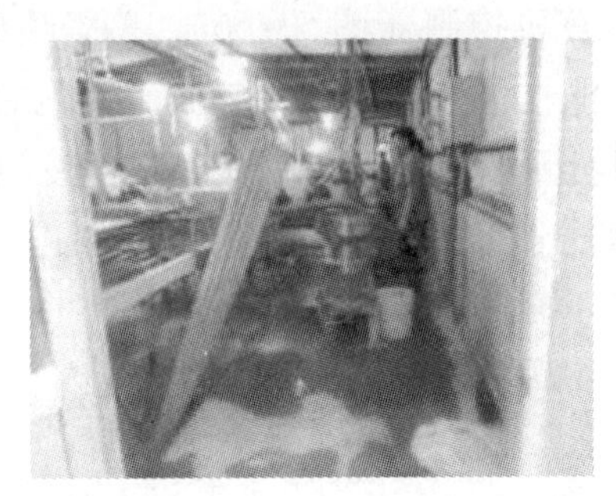

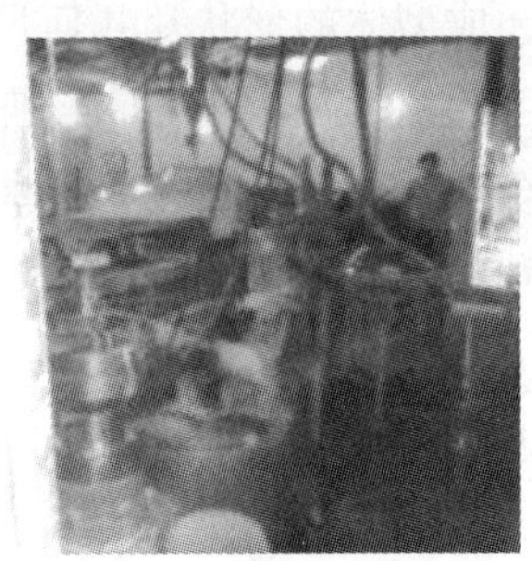

图 5－67　某陶瓷生产企业施釉间

五、烧成

烧成是指对陶瓷生坯进行高温热处理，使其发生一系列物理化学变化，最终形成具有一定微观结构和晶相组成的陶瓷熟坯产品。

1. 工艺流程

陶瓷烧成工艺流程主要包括上砖底粉、入窑烧成和出窑抽检。

1）上砖底粉

建筑陶瓷墙地砖进窑烧成前通常会在坯体底部施加砖底粉（主要成分为氧化铝），或涂抹氧化铝浆。瓷砖在高温烧制时会产生液相，假如不上砖底粉，液相会使坯体互相粘连而破坏坯体。同时，液相易粘连烧成设备与砖坯接触部分（如辊棒等）而对其造成破坏。上过砖底粉的砖坯入窑烧成时才不易互相粘连，也不易粘连烧成设备，延长其使用寿命。

日用及艺术陶瓷为防止坯体互相粘连或粘连设备一般会先装入匣体，再入窑烧成。

2）入窑烧成

砖坯烧成的整个过程按照烧制温度变化及时间先后可以划分为 4 个阶段：①预热阶段（室温至 300 ℃）；②低温烧成阶段（300 ~ 950 ℃）；③高温烧成阶段（950 ℃至最高温度：陶瓷砖近 1200 ℃，影青釉 1280 ~ 1320 ℃，裂纹釉 1280 ~ 1340 ℃）；④冷却阶段（最高温度至室温）。

实际生产中，根据不同需要生坯可能经历一次或两次上述过程（或其中一部分），分别称为"一次烧成"和"二次烧成"。一次烧成是指生坯（施釉或不施釉）经历一次烧成过程后直接成型为熟坯；二次烧成主要针对施釉产品，又分为低温素烧高温釉烧和高温素烧低温釉烧两种。目前，陶瓷中的釉面砖多采用低温素烧高温釉烧的二次烧成方法进行生产。

烧成设备主要包括辊道窑、隧道窑和梭式窑。传统的隧道窑和梭式窑主要用于砖块、屋顶瓦等产品以及尺寸较复杂产品（如卫生陶瓷、日用陶瓷和艺术陶瓷等）的生产，辊道窑适合墙地砖等扁平型产品的大规模快速自动化生产，目前在国内外陶瓷行业得到了广泛应用。

3）出窑抽检

陶瓷烧成之后，一般会对陶瓷的相关性能进行抽检。企业根据需要自行设定检测项目，通常会进行吸水率、弯曲强度、抗震性能等检测。

2. 职业病危害因素分布

1）粉尘

粉尘来源主要有三类：①上砖底粉、装出窑时产生的粉尘；②坯体表面黏附的粉尘，以及部分坯体在烧成过程中破碎产生的粉尘，其在辊道滚动及气流的作用下会逸散到周围空气中；③烧成过程中采用耐火材料纤维（氧化铝、二氧化硅）作为保温材料，这些材料与陶瓷砖坯体摩擦过程中会产生粉尘。部分生产企业在烧成设备中填充石棉等保温材料（图 5 - 68），这些材料在与陶瓷砖坯体摩擦过程中也会产生石棉粉尘。

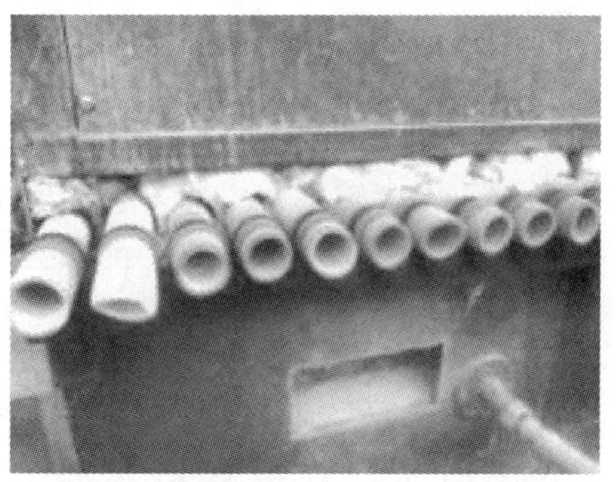

图 5 - 68 烧成设备中填充保温材料

2）化学毒物

化学毒物的来源主要有以下两类：

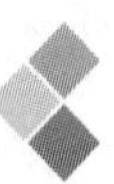

（1）多数陶瓷生产企业采用燃料（煤、水煤气、工业柴油、重油等）燃烧供热，会产生二氧化硫、氮氧化物、一氧化碳等有害气体。

（2）在辊道窑不同的烧成窑段，生坯发生不同的物理化学反应，释放出多种气体（多数为有害气体）：①预热窑段，不发生化学反应，主要是水分的蒸发，以及生坯原料与釉料中含有的挥发性有机物（甲醇、丁醇、丙酮等）的排出。②低温烧成窑段，是烧成过程中主要的排气阶段。生坯原料中含有的诸多物质在该阶段氧化或分解（有机物、碳素、铁质化合物发生氧化反应，结构水、碳酸盐、氯化物、氟化物及部分硫酸盐发生分解反应），排出多种气体，如二氧化碳、二氧化硫、氯化氢、氟化氢及水蒸气。③高温烧成窑段，是烧成过程中主要的液相形成、晶形转变、坯体最终瓷化的阶段。该窑段初期，坯体及釉料中的氧化与分解作用继续进行，排放出二氧化碳、二氧化硫、氯化氢、氟化氢等气体；另外，空气中氮气和氧气高温时还会生成氮氧化物。④冷却窑段，前窑段反应生成的部分有毒有害残留气体在本窑段释放出来。

3）高温

在烧成的整个窑段均存在高温。

3. 职业病危害因素控制

1）粉尘

控制措施：①采用自动化程度较高的窑炉，如辊道窑、隧道窑或间歇式大型台车窑，避免使用需人工在窑室内作业的窑炉；②窑炉应避免使用石棉作保温材料，可采用硅酸铝、岩棉等材料替代；③上砖底粉、装出窑及烧成过程自动化，减少作业人员的接触；④待烧成的坯体及时装入匣体，防止粉尘污染；⑤装坯作业时，工作人员尽量处在机械通风或自然通风的上风侧，匣钵内需用垫层，严禁用石英粉或糠灰等作垫层；⑥焙烧加煤口需设置吸风罩，清理煤灰加水润湿；⑦装出窑加装自动清扫收尘部件（图5－69），如带有清扫刷的袋式收尘器或管道收尘器；⑧废坯、废渣要及时清理，放入专门的废料箱内；⑨为巡检工等相关人员配备个人职

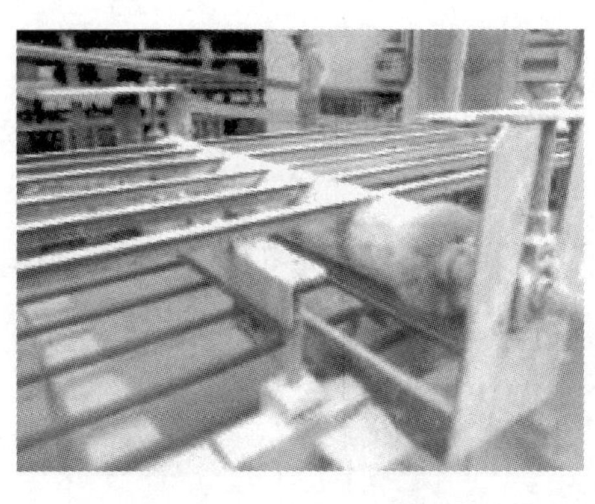

图5－69　自动扫尘刷

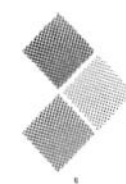

业病防护用品，如防尘口罩等；⑩人工清灰时应采用专用工具，并在作业点设置排风罩，禁止用嘴吹灰。

2）化学毒物

控制措施：①采用低硫分燃料或电力、天然气等清洁能源提供热能；②烧成设备燃烧室、燃料输送管及各相关设备管道尽量密闭，以免气体泄漏；③加装气体泄漏报警装置；④窑炉两侧及上部加装负压排风罩，或下送上排局部排风装置；⑤定期检测空气中各类毒性气体的含量，并告知岗位作业人员；⑥为巡检工等相关人员配备个人职业病防护用品，如防毒口罩等。

3）高温

控制措施：①烧成过程全自动化，减少作业人员的直接接触；②烧成设备做好保温措施，减少热量排放；③不影响工艺操作的情况下，合理设计车间和布置热源，尽量疏散热量；车间的纵轴宜与当地夏季主导风向垂直，热源布置在夏季主导风向的下风向；④采用自然通风或机械通风的方式降低车间温度；⑤在高温天气期间，为作业人员备足饮用水或绿豆水、防中暑药品等；⑥为作业人员建立冷气休息室，合理安排作业人员的作业时间；⑦司炉工、巡检工等须戴手套、头罩和脚盖等防护用品，除此之外还应当配备有适当屏蔽功能的防护眼镜或带深色墨镜防护眼睛的辐射风险；⑧制定中暑应急救援预案并定期演练，以提高作业人员发生中暑情况时的救人与自救能力。

中暑的急救方法：①立即将病人移到通风、阴凉、干燥的地方，如走廊、树荫下；②使病人仰卧，解开衣领，脱去或松开外套；若衣服被汗水湿透，应更换干衣服，同时开电扇或空调（应避免直接吹风），以尽快散热；③用湿毛巾冷敷头部、腋下以及腹股沟等处，用温水擦拭全身，同时进行皮肤、肌肉按摩，加速血液循环，促进散热；④意识清醒的病人或经过降温清醒的病人可饮服绿豆汤、淡盐水，或服用人丹、十滴水和藿香正气水（胶囊）等解暑；⑤一旦出现高烧、昏迷抽搐等症状，应使病人侧卧，头向后仰，保持呼吸道通畅，同时立即拨打求助电话，求助医务人员给予紧急救治。

六、后处理

陶瓷完成烧制工艺后，对于很多品种，不论是日用及卫生陶瓷、艺术陶瓷，还是建筑陶瓷等，都需根据要求进行一定的后处理。

1. 工艺流程

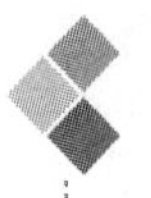

不同陶瓷产品的后处理工艺不同，日用及卫生陶瓷主要是修补、抛光等；艺术陶瓷主要是雕刻、装饰等；建筑陶瓷后处理工艺较多，主要包括切边、刮平、抛光、磨边、上防污剂等。产品最终进行拣选分级、包装入库等。

2. 职业病危害因素分布

后处理工艺流程中存在的职业病危害因素见表5－19。

表5－19　后处理工艺流程中存在的职业病危害因素

职业病危害因素	存在部位（或环节）描述	职业病危害因素	存在部位（或环节）描述
粉尘、噪声	切边	噪声、化学毒物	上防污剂
粉尘、噪声、手传振动	刮平	噪声	拣选分级
粉尘、噪声、手传振动	抛光	木粉尘、噪声	包装入库
粉尘、噪声、手传振动	磨边		

3. 职业病危害因素控制

1）粉尘

陶瓷后处理工艺中切边、刮平、抛光和磨边均会产生粉尘，尤其是抛光环节，在抛光釉面瓷砖时产生的粉尘为混合性粉尘，有釉料产生的粉尘，也有瓷砖等产生的粉尘。有些企业单独设置了木加工车间，会产生木粉尘。

控制措施：①设备自动化流水线式作业，避免人员接触；②采用湿法或半干法作业，可有效控制粉尘产生；如必须使用干法作业，应在作业点设置下吸或侧吸式排风罩或收尘装置（如袋式收尘器、管道式收尘等），或在专门的带排风的装置内进行；③地面及时清理，或保持地面湿润，防止地面扬尘；④产尘量大的区域设置防护性屏障，降低粉尘扩散；⑤为现场作业人员及巡检工等配备防尘口罩，并监督其正确佩戴。

2）噪声

噪声在后处理整个流程中均存在，尤其是切边、刮平、抛光和磨边过程中设备与砖坯碰撞或摩擦的声音最为严重。

控制措施：①采用噪声低的先进设备，对噪声源要进行密闭处理，对生产设备采取减振降噪措施，对车间的墙壁（图5－70）、屋顶（图5－71）或工作场所内进行有效吸声处理，如悬挂吸声体（图5－72）等；②将压机、窑炉、抛光、打磨、球磨等工序进行有效分隔，可以减少存在噪声源工序的噪声强度叠加，同时可以避免影响到其他无噪声源的工序；③降低车间内压机、抛光、打磨、切边等高噪声设备的密度，可以减少同工序噪声的叠加；④湿法作业，可一定程度地降低噪声强度；⑤加设隔声屏障；⑥定期对机电设备进行检修、润滑，更换易损件，紧固易松动的零部件；⑦为岗位作业人员、巡检人员等配备防护用品，如护听器、耳塞等，并监督其正确佩戴；⑧定期体检，职业禁忌证者调岗，职业性听力减退及耳鸣者应及时脱离噪声岗位。

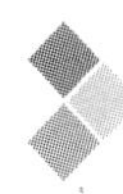

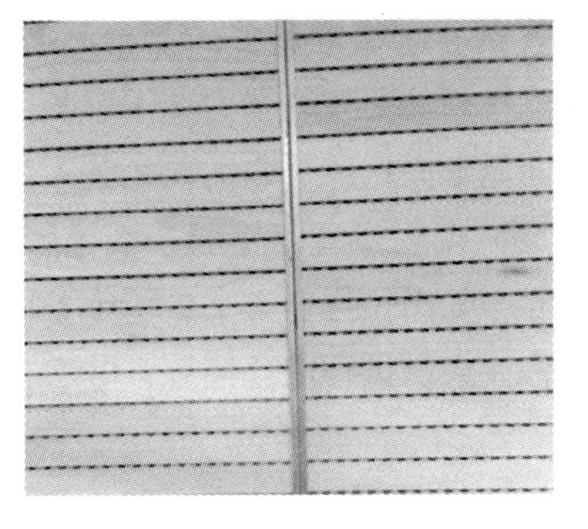

图 5－70 吸声墙壁

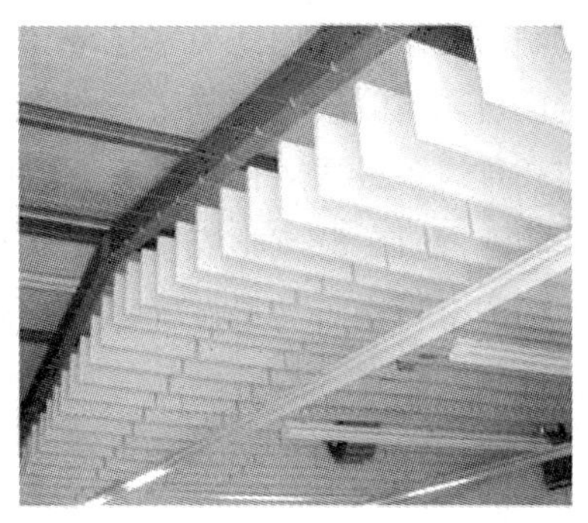

图 5－71 吸声屋顶

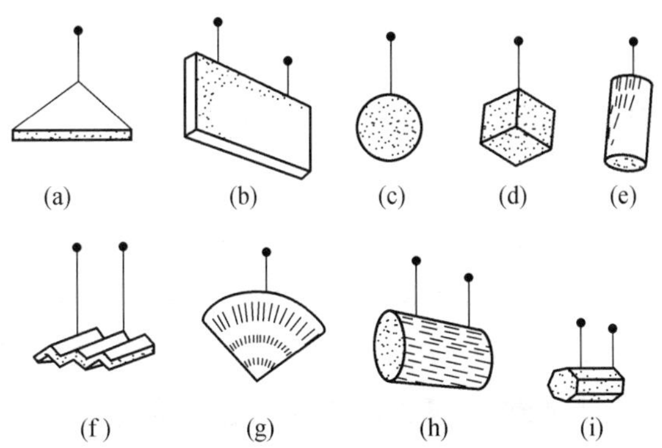

图 5－72 各种形状的吸声体

3）振动

手传振动主要来自于手工刮平、抛光及磨边。

控制措施：①采用机械自动化设备，如刮平机、抛光机、磨边机等；②为

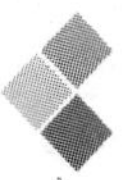

作业人员配备防振手套,并监督其正确佩戴(机床运行时禁止佩戴手套);③合理安排作息，减少作业人员的接振时间。

4）化学毒物

化学毒物主要来自于上防污剂过程中有毒有害物质的挥发。

市场上很多陶瓷防污剂，尤其是劣质防污剂，有的使用了对人体有害的化工原料（如甲苯、三氯甲烷等），它们有强烈的刺激性气味，会对作业人员的身体产生不利影响。

控制措施：①选用优质绿色环保型防污剂；②设置单独的上防污剂车间，进行全面通风；③上防污剂区域加装上送下排局部通风装置；④手工喷防污剂时，应在排风罩或通风柜中进行，喷射方向应朝向排风罩内；⑤相关人员佩戴过滤式防毒面具，戴化学安全防护眼镜，穿防毒物渗透工作服，戴橡胶手套；⑥定期检测空气中各类毒性气体的含量，并告知岗位作业人员；⑦配备应急设备，如应急洗眼器、急救药品等，定期对作业人员进行应急演练；⑧实行岗位轮换，避免作业人员长期吸入毒物。

七、煤气发生炉

有煤气发生炉的企业可参照平板玻璃企业煤气发生炉的相关职业病危害因素控制措施。

八、天然气站

天然气的毒性取决于其含硫化物的多少，含硫量越高则毒性越大。一般低浓度的天然气可引起人体怕光、流泪、呛咳、流涕等眼和上呼吸道刺激症状。当浓度达25% ~30%时，作业人员可出现头疼、头晕、呼吸加速、心跳加快、注意力不集中、乏力及肌肉协调运动失常等；当浓度进一步升高时，则出现意识障碍、四肢冰冷、呼吸心跳停止，甚至“电击样”死亡。作为燃料，天然气也会因发生爆炸而造成伤亡。

虽然天然气比空气轻而容易发散，但是当天然气在房屋或帐篷等封闭环境里聚积的情况下，达到一定的比例时，就会触发威力巨大的爆炸。爆炸可能会夷平整座房屋，甚至殃及邻近的建筑物。甲烷在空气中的爆炸极限下限为5%，上限为15%。

采用天然气为燃料的企业，应对天然气站加强防护。

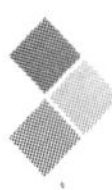

1. 职业病危害因素分布

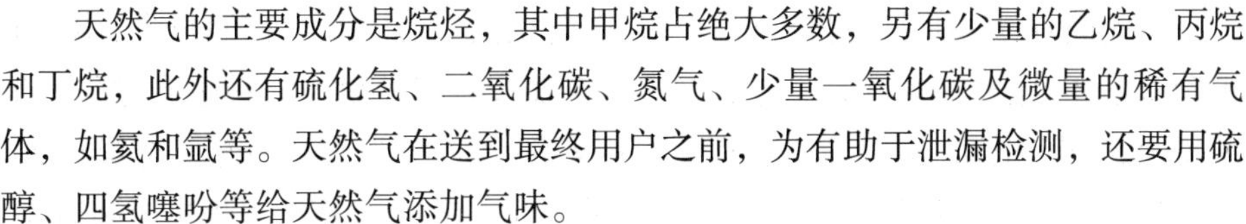

天然气的主要成分是烷烃，其中甲烷占绝大多数，另有少量的乙烷、丙烷和丁烷，此外还有硫化氢、二氧化碳、氮气、少量一氧化碳及微量的稀有气体，如氦和氩等。天然气在送到最终用户之前，为有助于泄漏检测，还要用硫醇、四氢噻吩等给天然气添加气味。

存在的职业病危害因素主要有甲烷、硫化物、硫醇、四氢噻吩等。

2. 职业病危害因素控制

控制措施：①天然气站应远离人员密集的作业场所；②天然气站应采用机械通风；③设置可燃气体泄漏报警装置；④定期对天然气站空气中的甲烷进行检测并公布；⑤做好个人呼吸防护。

九、有限空间作业、电焊作业

有限空间作业、电焊作业产生的职业病危害因素见表 5－20。

表 5－20　有限空间作业、电焊作业产生的职业病危害因素

职业病危害因素	存在部位（或环节）描述
粉尘、噪声、一氧化碳、二氧化碳、氮氧化物	有限空间作业
电焊烟尘、二氧化锰、一氧化碳、二氧化碳、氮氧化物、紫外线辐射、臭氧	电焊作业

有限空间作业、电焊作业的职业病危害控制参照前述章节的相关内容。

第四节　耐火材料及其制品制造企业

自 2001 年以来，在钢铁、有色、石化、建材等高温工业高速发展的强力拉动下，耐火材料行业保持着良好的增长态势，我国已成为世界耐火材料的生产大国和出口大国。

耐火材料行业的发展与国内矿产资源的保有量休戚相关。铝矾土、菱镁矿和石墨是三大耐火原料。而中国是世界三大铝土矿出口国之一，菱镁矿储量居世界第一，还是石墨出口大国，丰富的资源支撑着中国耐火材料度过了高速发展的十年。但是，由于无序开采、加工技术水平不高，导致资源综合利用水平较低，浪费较为严重。上述矿产资源，特别是高品位耐火原料资源已越来越

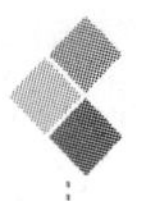

少，节约资源、综合利用资源已成为当务之急。

与此同时，中国耐火材料企业众多，企业规模、工艺技术、控制技术、装备水平参差不齐，先进的生产方式与落后的生产方式共存。耐火材料生产过程产生的粉尘、噪声、振动、辐射等职业病危害因素都会对作业人员的健康造成伤害。故本节结合耐火材料生产工艺流程，进行职业病危害因素辨识并提出控制措施。

为了便于职业病危害因素的辨识，本节按照耐火材料热处理方式的不同分为烧结耐火材料、不烧耐火材料、熔铸耐火材料和不定形耐火材料，其中不定形耐火材料按成型工艺又分为浇注料、捣打料、可塑料、喷涂料等。由于烧结耐火材料、不烧耐火材料工艺过程基本类似（不烧耐火材料无烧结过程），故将两种工艺放在一起进行职业病危害因素的辨识与控制描述。

一、烧结耐火材料和不烧耐火材料

（一）工艺流程

1. 烧结耐火材料

烧结耐火材料生产工艺流程如图 5－73 所示。

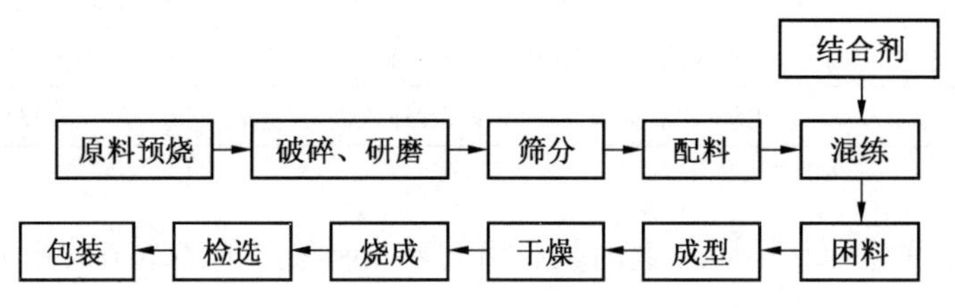

图 5－73　烧结耐火材料生产工艺流程

2. 不烧耐火材料

不烧耐火材料包括镁（铝）碳砖、碳砖、磷酸盐砖、不烧耐碱砖、不烧镁铬砖等。其主要生产工艺过程包括原材料预烧、破碎、筛分、原料混合、成型、干燥等。不烧耐火材料与烧结耐火材料在工艺上的区别在于坯料不进行煅烧过程，其生产工艺流程如图 5－74 所示。

（二）职业病危害因素分布

耐火原料预烧过程中会产生粉尘、高温、噪声等职业病危害因素。黏土、高铝矾土的煅烧温度一般为 1350～1550 ℃，失重 15% 左右；菱镁矿、白云石

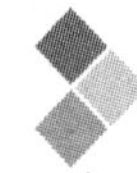

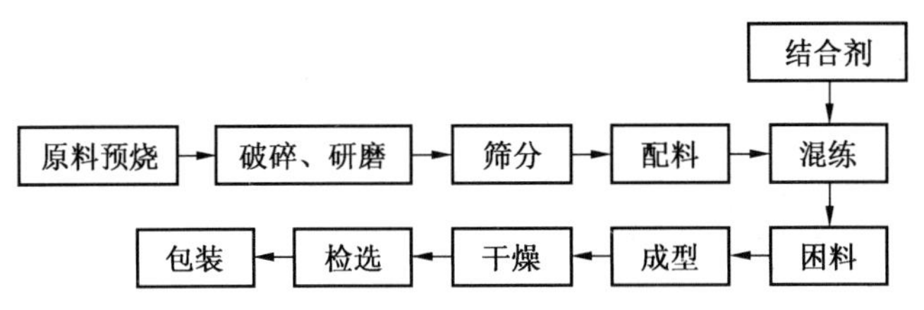

图 5-74　不烧耐火材料生产工艺流程

的煅烧温度一般为 1650~1850 ℃，失重 50% 左右。

原料破碎、粉碎、筛分、配料、混练过程均会产生粉尘，主要为各类原料粉尘。黏土类耐火原料还可能存在氧化铝粉尘，部分产品原料中有蛇纹石和（或）滑石，因此要检测石棉及滑石粉尘含量。

在有机结合剂使用过程中会产生部分有机物质，如沥青挥发物、醋酸乙烯酯（乙酸乙烯酯）、酚醛树脂粉尘等化学有害因素。

仪器设备运转时会产生噪声、振动，产生噪声较大的工序为破碎工序。

混合后的物料装模后压制成型，成型方法很多，除了压制成型方法外，还有振动成型、捣打成型、可塑成型（多用于莫来石、矾土熟料等原料生产过程中）、注浆成型、熔铸成型、热压成型。不同的成型方式产生的职业病危害因素不同，但总结起来主要产生粉尘、噪声和振动等职业病危害因素。

干燥过程会产生高温，如采用红外线辐射干燥、高频及微波干燥则存在红外线辐射、高频辐射及微波辐射，如采用烟气隧道干燥器则存在 SO_2、CO、CO_2、NO_x、煤尘。如果采用石棉作为保温材料，则可能产生石棉尘；采用氧化铝质耐火材料作为保温材料，则可能产生氧化铝粉尘。

煅烧是个高温过程，使用煤或天然气作为燃料，存在燃烧废气，如 SO_2、CO、CO_2、NO_x 等。

烧结耐火材料与不烧耐火材料生产过程中可能存在的职业病危害因素见表 5-21。

（三）职业病危害因素控制

1. 原料堆场

原料堆场如果是露天的，则会造成粉尘的无组织排放，对环境造成污染，对作业人员的健康产生影响。

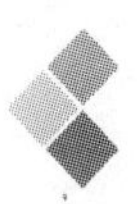

表5－21　烧结耐火材料与不烧耐火材料生产过程中可能存在的职业病危害因素

职 业 病 危 害 因 素	存在部位（或环节）描述
粉尘	原料堆场
粉尘、高温、噪声	原料预烧
粉尘、噪声、振动	破碎、粉碎、筛分
粉尘、噪声、振动	配料、混练、困料
粉尘、噪声、振动	成型
粉尘、噪声、高温、高频辐射、微波辐射、红外线辐射、SO_2、CO、CO_2、NO_x、沥青蒸气、乙酸乙烯酯等	干燥
粉尘、噪声、高温、SO_2、CO、CO_2、沥青蒸气、乙酸乙烯酯等	烧成
X射线	检选
粉尘、噪声	包装

控制措施：①采取封闭堆棚储存各种原料，并保证物料正常流动，严防塌陷和粉尘外逸，厂房设置收尘设施（图5－75）；②非冰冻季节宜对原料库内非锐硬性物料的料堆进行喷雾淋水，或对原料堆场进行遮盖，降低无组织粉尘的排放；③将原料装袋分类摆放，并搭建原料堆棚（图5－76）或加盖苫布防尘。

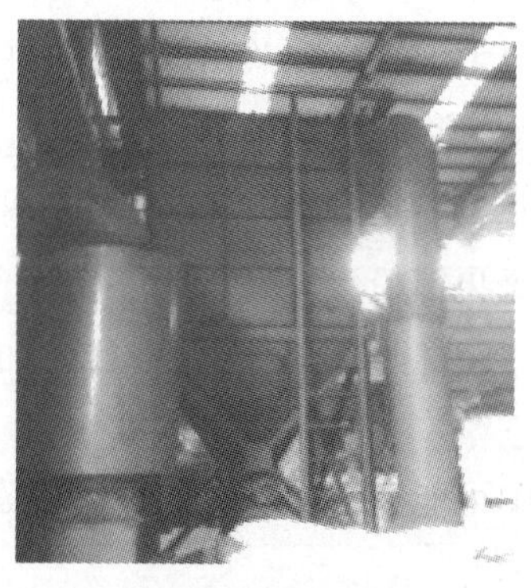

图5－75　储料间设置脉冲袋式收尘器

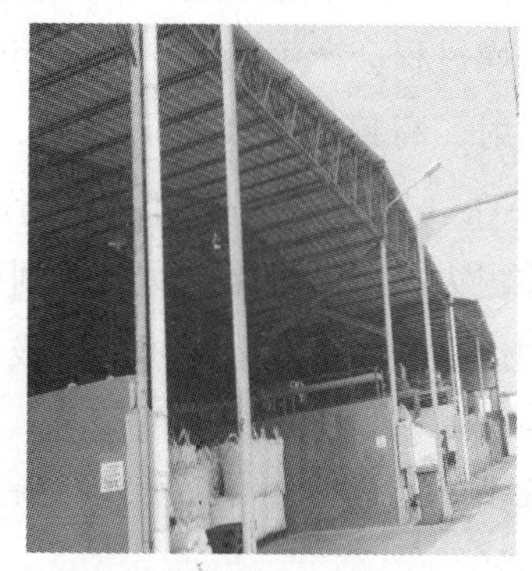

图5－76　原料堆棚

2. 原料预烧

常用的煅烧设备有多层炉、沸腾炉、回转炉、竖炉等。

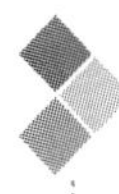

1）高温

控制措施：①采用保温性能好、散热少的煅烧设备，窑炉内部采用绝热保温材料；②设置冷却风机，降低窑炉表面的温度；③采用高厂房设计，厂房顶部设置散热孔，或采用机械通风的方式降低厂房内的温度；④设置独立的操作间，并设置空调装置；⑤夏季高温天气为作业人员配备防暑降温用品。

2）粉尘

控制措施：①对窑炉的进料口、出料口进行密封，或设置局部收尘装置；②保持厂房内地面的湿润，防止二次扬尘。

3）噪声

控制措施：①密闭厂房，设置吸声装置；②对风机的进风口设置消声装置。

3. 原料的破碎、粉碎与筛分

原料的破碎包括粗碎、中碎、细碎，粗碎一般采用颚式破碎机，中碎采用圆锥式破碎机，细碎则采用球磨机，高效能研磨设备有振动磨、气动磨、搅拌磨、爆炸方法等。

原料由铲车送至破碎机，经破碎、粉碎后由斗式提升机或带式输送机输送到筛分机进行筛分，经筛分后的物料输送至料仓备用。该过程各个环节都会产生粉尘，主要为原料粉尘。原料破碎、筛分等环节设备运转会产生噪声、振动，破碎机、筛分机、收尘设施、风机等为噪声源。

1）粉尘

控制措施：①采用机械化、密闭化、自动化连续生产工艺，减少物料中转环节；②铲车驾驶室尽量密闭，防止粉尘进入；③带式输送机应根据工艺要求进行密封，设置清扫器，并通过设计降低落差，缩短物料输送距离；④颚式破碎机的进、出料口应设密闭罩和通风收尘与喷雾洒水设施（生产易水化品种时例外，如镁钙质耐火材料），圆锥、锤式、辊式和反击式等破碎机均应采取密闭收尘措施；⑤生产设备及与其配套的收尘设备应有电气连锁、延时开停装置；⑥原料破碎、粉碎作业宜与成型作业分开，防止粉尘交叉污染；⑦振动筛、转动筛和固定斜筛等应采用凹槽盖板整体密闭罩或局部密闭罩，并进行通风收尘；⑧及时清扫地面及作业面，避免刮风或车辆行驶时带起扬尘；⑨定期对收尘设施进行检查、维护和保养，确保其正常有效地运行；⑩固定岗位的作业人员应远离尘源处，并为作业人员配备防尘口罩。

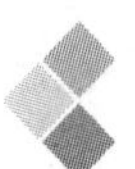

2）噪声、振动

控制措施：①优先采用低噪声设备，对破碎机、振动筛等设备尽可能单独布置，并加装减振基础；②将破碎机、细磨设备等安装在封闭式或半封闭式厂房内，厂房内部墙面安装吸声材料，对破碎机及细磨设备的基础进行加固或加装减振装置；③对于设备的连接、润滑部位进行定期检查、维护，减小摩擦声；④值班室和操作室尽可能远离产生高噪声的设备，并进行隔声、吸声处理；⑤作业人员进行操作或巡检时应做好个人防护，佩戴防噪耳塞或耳罩。

有些企业在细磨阶段可能使用一些助磨剂，则还应对助磨剂加以防护。除了在现场设置警示标识外，还应制定相应的应急预案，在现场配置应急物资等。

4. 配料、混练、困料

由配料车或人工从料仓取料，按照一定比例配料，混料中需人工加入适量的添加剂，该过程粉尘产生量较大。生产过程中设备运转可产生噪声、振动。

1）粉尘

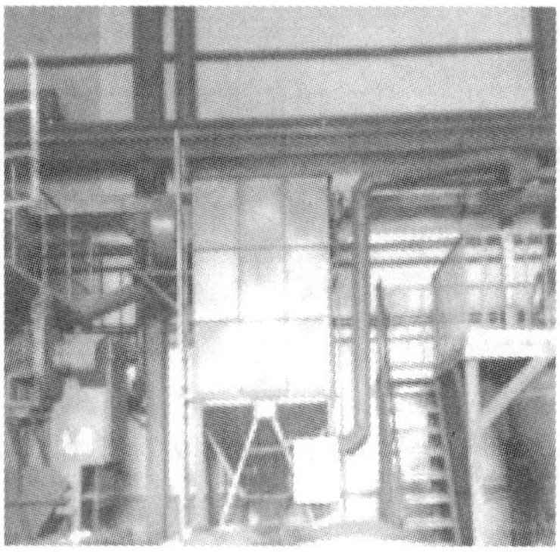

控制措施：①配料与混练作业应根据生产系统设收尘系统，现耐火材料生产企业多采用脉冲袋式收尘器（图5－77）；②储料槽应根据进料方式和料槽的组成情况进行有效的密闭收尘；③带式输送机进行整体密闭，或者在受料点、卸料点进行局部密闭，并采取收尘措施；④从料仓取料、配料时宜采用配料车，避免人工操作；⑤所有给料设备宜进行密闭收尘；⑥及时清扫地面及作业面，避免扬尘，工艺允许的情况下可对地面进行洒水抑尘；⑦工作场所加强通风，指导作业人员正确佩戴个人职业病防护用品；⑧定期对收尘设施进行检查、维护和保养，确保其正常有效地运行；⑨为作业人员配备合理有效的防护用品，如配备防尘口罩。

图5－77　脉冲袋式收尘器

2）噪声、振动

控制措施：①值班室和操作室尽可能远离产生高噪声的设备，并进行隔声、吸声处理；②风机可安装消声器，采取隔声措施，设置隔声罩；③作业人员进行操作或巡检时应做好个人防护，佩戴防噪耳塞或耳罩。

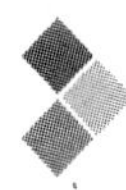

5. 成型

耐火材料的成型方法很多，如半干法压制成型、可塑成型、注浆法成型、浇注成型等，一般多采用半干法压制成型。

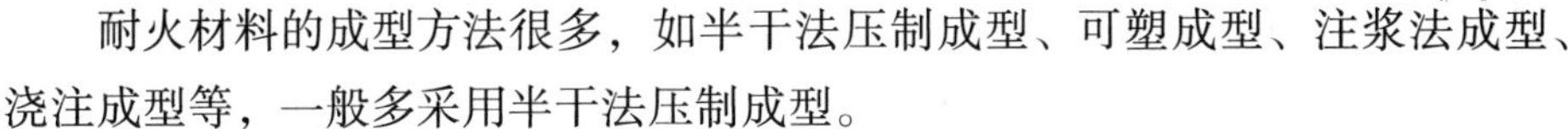

混合后的物料装模后压制成型，该过程可能会用到风动振动棒等设备，人工进行捣实作业，会产生粉尘、噪声和振动等职业病危害因素。

1）粉尘

控制措施：①在满足生产工艺和产品质量的条件下，成型工段厂房可采用电动喷雾机组进行降尘（生产易水化产品除外，如镁钙质耐火材料）；②摩擦压砖机宜采用单侧下吸式或双侧下吸式排风罩；③清除砖坯表面浮尘，宜采用带密闭罩的吹、吸收尘措施；④废砖、废料等应放入专用的废品桶内，并应及时处理；⑤砖坯检尺台宜设置吸风罩；⑥工作场所加强通风，为作业人员配备相关的防护用品，如防尘口罩、防毒面具，并指导作业人员正确佩戴个人职业病防护用品；⑦定期对收尘设施进行检查、维护和保养，确保其正常有效地运行。

2）噪声

控制措施：①值班室和操作室尽可能远离产生高噪声的设备，并进行隔声、吸声处理；②作业人员进行操作或巡检时应做好个人防护，如佩戴防噪耳塞或耳罩。

3）振动

采用振动成型时会有振动发生，除采取降低设备本身的振动措施外，还应为作业人员配备防振手套、防振鞋等个人职业病防护用品。

6. 干燥与煅烧

干燥过程存在的主要职业病危害因素为粉尘、高温、噪声，如采用红外线辐射干燥器、微波干燥则存在红外线辐射、微波辐射，如采用烟气隧道干燥器则存在 SO_2、CO、NO_x、煤尘等。

煅烧过程是耐火材料生产过程中最重要的工艺过程之一，该过程采用的窑炉种类较多，包括隧道窑、回转窑等。产生的主要职业病危害因素为粉尘、噪声、高温、SO_2、CO、NO_x 等。

如果制沥青砖，在干燥和烧成过程中会有沥青蒸气产生，采用有机结合剂还会产生其他化学毒物，如乙酸乙烯酯。

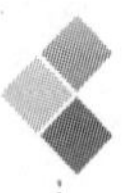

正常生产情况下，干燥、煅烧过程中产生的SO_2、CO和NO_x等有毒物质基本不会逸散，对作业人员危害较小。异常工作状况下，有可能导致工作场所化学有害物质浓度超标。

1）粉尘

控制措施：①干燥、煅烧工段厂房设置通风、排风装置，采取全面通风或局部通风措施；②装窑和出窑的工作地点，可设置喷雾风扇（生产易水化品种时例外）；③严格控制各项工艺指标，建立稳定的干燥、煅烧制度，保障生产状态连续、平稳；④定期对收尘设施进行检查、维护和保养，确保其正常有效地运行；⑤为作业人员配备合理有效的防护用品，如防尘口罩。

2）SO_2、CO、CO_2、NO_x、沥青蒸气

控制措施：①在窑炉、干燥窑处设置一氧化碳监测报警仪；②加强对设备及管道的日常维护和管理，保证密闭性良好，出现磨损、破损情况及时处理，减少有毒化学物质向空气中逸散；③配套建设窑炉烟气收尘、脱硫、脱硝等治理装置，烟气经治理达标后排放；④工作场所加强通风，应进行气体检测并佩戴个人职业病防护用品；⑤燃气窑炉和燃气管道的仪表控制室及操作工位应设固定式泄漏报警装置；⑥电拖车应有声响及警示灯设施；⑦作业人员巡检时配置便携式检测报警仪；⑧工作场所加强通风，设置机械排风、事故排风系统，且事故通风次数不小于12次/h。

3）乙酸乙烯酯

控制措施：①可能接触其蒸气时应该佩戴自吸过滤式防毒面具（半面罩），紧急事态抢救或撤离时建议佩戴空气呼吸器；②戴化学安全防护眼镜；③穿防静电工作服；④戴乳胶手套；⑤工作现场严禁吸烟，工作完毕，淋浴更衣。

急救措施：①皮肤接触，脱去被污染的衣着，用肥皂水和清水彻底冲洗皮肤；②眼睛接触，提起眼睑，用流动清水或生理盐水冲洗，并就医；③吸入，迅速脱离现场至空气新鲜处，保持呼吸道通畅，如呼吸困难，给输氧；如呼吸停止，立即进行人工呼吸，并就医；④食入，饮足量温水，催吐，并就医。

4）高温

控制措施：①干燥、煅烧工段厂房设置通风、排风装置，采取全面通风或局部通风措施；②对于高温设备及其连接的管道装设隔热保温材料，减少设备散热；③夏季持续高温时间段合理制定作业人员的巡检路线，减少在窑炉、干

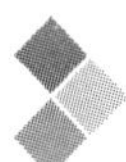

炉窑等高温设备附近的停留时间；④作业地点温度高于 37 ℃时，可使用移动风扇对局部进行降温，并提供防暑降温药品及冷饮、含盐饮料，一般每人每天供水 3 ~5 L，含盐 20 g，饮水方式以少量多次为宜。

5）噪声

控制措施：①仪器设备自动化运行，减少作业人员接触；②值班室和操作室尽可能远离产生高噪声的设备，并进行隔声、吸声处理；③作业人员进行操作或巡检时应做好个人防护，佩戴防噪耳塞或耳罩。

6）微波辐射

控制措施：①使用合格的微波辐射干燥器，正确操作微波设备；②对辐射源进行密闭；③定期测量作业人员操作位微波辐射剂量，确保其在限值范围内；④为作业人员配备合适的防微波辐射服。

7）红外线辐射

控制措施：①红外线辐射的防护重点是眼睛，严禁裸视注视光源；②尽量远离辐射源或采用隔热保温层、反射性屏蔽、吸收性屏蔽及穿戴隔热服，减少辐射强度；③减少接触红外线的时间；④减少红外线暴露的热负荷；⑤定期对接触红外线的作业人员进行眼睛检查。

7. 检选

某些耐火材料生产企业在进行产品检测过程中要用到 X 射线检测，因此会产生电离辐射。在使用 X 射线探伤时需采取防护措施，图 5 – 78 所示为某企业的 X 射线探伤区。

控制措施：①探伤室设置应充分考虑周围的辐射安全，操作室应与探伤室分开，并尽量避开有用线束照射的方向；②探伤室应设置门 – 机连锁装置，并保证在门关闭后 X 射线装置才能进行探伤作业，门打开时应立即停止 X 射线照射，关上门不能自动开始 X 射线照射；门 – 机连锁装置的设置应方便探伤室内部人员在紧急情况下离开探伤室；③探伤室内外醒目位置处应有清晰的对“预备”和“照射”信号意义的说明；④探伤室防护门上应有电离辐射

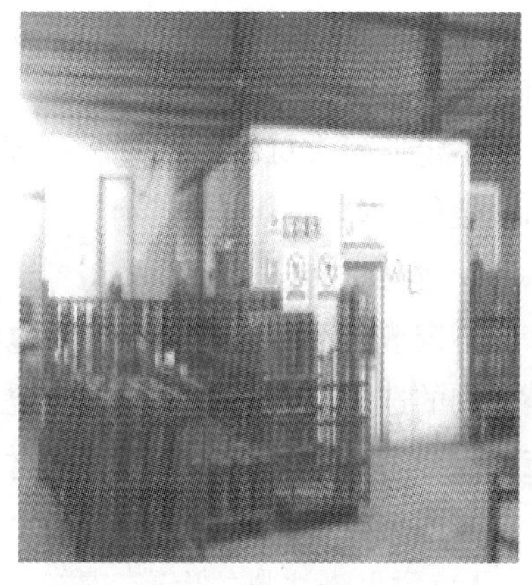

图 5 – 78　X 射线探伤区

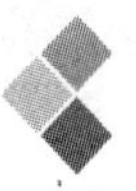

警告标识和中文警示说明；⑤探伤室应安装紧急停机按钮或拉绳，确保出现紧急事故时能立即停止照射；按钮或拉绳的安装，应使作业人员处在探伤室内任何位置时都不需要穿过主射线束就能够使用；⑥探伤室应设置机械通风装置，排风管道外口避免朝向人员活动密集区，每小时有效通风换气次数不应小于3次；⑦进行探伤作业时需佩戴个人职业病防护用品。

8. 包装

有些企业单独设置了木加工车间，会产生木粉尘。包装、造箱车间还应设置禁止烟火的警示标识，防止木粉尘起火与爆炸。

加工木质包装箱、包装耐火材料时会产生噪声，除了对产生噪声的设备进行降噪外，还应加强作业人员的个体防护。

二、不定形耐火材料

不定形耐火材料是由具有一定粒度级配的耐火骨料和粉料、结合剂、外加剂混合而成的耐火材料，又称散状耐火材料，主要用于热工设备衬里，不经烧成工序直接烘烤使用。按施工工艺分类，不定形耐火材料可分为七大类：浇注耐火材料、可塑耐火材料、喷射耐火材料、涂抹（覆）耐火材料、挤压（压注）耐火材料、投射耐火材料、干式振捣（或填充）耐火材料。

不定形耐火材料用的结合剂随被胶结材料的性质及使用条件不同而异，种类繁多，一般是按结合剂的化学性质和结合剂的硬化条件进行分类。不定形耐火材料生产过程中使用的结合剂按化学成分与性质可分为无机结合剂和有机结合剂；按结合剂硬化条件分类有水硬性结合剂、气硬性结合剂和热硬性结合剂。

不定形耐火材料生产过程中常用的外加剂主要有减水剂、增塑剂、促凝剂、缓凝剂等。

1. 工艺流程

不定形耐火材料的制备工艺包括材质的选择、颗粒级配的确定、结合剂和外加剂的选用以及加工流程的确定，是根据使用条件、使用环境以及所采用的施工方法来确定的。不定形耐火材料的生产分为散状料生产和定型制品生产两大类。因品种不同，其生产方法也有区别，但耐火原料的制备都是相同的。

1）耐火浇注料的生产工艺

耐火浇注料的生产主要有以下工序：耐火原料的破碎、粉碎、筛分、配

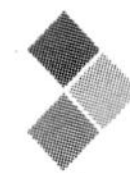

料、混合、分装和检验等。耐火捣打料、耐火喷涂料、耐火修补料和耐火涂料等材料，其生产工艺与耐火浇注料基本相同。耐火浇注料生产工艺流程如图 5－79 所示。

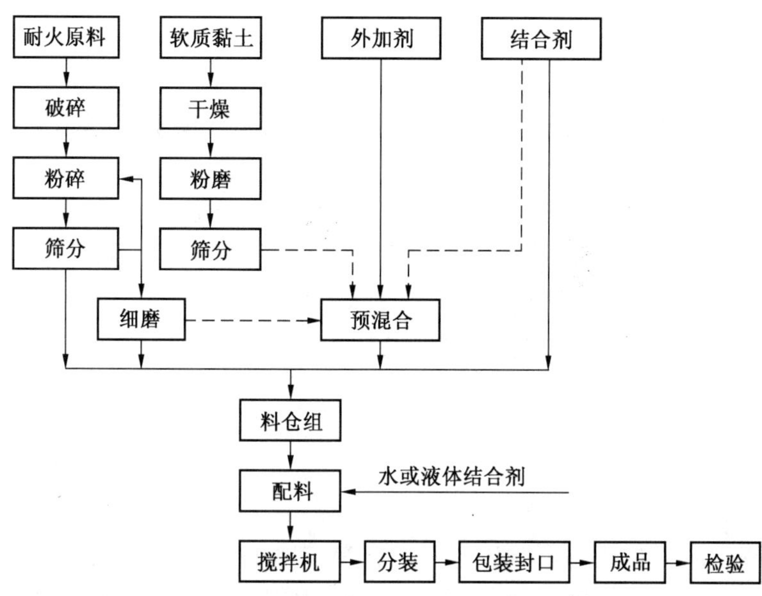

图 5－79　耐火浇注料生产工艺流程

2）耐火可塑料的生产工艺

耐火可塑料与耐火浇注料生产工艺的区别是，耐火可塑料生产中增加了混练、挤泥、切坯、包装和储存等环节，因此增加了挤泥机、切坯机等设备。

3）预制块的生产工艺

预制块是使用耐火浇注料或耐火可塑料等生产的定形产品，是不定形耐火材料的品种之一。相比于现场施工的不定形耐火材料，预制块具有尺寸精确、性能稳定和施工周期短等优势。而相比于烧成耐火砖，预制块的优点是整体性好、无高温烧制、施工简单等。某些情况下预制块无须烘烤便可使用。与耐火浇注料和耐火可塑料相比，预制块的生产增加了湿式混合、成型、固化和烘焙工艺。预制块的成型通常在振动台进行。

4）不烧砖的生产工艺

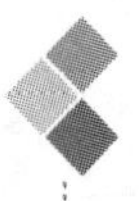

不烧砖的原料制备、配料等工序与耐火浇注料基本相同。混合设备有双轴搅拌机、混砂机和湿碾机，成型用压砖机。有的不烧砖需进行浸渍、磨平和低温处理等工序，所用的相应设备主要有浸渍装备、铣磨砖机和低温处理窑等。这些是与耐火浇注料生产工艺流程不同的。

2. 职业病危害因素分布

1）耐火浇注料

耐火浇注料生产过程中可能存在的职业病危害因素见表5－22。

表5－22　耐火浇注料生产过程中可能存在的职业病危害因素

职业病危害因素	存在部位（或环节）描述	职业病危害因素	存在部位（或环节）描述
粉尘	原料堆场	粉尘	配料
粉尘、噪声、振动	破碎、粉碎、筛分	粉尘、噪声	搅拌
粉尘、化学毒物	预混合	粉尘、噪声	分装

2）耐火可塑料

混练时采用强制式搅拌机，因为是湿混，故称作混练。混练时，为了使耐火粉料均匀地包裹住耐火骨料颗粒，其加料顺序为：先加颗粒料、再加部分结合剂湿混；当颗粒料表面全部润湿后，再加耐火粉料、软质黏土和外加剂，并添加余下的结合剂，湿混10～15 min。

混练好的拌合料可以直接挤泥、切坯和包装，一般是连续进行的。挤泥机是生产耐火可塑料的专用设备，有时也采用压砖机压坯。拌合料经过挤压揉搓作用，增强了黏性、塑性和均一性，可提高其施工性能。如采用真空除气措施，可排除料坯中的气体，提高其质量。从挤泥机挤出的长条料，经过切坯后每4～6块用塑料布严密包装起来，并装进纸箱中用塑胶布带封严，置于阴凉的仓库中储存。混练、挤泥、切坯过程中可能存在的职业病危害因素见表5－23。

表5－23　混练、挤泥、切坯过程中可能存在的职业病危害因素

职业病危害因素	存在部位（或环节）描述	职业病危害因素	存在部位（或环节）描述
粉尘、噪声、化学毒物	混练	噪声	切坯
噪声	挤泥		

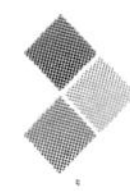

3）预制块

预制块的生产与耐火浇注料基本类似，不同点是混练、成型和养护等。混练、成型过程中可能存在的职业病危害因素见表5－24。

表5－24　混练、成型过程中可能存在的职业病危害因素

职业病危害因素	存在部位（或环节）描述	职业病危害因素	存在部位（或环节）描述
粉尘、噪声、化学毒物	混练	振动	成型

4）不烧砖

生产不烧滑板砖时需进行浸渍处理和磨平。一般采用焦油沥青进行浸渍处理，然后采用铣磨砖机对滑板砖进行磨平，其平滑度为25～50 μm。另外，有的砖采用磷酸进行浸渍，以提高其质量。对水泥窑用磷酸盐和水玻璃不烧砖等，为了提高砖的强度和减少烘窑时间，将干燥后的砖坯放进隧道窑或倒焰窑中进行低温处理，其处理温度为600～800 ℃。

含碳不烧砖的生产与普通不烧砖的不同之处是需制预混合粉、高压成型和低温处理。含碳不烧砖掺加的外加物和外加剂较多，为了混匀，必须先制预混合粉。在该粉中，主要有耐火粉料、SiC、沥青、铝粉、硅粉、固化剂和超微粉等。含碳不烧砖的低温处理不得用明火，以防碳氧化，其温度一般为200～250 ℃。

混练也是用湿碾机，因碳素材料较轻、易飞扬，因此湿碾机应选用高帮、密封的。

浸渍、混练、高压成型、低温处理过程中可能存在的职业病危害因素见表5－25。

表5－25　浸渍、混练、高压成型、低温处理过程中可能存在的职业病危害因素

职业病危害因素	存在部位（或环节）描述	职业病危害因素	存在部位（或环节）描述
沥青蒸气、磷酸蒸气	浸渍	噪声	高压成型
粉尘、噪声、化学毒物	混练	高温	低温处理

3. 职业病危害因素控制

1）粉尘

控制措施：①采用机械化、密闭化、自动化连续生产工艺，减少物料中转

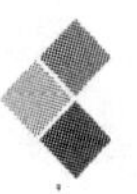

环节，降低物料落差，缩短物料输送距离；在生产工艺允许的情况下，尽可能减少作业人员接触有毒有害物质的时间；②对粉尘源进行隔离，减少粉尘扩散，或设置密封操作仓，既可以减少粉尘的危害也可以减少噪声的危害；③带式输送机根据工艺要求进行密闭，设置清扫器；合理设计，尽量降低转运点落差，缩短物料输送距离；④在各产尘点设置收尘装置，对产生的粉尘集中处理；对各个设备进行定期检查，减少漏尘点；⑤不定形耐火材料选用袋装时，宜选用带有塑料薄膜内衬的包装袋，减少粉尘逸散；⑥搬运时宜轻拿轻放，不宜滚动和抛掷，避免二次扬尘；⑦保持不定形耐火材料堆放区域地面整洁，减少车辆在行驶过程中产生的扬尘；⑧工作场所加强通风，指导作业人员正确佩戴个人职业病防护用品。

2）噪声

控制措施：①产生噪声的设备用吸声材料进行隔离，减小噪声源；②设置独立的操作间；③对设备的连接部位、润滑部位进行定期检查维护；④安装消声装置，或安装隔声屏障；⑤远离噪声源，合理安排工作时间，减少作业人员接触时间，并为作业人员配备防噪耳塞，如防噪耳塞不能达到防护效果，可加配耳罩。

3）振动

破碎、筛分、预制块成型过程中设备会产生振动。控制措施主要是对产生振动的设备进行减振处理，另外防振鞋、防振手套的配备也必不可少。

4）化学毒物

化学毒物主要来自外加剂、分装结合剂。控制措施：①工作场所加强通风，设置机械排风、事故排风系统，且事故通风次数不小于 12 次/h；②为作业人员配备过滤式防毒面具，并指导作业人员正确佩戴个人职业病防护用品；③定期检测空气中各类毒性气体的含量，并告知岗位作业人员，有职业禁忌证的作业人员应调离此岗位；④工作场所设置喷淋洗眼装置，并保证连续供水，冬季寒冷地区需保证冬季供水；喷淋洗眼装置需考虑可能发生相应事故的工作地点，其服务半径应小于 15 m；⑤工作场所制定应急预案并配备急救药品，如医用酒精、解毒药品、脱脂棉花、医用胶布等；定期对作业人员进行应急演练；⑥定期轮换，以免作业人员长期吸入毒物；⑦工作场所醒目位置设置警示标识。

沥青蒸气的控制措施：①浸渍焦油沥青作业时，应采用真空密封油浸工

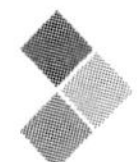

艺，并设有通风净化设施；②制品表面处理时，应采用机械化、自动化生产工艺，并设置通风净化设施；③沥青槽排气管保持畅通；④为作业人员配备防毒面具。

磷酸蒸气能引起鼻黏膜萎缩；对皮肤有相当强的腐蚀作用，可引起皮肤炎症性疾患；能造成全身中毒现象。控制措施：①浸渍工艺机械化、自动化；②设置局部通风净化装置；③作业人员工作时应穿戴防护用具，如工作服、橡皮手套、橡皮或塑料围裙、长筒胶靴；④注意保护呼吸器官和皮肤，如不慎溅到皮肤，应立即用大量清水冲洗，把磷酸洗净后，一般可用红汞溶液或龙胆紫溶液涂抹患处，严重时应立即送医院诊治。

三、熔铸耐火材料

1. 工艺流程

熔铸耐火材料生产过程中，首先需根据产品使用条件及对产品使用性能要求的不同，按照一定的配比进行混料，除了主要原料外，需根据产品性能要求而添加不同的添加剂，混料过程易产生大量粉尘。

混合料的熔炼是在电弧炉等熔炼炉中进行的。在电弧炉中，利用电弧放电时在较小空间里集中巨大能量可获得3000 ℃温度，进而将物料熔化。图5－80所示为使用电熔炉进行的熔融作业。

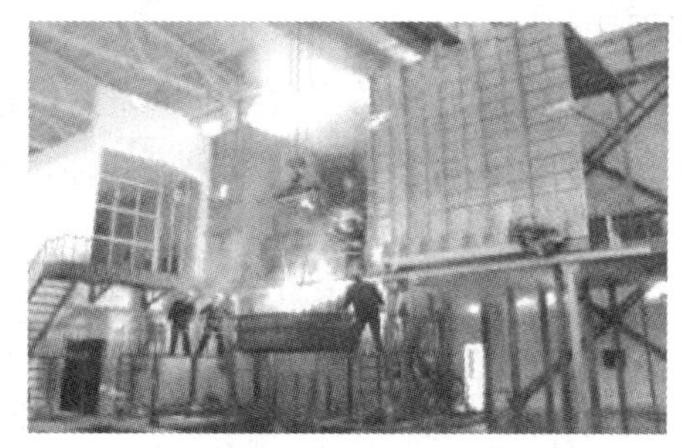

图5－80　熔融作业

浇铸是将熔融体由电炉直接浇入铸模的过程。该过程中，先浇入铸模的熔体先凝固，形成固相区，未凝固的区域称为熔融区或液相区。浇铸温度越高，熔体的充型性越好，但并非浇铸温度越高越好。如果温度过高，极易产生热裂。

为了减少铸件在冷却过程及使用过程中开裂的机会，熔铸耐火材料制品浇铸成型后需要进行退火处理。退火方法主要分为保温退火法和外供热退火法。保温退火法是将铸件放在一保温箱中减小降温速度进行退火。外供热退火法是利用热源保持铸件外表面按一定的速率降温的方法，隧道窑退火法是常见的外

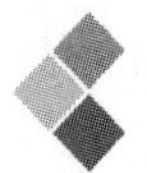

供热退火法。

熔铸耐火材料生产工艺流程如图 5－81 所示。

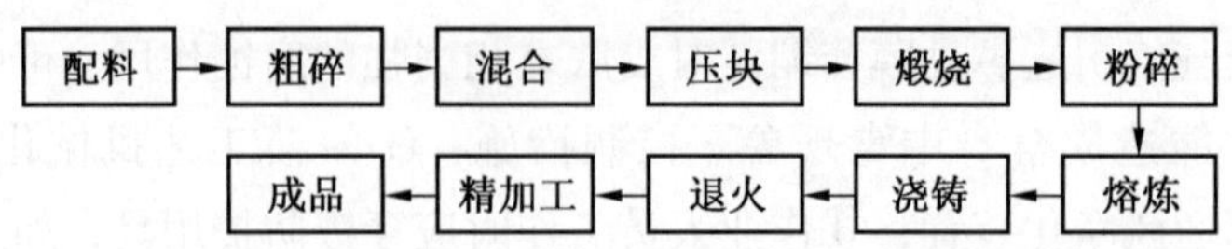

图 5－81　熔铸耐火材料生产工艺流程

2. 职业病危害因素分布

熔铸耐火材料生产过程中首先要对原材料按照一定的配比进行混料，除了主要原料外，需根据产品性能要求而添加不同的添加剂，混料过程易产生大量粉尘。

混合料的熔炼是在电弧炉等熔炼炉中进行的，该过程会产生高频电磁场、高温、噪声等职业病危害因素。

将熔融体由电炉直接浇入铸模的过程中会产生高温、氮氧化物等职业病危害因素。

退火过程产生的主要职业病危害因素为高温。

熔铸耐火材料生产过程中可能存在的职业病危害因素见表 5－26。

表 5－26　熔铸耐火材料生产过程中可能存在的职业病危害因素

职业病危害因素	存在部位(或环节)描述	职业病危害因素	存在部位(或环节)描述
粉尘	原料堆场	高温、噪声	熔炼
粉尘、噪声	粗碎	高温	浇铸
粉尘、噪声、化学毒物	混料	高温	退火
高温、噪声	煅烧	粉尘、噪声	精加工
粉尘、噪声	粉碎		

3. 职业病危害因素控制

1）粉尘

控制措施：①优先采用先进的生产工艺、生产设备，提高机械化、密闭

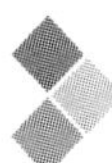

化、连续化程度，尽量减少物料中转环节，降低物料落差，缩短物料输送距离，设置配套的收尘设施；②在生产工艺允许的情况下，采取封闭堆棚储存各种原料，并保证物料正常流动，设置通风系统；③原料库宜设置收尘系统，耐火材料生产企业现多用脉冲袋式收尘器；及时清扫地面及工作台，避免车辆经过产生二次扬尘；④各产生粉尘的作业点设置收尘装置，并对各个设备进行定期检查、维护和保养，确保其正常有效地运行；⑤生产设备及与其配套的收尘设备应有电气连锁、延时开停装置；⑥模型宜选用游离二氧化硅含量低的型砂，并减少手工造型和清砂作业；⑦模具加工、精加工过程使用砂轮打磨，需配备防尘口罩、防护手套；为防止飞溅，作业人员需佩戴防护面罩或眼罩；⑧为作业人员配备防尘口罩，并指导其正确使用。

2）化学毒物

控制措施：①工作场所加强通风，设置机械排风、事故排风系统，且事故通风次数不小于12次/h；②为作业人员配备过滤式防毒面具，并指导作业人员正确佩戴个人职业病防护用品；③定期检测空气中各类毒性气体的含量，并告知岗位作业人员，有职业禁忌证的作业人员应调离此岗位；④工作场所制定应急预案并配备急救药品，如医用酒精、解毒药品、脱脂棉花、医用胶布等；定期组织应急演练；⑤工作场所醒目位置设置警示标识。

3）噪声

噪声主要是由于生产过程中机械设备、收尘设备、风机等运转产生。

控制措施：①在工艺允许的情况下，尽可能将产生高噪声的设备相对集中布置，并采取相应的隔声、吸声、消声措施。采取隔声罩，噪声可降低10～30 dB(A)；采取吸声降噪措施，噪声可降低3～15 dB(A)。②对于设备的连接部位、润滑部位定期进行检查、维护，减小摩擦声。③作业人员进行操作或巡检时应做好个人防护，佩戴防噪耳塞或耳罩。④合理安排工作时间，尽量减少作业人员的接触时间。⑤组织作业人员进行职业健康检查，以便及早发现听力损伤患者，及时调离原工作岗位。

4）高温

控制措施：①存在高温热源的车间纵轴宜与当地夏季主导风向垂直，热源布置在夏季主导风向的下风向；②对厂房采用局部通风或全面通风措施，降低车间内的温度；③对于高温设备及其连接的管道装设隔热保温材料，减少设备散热；④在高温期间，为作业人员配备防暑降温物品，提供防暑降温药品及冷

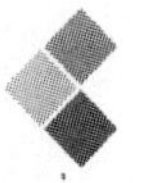

饮、含盐饮料，一般每人每天供水3～5 L，含盐20 g，饮水方式以少量多次为宜；⑤为作业人员建立休息室，合理安排作业人员的作业时间；⑥夏季持续高温时间段，合理制定作业人员的巡检路线，减少在电熔炉等高温设备附近的停留时间；⑦进行高温作业时需穿防护服、戴耐高温手套。

第五节　石材、砖瓦制品制造企业

一、石材加工

目前我国石材企业总数量超过了3万家，其中矿山开采企业8000余家，石材加工企业2万余家，形成了以福建、广东、山东、四川等省为中心的石材产业区及北京、上海等石材消费区；石材行业的从业人数也已达到500万人，形成了以矿山开采业、加工业、养护业、石材机械制造业和石材流通业等组成的独立行业。

尽管我国石材产量、消费量、进出口贸易量均位于世界首位，属于石材工业大国，但是我国石材行业总体上仍处于粗放发展阶段，生产加工企业大多是在家庭作坊的基础上发展起来的，前店后厂式的企业在我国石材行业中占有相当大的比例。这些企业大多具有“小、土、散、乱”的特点，生产工艺和技术装备落后，缺乏核心竞争力，产品档次偏低，各企业间的加工设备水平差距也较大，不利于形成规模优势和产业集群。

另外，石材生产、加工技术含量低，作业人员大多是进城务工的农民，职业病防范、劳动安全意识较为薄弱。多数企业，尤其是中小型企业用工制度混乱，不与作业人员签订劳动合同，企业季节性、临时性组织生产，工作流动性、随意性大。

石材加工过程中产生的粉尘和噪声等对作业人员的健康造成了巨大的伤害，而人造合成石生产过程使用的聚酯树脂固化过程中释放的有毒有害气体对人体的危害也不容忽视。

本节主要内容是结合石材加工企业的工艺流程，对每个流程中存在的职业病危害因素进行辨识并提出控制措施，以减小对作业人员的危害。

（一）石材加工工艺流程及职业病危害因素分布

石材加工主要包括板材加工和异型加工，由于雕刻对作业人员健康的危害很大，故单独列出。

板材加工按石材品种又分为大理石类（含石灰石、某些玉石、部分砂石等）板材加工、花岗石类（含部分砂石、某些石英质的超硬特色石材，以及一些半宝石、宝石等）板材加工；按板材尺寸大小又分为大板加工、条板加工和规格板加工；按板材厚度还可以分为常规板材（厚度 15 mm 以上）加工、薄板加工（厚度 15 mm 以下）以及复合板（往往厚度更薄，并增加其他材料衬底）加工等；按加工装备及自动化程度又分为单机生产和流水线生产。异型加工包括线条、圆柱（含柱头、柱座，其中根据柱身结构又分空芯柱、实芯柱）、圆弧板（可做空芯柱，也可以做弧形墙）、雕刻、拼花(因使用石材原料主要为板材,加上经常使用到板材加工设备,也有人建议划归板材之列)等。

本部分内容中出现的工艺流程是归纳总结后的，并不是生产每一种产品都必需的，有些板材的加工过程可能不涉及其中的某些项，有些企业可能生产设备先进，也删减了某些流程。本节对石材加工工艺中所有工序都一一列举，以便学习。大理石和花岗石的生产加工具有典型的代表性，其他种类建筑石材的生产加工与大理石和花岗石的生产加工类似。

1. 平板石材

1）工艺流程

平板石材的加工工艺主要包括：大理石规格板、大板，花岗石规格板、大板，大理石薄板、花岗石薄板（标准和非标准两种）以及复合板等的加工工艺。图 5－82 是平板石材加工工艺流程。

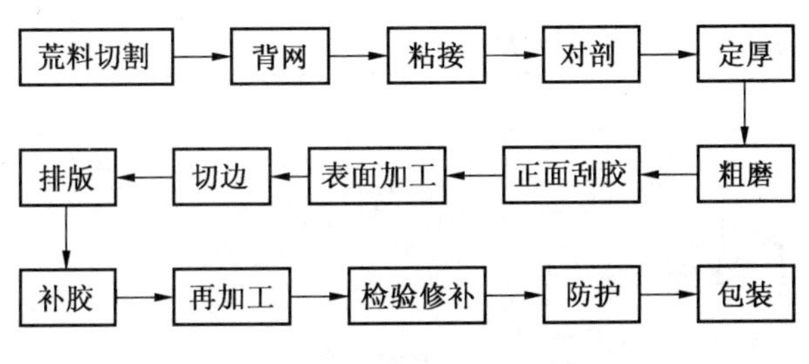

图 5－82　平板石材加工工艺流程

2）职业病危害因素分布

表 5－27 中列出了平板石材加工工艺中存在的职业病危害因素。

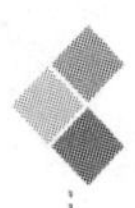

表5－27　平板石材加工工艺中存在的职业病危害因素

职业病危害因素	存在部位(或环节)描述	职业病危害因素	存在部位(或环节)描述
粉尘、噪声、振动	荒料切割	粉尘、噪声、振动、高温	表面加工
化学毒物	背网	粉尘、噪声、振动	切边
化学毒物	粘接	粉尘	排版
粉尘、噪声	对剖	化学毒物	补胶
粉尘、噪声、振动	定厚	粉尘、噪声、振动	再加工
粉尘、噪声、振动	粗磨	化学毒物	检验修补
化学毒物	正面刮胶	化学毒物	防护

2. 异型石材

1）工艺流程

异型石材是相对于平板石材而言,从大的分类可分为天然异型石材、人造异型石材;从制作工艺分类,异型石材制品指除平板石材以外所有的石材制品。

本节所说的异型板材主要是指平面异型石材产品和曲面板材产品。平面异型石材产品加工相对来说比较简单，主要通过切、磨、抛光等简单的加工工序由机器加工完成。曲面板材产品的加工主要也是通过切、磨、抛光等简单工序加工完成，但是其大部分设备和工艺较先进，是由专门用来加工曲线截面的机器（如金刚石绳锯、高压水射流切割机等）加工完成的。图5－83是异型石材加工工艺流程。

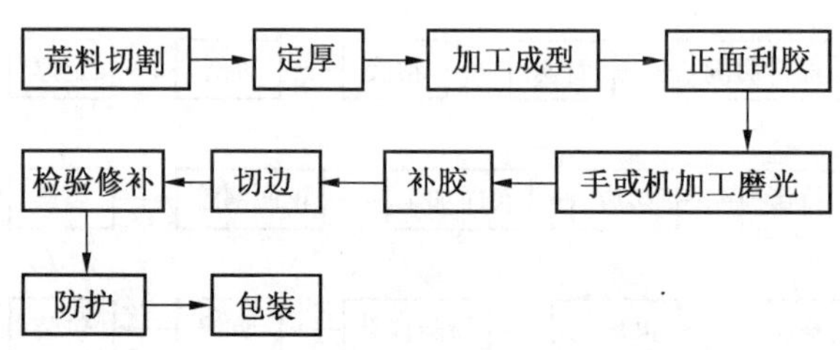

图5－83　异型石材加工工艺流程

2）职业病危害因素分布

异型石材加工工艺中存在的职业病危害因素见表5－28。

表5－28　异型石材加工工艺中存在的职业病危害因素

职业病危害因素	存在部位（或环节）描述	职业病危害因素	存在部位（或环节）描述
粉尘、噪声、振动	荒料切割	粉尘、噪声、振动	手或机加工磨光
粉尘、噪声、振动	定厚	化学毒物	补胶
粉尘、噪声、振动	加工成型	粉尘、噪声、振动	切边
化学毒物	正面刮胶	化学毒物	检验修补、防护

3. 雕刻

1）工艺流程

雕刻主要包括立体雕刻和平面雕刻，立体雕刻制品主要包括人像、动物以及其他题材或造型的石雕品，平面雕刻制品主要包括石质的人像浮雕、刻画、画框、透雕窗格等产品。雕刻主要有手工雕刻和机械雕刻。图5－84是雕刻加工工艺流程。

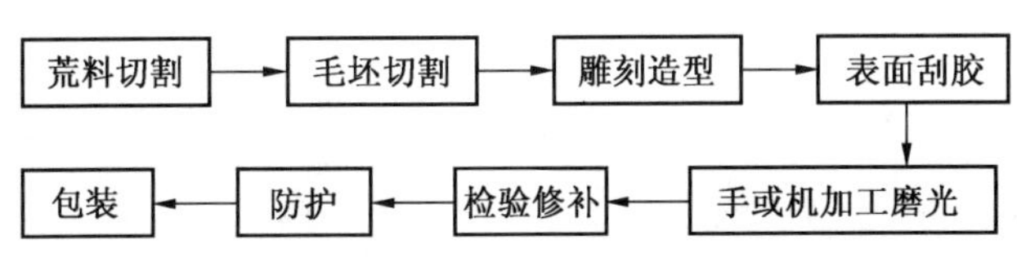

图5－84　雕刻加工工艺流程

2）职业病危害因素分布

雕刻加工工艺中存在的职业病危害因素见表5－29。

表5－29　雕刻加工工艺中存在的职业病危害因素

职业病危害因素	存在部位（或环节）描述	职业病危害因素	存在部位（或环节）描述
粉尘、噪声、振动	荒料切割	粉尘、噪声、振动	手或机加工磨光
粉尘、噪声、振动	毛坯切割	化学毒物	检验修补
粉尘、噪声、振动	雕刻造型	化学毒物	防护
化学毒物	表面刮胶		

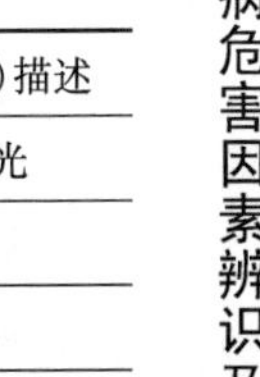

（二）职业病危害因素控制

由于在平板石材、异型石材、雕刻加工过程中存在相似或相近的工艺，本

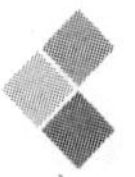

节只结合加工工艺流程对职业病危害因素提出控制措施，不再按产品的种类分别描述。

1. 荒料切割

将花岗石和大理石荒料加工成板材的首道工序是锯切加工，根据生产规模不同，所选用的锯切设备可以分为使用多个刀具的大批量锯切设备（多锯条框架锯机、多股金刚石串珠绳锯、多锯片双向切机、多锯片圆盘锯机等）和使用单个刀具的特殊规格板材加工用锯机（金刚石串珠整形机、链臂摆动式龙门锯机和大直径圆盘锯机）。

1）粉尘

目前，国内荒料切割工序主要采用湿式作业（图5－85、图5－86）来降低粉尘的排放，但应采取措施防止粉尘的二次排放。此外，降低粉尘排放的其他措施还有：①优先使用产尘少的设备，如多股金刚石串珠绳锯；②设置单独的操作间，使产尘源与作业人员分离；③密闭尘源，并设置收尘装置，减少粉尘扩散；定期检查、维护收尘装置，保证收尘装置正常运行；④为作业人员配备防尘口罩。

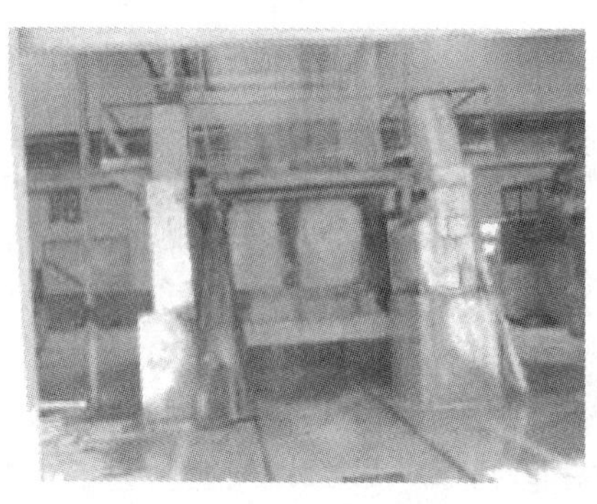

图5－85　荒料湿式切割

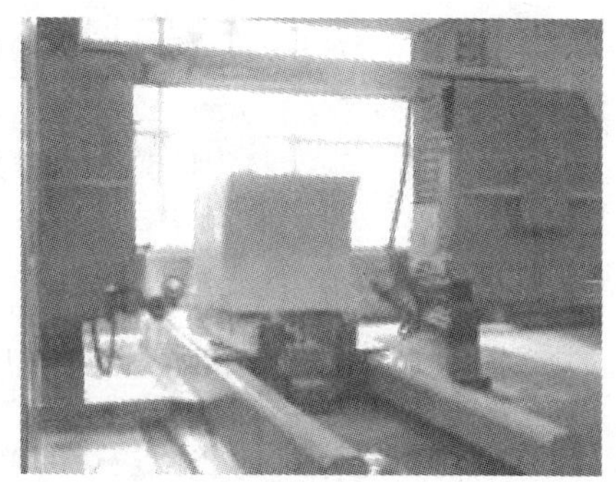

图5－86　弧形板材湿式切割

2）噪声

噪声主要来源锯切和电动机。控制措施：①使用先进的设备或噪声小的设备，如多股金刚石串珠绳锯产生的噪声和振动较小。②对设备进行降噪改造，从源头上控制噪声。对设备的降噪改造主要有以下几种方法：a）在不破坏锯片平衡及所需刚性的条件下，可在锯片基体上均匀布置几个相同尺寸的小孔，在孔中镶嵌高阻尼合金或非金属物，这样可减弱锯片弹性振动的传播，消除高频噪声；b）在不破坏锯片刚性的情况下，在锯片基体上设若干个等间距沿不同半径基圆分布的曲线（或直线）型（不同几何形状）的消声缝隙；c）夹盘改造降噪，在不影响锯切高度的前提下，应尽量加大锯片的夹盘直径，这样可以提高锯片刚性，减少弯曲振动，对降低振动噪声和机械噪声极其有效；d）加装隔声罩，罩壳用钢板制成，内涂阻尼材料、吸声材料。③采用环保降噪锯片，如复合阻尼结构的锯片。④定期对机电设备进行润滑，更换易损件，紧固易松动的零部件。⑤设置密封操作仓（图5－87），使作业人员与产噪设备隔离。⑥设置隔声屏障（图5－88），切断噪声的传播路径。

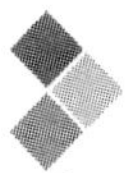

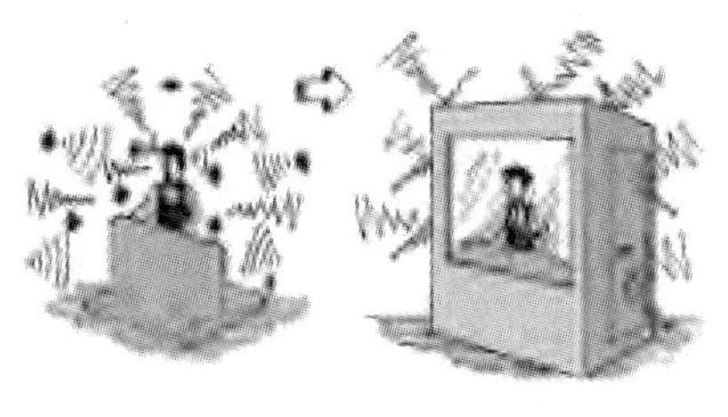

图5－87　密封操作仓

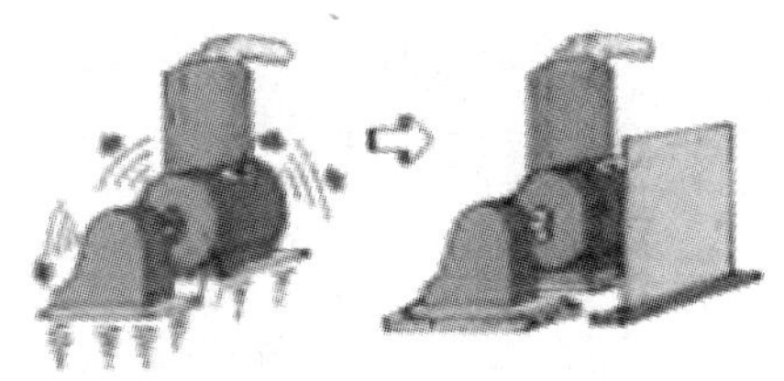

图5－88　隔声屏障

3）振动

振动主要来自于框架锯机工作时产生的低频、中低频振动，主要危害是全身振动。控制措施：①采用产生振动小的或无振动的切割设备，如多股金刚石串珠绳锯；②安装导轨的地面一定要水平，并用阻尼材料铺设；③经常检查设备与地面连接的地脚螺栓是否松动，尤其是飞轮，保证飞轮支撑座的长期润滑；④保持工作场所适宜的环境温度；⑤远离切割操作间，减小振动危害；⑥为作业人员配备个人职业病防护用品，如具有柔软减振垫的工作靴等。

2. 背网、粘接、刮胶、补胶、检验修补、防护、再加工中的粘边、拼花等

控制措施：①用无毒或低毒物质替代毒性较大的物质，工作场所应尽量实现机械化、自动化，如采用全自动立体补胶设备（图5－89）；②需要用到黏

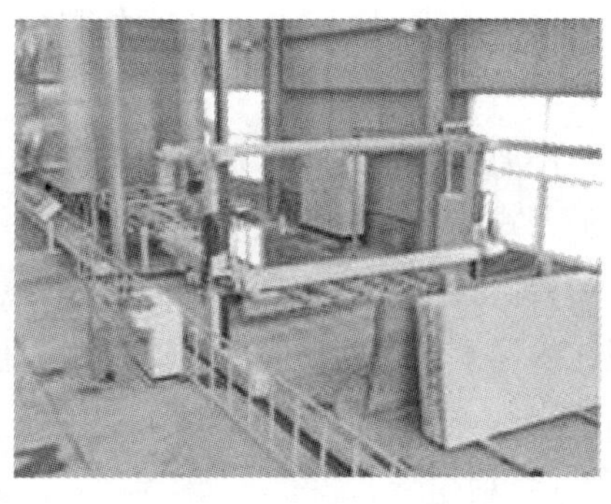

图5－89　全自动立体补胶设备

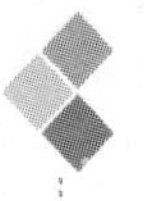

合剂、防护剂的岗位应建立封闭的独立操作室，以免对他人造成危害；③操作室内应设置良好的机械通风装置，通风装置要设置成“上进风、下出风或侧出风”的形式并且有足够的风速和新风量；④工作场所醒目位置应配备应急物资，如应急洗眼器、2%碳酸氢钠溶液、0.1%淡氨水等并定期检查、维护，必要情况时配备有供氧装置的呼吸器；⑤定期检测现场空气中各类毒性气体的含量，使之达到国家标准，并将检测结果告知岗位作业人员；⑥有神经内分泌、心血管及呼吸系统疾病者不宜参加此类岗位的工作，有职业禁忌证的作业人员应调离此岗位，女性作业人员在生理特殊期也应调离此类作业岗位；⑦人员定期轮换，以免生产人员长期吸入毒物；⑧为作业人员设置独立的淋浴室；⑨为作业人员配备自吸过滤式防毒面具，并定期检查、更换滤芯；⑩禁止徒手操作，禁止在操作室内进食、饮水和抽烟，为作业人员设置独立的休息室等。

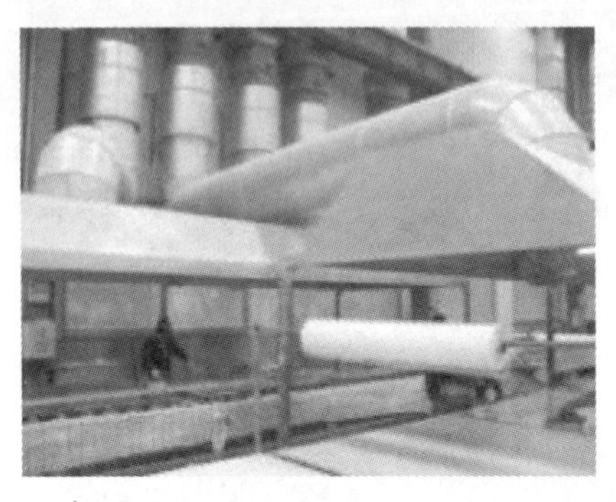

图5－90　排风装置

设置排风装置可以及时抽走作业过程中产生的化学毒物，也是一种很好的防护措施。但图5－90中的排风装置设置得并不合理，有毒气体往上走时刚好经过作业人员的呼吸带，可以改造成上送下吸的通风方式。

3. 切边、对剖、再加工、手或机加工磨光、排版

切边机主要用来加工石材的半成品和成品板材，在不需要磨边、倒角和开槽的情况下，切边是一般工程板材加工的最后一道工序，也是其他异型板材加工的最后一道工序。

再加工主要是指石材产品的深加工，表5－30列出了石材深加工的类别、加工方式及产生的职业病危害因素。

异型板材产品的打磨90%以上以手工加电动工具打磨抛光为主，有些甚至纯粹用手工打磨抛光。雕刻品的打磨抛光也纯粹依赖手工采用砂纸、磨块打磨抛光。

1）粉尘

控制措施:①选择自动化程度高的切边机,如全自动桥式切边机(图5－91、

表5-30　石材深加工的类别、加工方式及产生的职业病危害因素

序号	深加工类别	加　工　方　式	产生的职业病危害因素
1	背倒	切边机执行	粉尘、噪声
2	正倒	切边机执行、手加工拼接，需要磨光的由手加工执行	粉尘、噪声、振动
3	正开槽	切边机执行、手加工拼接，需要磨光的由手加工执行	粉尘、噪声、振动
4	背开槽	切边机执行，需要磨光的由手加工执行	粉尘、噪声、振动
5	侧边磨光	同规格有多片的可由手扶磨磨光，规格较杂的由手加工执行	粉尘、噪声、振动
6	切角	直线形状由切边机执行，曲线边由手加工或水刀执行	粉尘、噪声、振动
7	开孔	根据需要可分别通过钻床、水刀或手加工完成	粉尘、噪声、振动
8	粘边	手加工执行	化学毒物
9	半圆边、1/4圆边、鸭嘴边、法国边等	特定造型磨轮加工，手加工打平、拼接、磨光	粉尘、噪声、振动
10	拼花	水刀切割、手加工拼装、粘接，手扶磨磨光	粉尘、噪声、振动、化学毒物

图5-92)；②尽量减少手加工磨光的使用，必要时应加强个体防护；③能用湿式打磨的尽量用湿式打磨；④在产尘点安装收尘装置；⑤为作业人员设置独

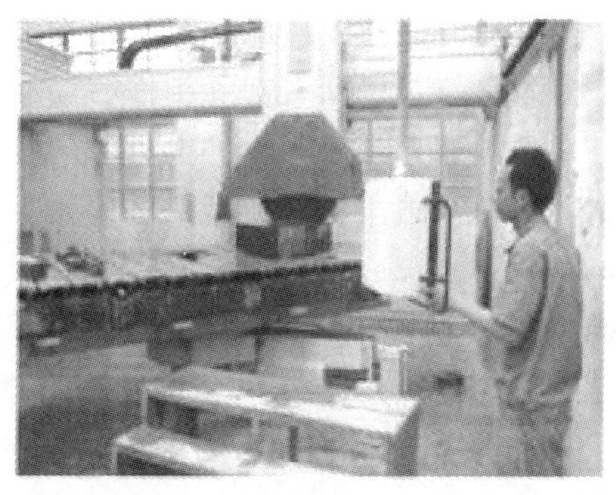

图5-91　电脑控制桥式切边机

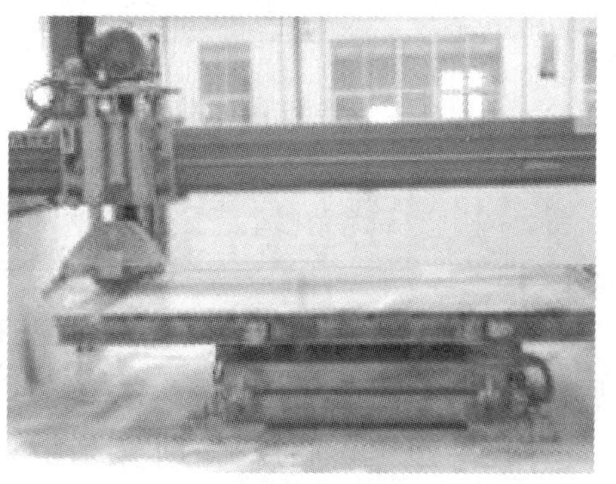

图5-92　桥式切边机湿式作业

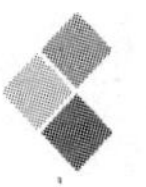

立封闭的操作台或操作室；⑥采用低粉尘设备时应注意其他职业病危害因素的防护。

图 5－93 显示的是异型打磨流程设置的水洗式收尘装置，打磨过程中产生的粉尘在收尘装置产生的负压下进入装置后通过水洗的方式将大部分粉尘从气流中分离出来，再回收利用。这是一种很好的职业卫生防护措施，但企业应定期清理滤网以保证收尘装置的收尘效率。

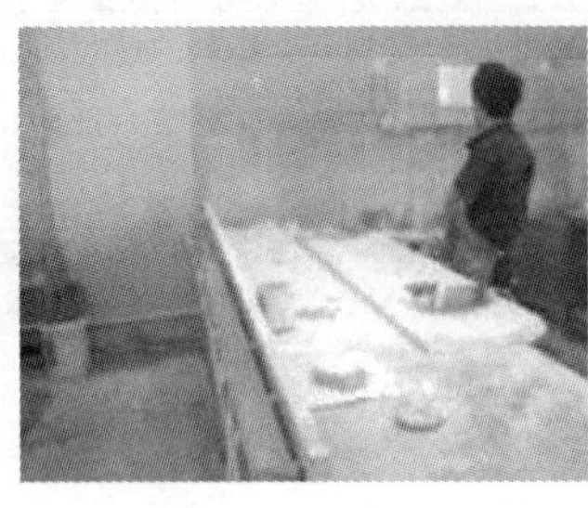

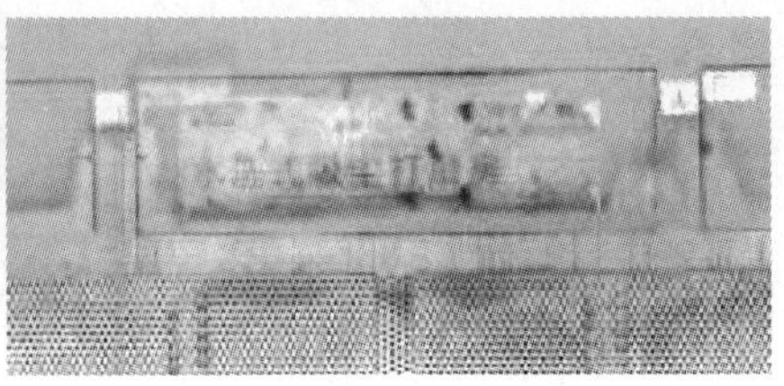

图 5－93　水洗式收尘装置

但是图 5－93 中设置的水洗式收尘装置有一个缺点，就是在远端工作台打磨工件时，可能会因为收尘装置产生的负压不够而达不到良好的收尘效果。可以对此种装置稍作改善，即在工作台上加设一个可以来回移动的收尘罩，后端和水洗装置相连接，移动装置可以随着加工工件的位置移动，使收尘罩总是位于工件上方，从而达到较好的收尘效果。改造后的装置如图 5－94 所示。

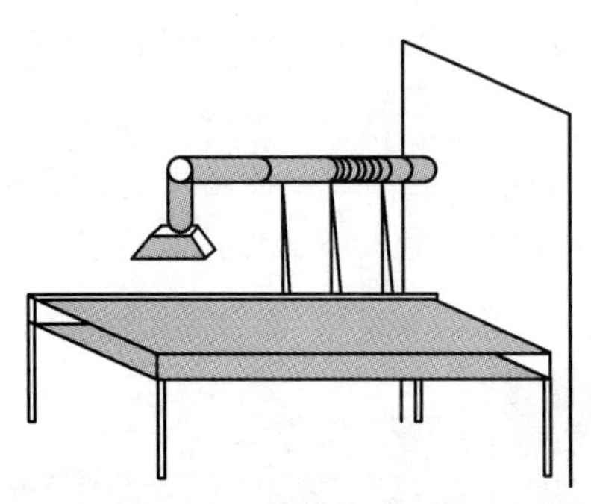

图 5－94　改造后的收尘装置示意图

图 5－95 显示的是再加工过程中的湿式作业，降低了粉尘的排放，但同时应做好噪声的防护。

图 5－96 是电脑控制的水刀切割机，工作人员设定好程序后即可离开。图 5－97 是水刀雕花作业，虽然采用水刀雕花减少了作业过程中的粉尘排放，但是由此带来的噪声却不容忽视，必须强制要求作业人员佩戴护耳设备。

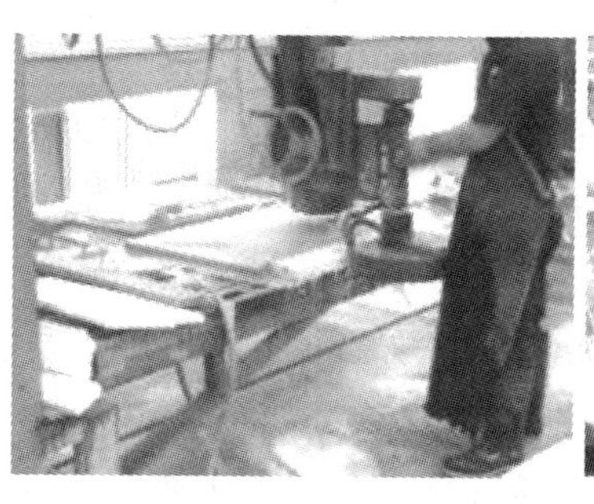
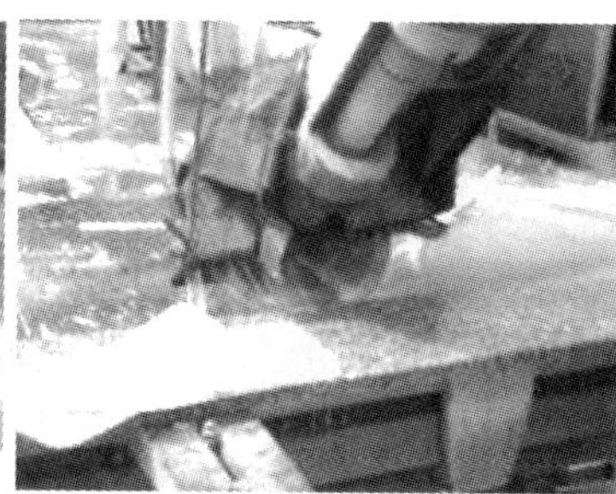

图 5－95　湿式作业

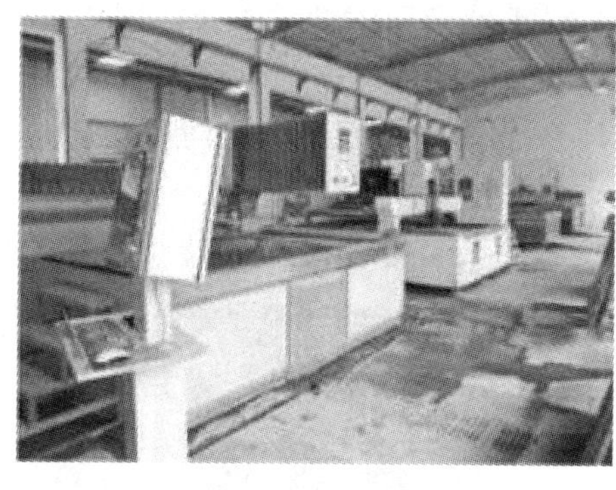

图 5－96　电脑控制的水刀切割机

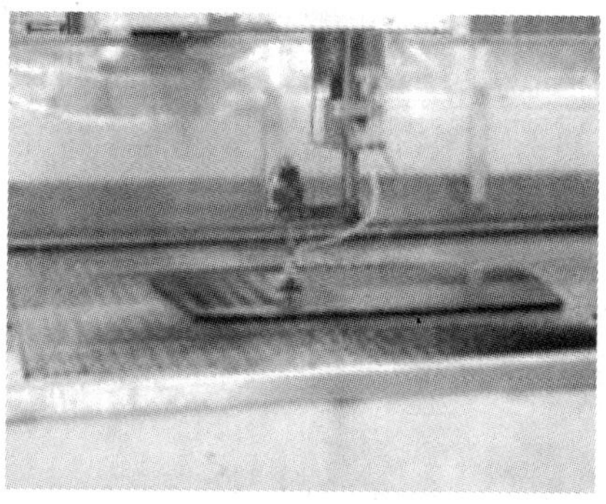

图 5－97　水刀雕花作业

2）噪声

噪声主要来源于锯切和电动机。控制措施：①采用自动化薄板生产线，如采用对剖圆盘锯机与自动磨抛机串联；②使用噪声小的设备，如金刚石带锯机，工作噪声小于 85 dB(A)，且循环水冷却，无石粉飘扬；③为锯片装设防护罩，或在机器与人之间加设有吸声功能的隔声屏障；④对电动机采取消声措施，如加设消声器；⑤定期对机电设备进行润滑，更换易损件，紧固易松动的零部件。

3）振动

全身振动主要来自于切边机、对剖机和磨光机运行时产生的低频、中低频振动。其控制措施有：①选用振动小的加工设备；②安装设备时，应采用阻尼

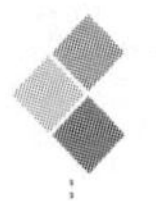

材料的垫层；③定期检查设备的连接处、螺栓等部位，保持该部位处于紧固状态，并保持良好的润滑状态；④为作业人员配备防振鞋。

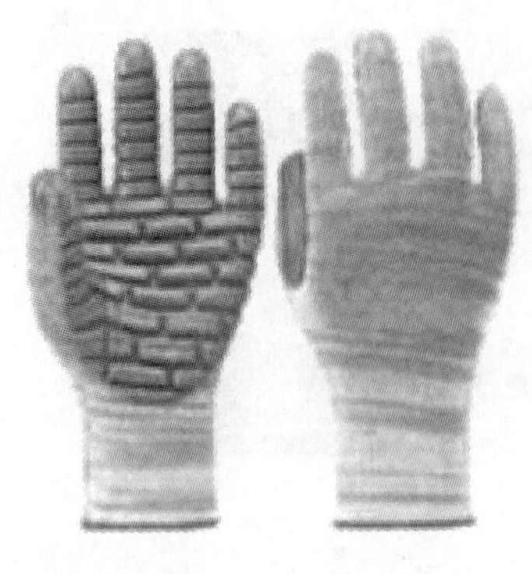

图 5－98　防振手套

手传振动主要来自于手加工磨光。其控制措施有：①减少手加工磨光的使用，采用机械方法打磨抛光，如线条打磨机，但是在减小振动危害的同时却增大了噪声危害；②为作业人员配备填充了防振材料的手套（图 5－98）能有效地降低振动 20%～50%，还能防寒和预防机械风险；③保持室内适宜的环境温度。

图 5－99 是手加工磨光石材，图 5－100 是用冲击凿加工石材构件表面。手加工工具是石材加工企业手臂系统振动综合征的主要来源，在工作过程中一定要注意个体防护（防尘、防噪声、防振动）。

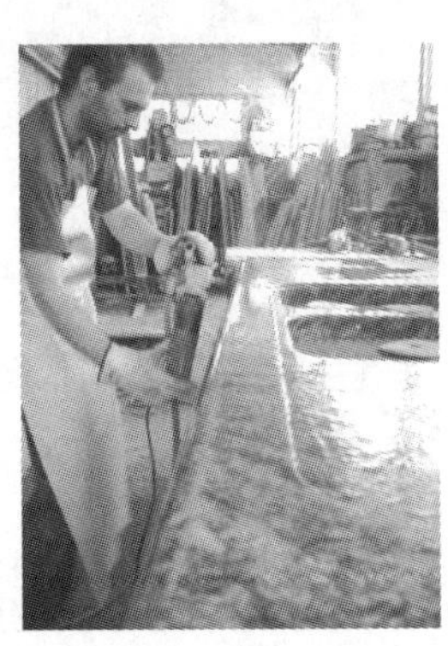

图 5－99　手加工磨光石材

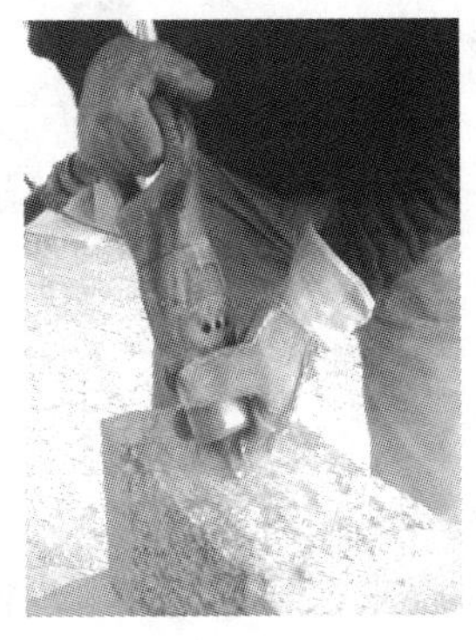

图 5－100　用冲击凿加工石材构件表面

4. 表面加工

表面加工主要包括定厚、研磨和抛光，研磨主要有粗磨、细磨和精磨。此外，有些装饰产品不需要进行抛光，而需要采取一些特殊的工艺手段将石材加工成粗糙的表面，如火烧、剁斧、喷砂、整型、条纹、毛石、镩凿、化学处理等。

表面加工也是石材加工过程中产生职业病危害最严重的工序之一。

1）粉尘

控制措施：①优先使用自动化程度高的磨机，如连续磨机、自动磨边倒角机、全自动抛光机（图5－101）等；②对自动化的操作设备进行密闭，并设置独立的操作间；③减少作业人员直接接触操作设备的使用率，这样既可以减少粉尘的危害，又可以减少噪声、振动的危害；④采用湿式作业（图5－102、图5－103），但应注意手部的防护；⑤设置收尘装置并保证有足够的通风量，尤其是在不能采用湿式作业的异型抛光环节；⑥为作业人员配备防尘口罩，尤其是在刮胶、补胶以后的研磨抛光工序，由于材料上有胶黏剂，导致该工序产生的粉尘含有化学毒物，必须为作业人员配备过滤效率更高的防尘口罩，如KN95及以上型号。

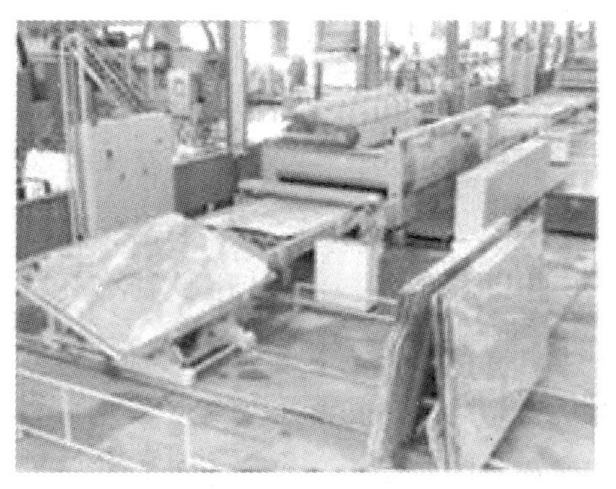

图5－101　全自动抛光机

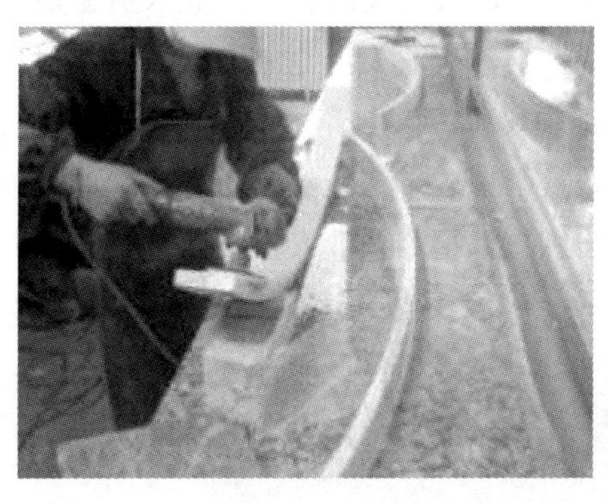

图5－102　手动抛光作业

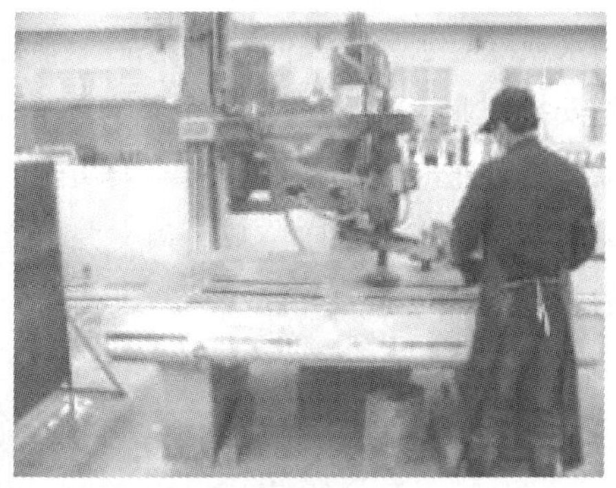

图5－103　手扶磨抛光

2）噪声

控制措施：①优先使用噪声小的加工设备，如连续磨机主轴装设的弹性装置，可以减少噪声和振动；②对自动化的操作设备采用吸声材料进行密闭，并

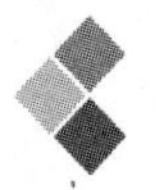

设置独立的操作间；③为电动机、空压机安装消声设施或密封。

3）振动

振动主要存在于剁斧、毛石、锛凿、手加工磨光等石材加工工艺，主要危害是手传振动。控制措施：①减少粗糙表面石材产品的使用，以减少加工过程对作业人员的危害；②使用具有减振功能的设备，如桥式磨机中用于抛光大理石的磨头是单方向减振磨头；③定期检查磨机轴承的润滑状况、地脚螺栓的松紧状况，良好的润滑可以吸收部分振动；④剁斧加工尽量采用自动剁斧加工设备，减少手工操作；⑤保持加工车间的环境温度，为手工凿或剁加工的作业人员配备减振手套、减振鞋等，并监督作业人员正确佩戴。

4）高温

高温主要存在于火烧加工，火烧加工是一种利用火焰对石材表面进行加工的热加工方法，通过一束或多束高温火焰加热石材表面，使石材表面受到热冲击，表面温度达到2500 ℃以上。火烧加工主要应用于花岗石加工。

高温的控制措施：①采用全自动火烧板机（图5－104），整个喷烧加工过程完全自动化，可减少作业人员的直接接触；②在不影响工艺操作的情况下合理安排热源，尽量疏散热量；③采用自然通风或机械通风方式降低车间温度，或给热源安装排气罩，减少热量排放；④在高温天气期间，为作业人员备足饮用水或绿豆水，以及防中暑药品、器材等；⑤为作业人员建立冷气休息室，合理安排作业人员的作业时间；⑥操作者必须戴手套、头罩和脚盖等防护用品，除此之外还应当配备有适当屏蔽功能的防护眼镜或带深色墨镜防护眼睛的辐射风险；⑦制定中暑应急救援预案并定期演练，以提高作业人员发生中暑情况时的救人与自救能力。

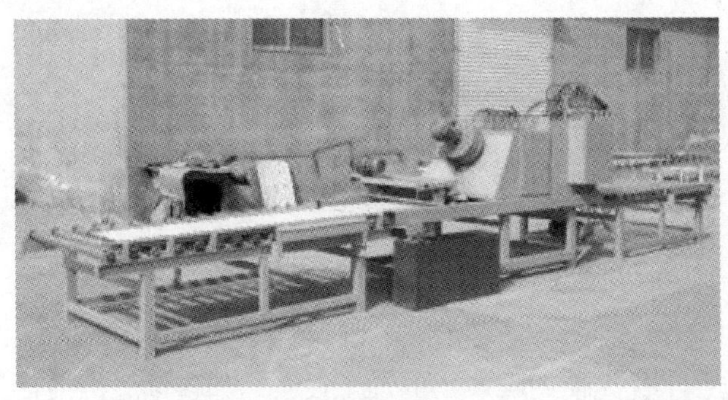

图5－104　全自动火烧板机

中暑的急救方法：①立即将病人移到通风、阴凉、干燥的地方，如走廊、树荫下；②使病人仰卧，解开衣领，脱去或松开外套；若衣服被汗水湿透，应更换干衣服，同时开电扇或空调（应避免直接吹风），以尽快散热；③用湿毛巾冷敷头部、腋下以及腹股沟等处，有条件的话用温水擦拭全身，同时进行皮肤、肌肉按摩，加速血液循环，促进散热；④意识清醒的病人或经过降温清醒的病人可饮服绿豆汤、淡盐水，或服用人丹、十滴水和藿香正气水（胶囊）等解暑；⑤一旦出现高烧、昏迷抽搐等症状，应让病人侧卧，头向后仰，保持呼吸道通畅，同时立即拨打求助电话，求助医务人员给予紧急救治。

5. 加工成型、雕刻造型

加工成型、雕刻造型主要是指异型石材的轮廓加工，包括花线、圆弧板、柱座、柱头、平面雕刻、立体雕刻等。使用的设备有先进的数控设备（可实现雕、刻、切、磨等动作）、液压仿形设备、光电仿形设备、立式车床、卧式车床、手拉磨床、钻床等，使用的工具有金刚石样板磨轮、小尺寸金刚石圆锯片、金刚石铣刀、金刚石钻头等。

1）粉尘

控制措施：①使用数控加工中心，如石材数控加工中心可以完成切割、成型、钻孔、磨削、抛光、刻字、镗孔、雕刻和车削等。图 5－105 为某企业的数控加工中心，该加工中心兼具石材加工用成型机和车床的所有功能，所配置的机床具有很大的灵活性，支持锯切、铣削、打槽、车削、雕刻、磨光等功能，是石质工件的理想加工设备。又如电脑弧面磨光机（图 5－106）、数控全自动磨光机（图 5－107）、数控雕刻机等。②采用湿式作业。③安装收尘装置，使机器周围处于负压状态。

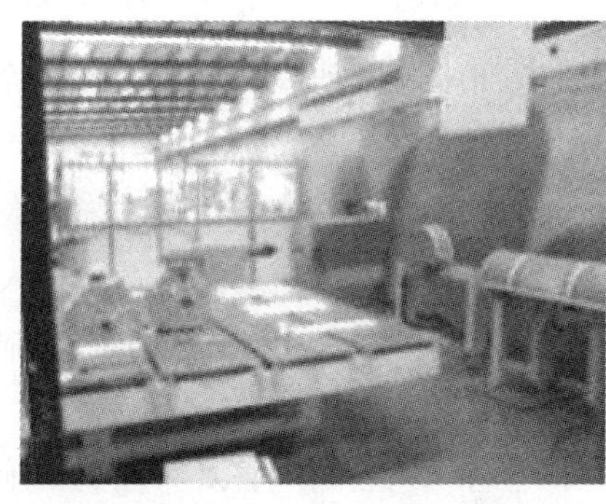

图 5－105　某企业的数控加工中心

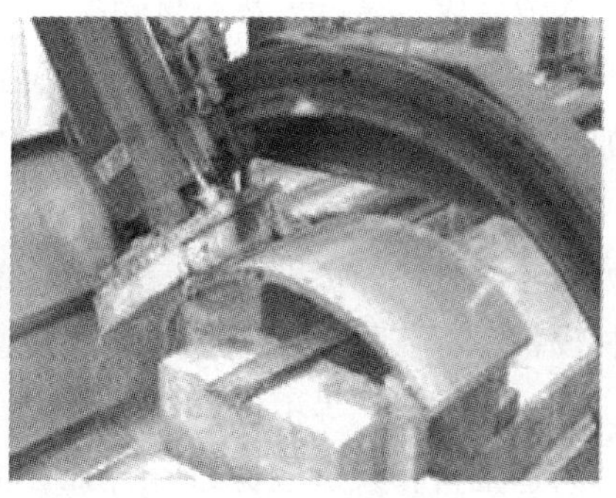

图 5－106　电脑弧面磨光机

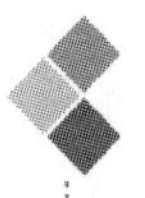

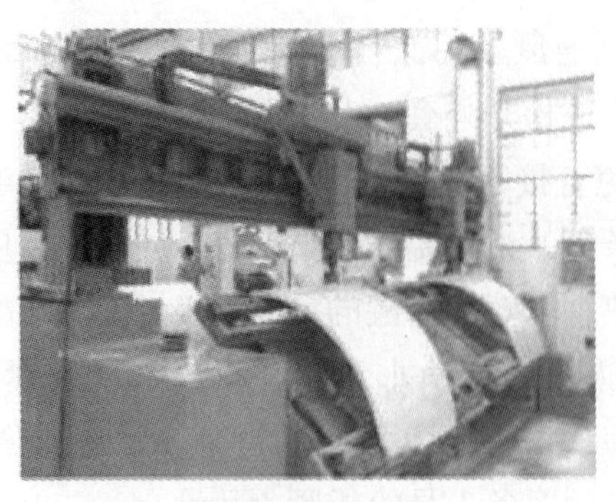

图 5-107　数控全自动磨光机

采用数控加工设备可以避免作业人员与加工工件的直接接触，可大大降低加工过程中产生的粉尘、噪声等对人体的危害。

2）噪声

控制措施：①优先选用噪声小、自动化程度高的设备；②加强设备连接部分的固定、润滑，减少噪声源；③对电动机进行降噪改造，如加设消声器；④对加工设备采用吸声材料进行密封。

3）振动

控制措施：①选用机械化、自动化的雕刻机，如数控雕刻机，减少手工操作环节；②选择使用振动小的机器、刀具和机具，并保持机器和刀具状态良好，必要时可以调整工作方法、方式等；③保持身体特别是手的温度，建议佩戴防振手套以增加手的温度和降低手传振动风险。

另外，还有一些新技术的应用，如采用切割冷却润滑技术、磨石的选择与制作技术、激光表面成型技术、超声波或者化学表面蚀刻技术以及石材的粘接与修补技术、石材的化学刻蚀技术等。在石材标准板的生产过程中，可采用先进的标准板自动化生产线（花岗石、大理石），该生产线可以连续地将花岗石、大理石从毛板到成品板材完全自动化完成，减少作业人员的数量，减少职业病发病率。

（三）人造合成石生产工艺流程及职业病危害因素分布与控制

人造合成石是以天然石材碎料、粉体为主要填料，以不饱和聚酯树脂、水泥或两者混合物为黏合剂，经搅拌混合、真空加压、振动成型、凝结固化等工序加工而成的材料。

人造合成石的工艺根据所用设备不同分为人造荒料和人造板材，采用大理石为主要原材料的多采用人造荒料设备，采用硅砂系列材料的基本都采用人造板材设备。本节只介绍人造合成石的基本生产工艺，对于生产过程中的预制纹理工艺、仿木工艺等不做具体介绍。

人造荒料和人造板材的后续加工过程中产生的职业病危害及其控制措施参照前述石材加工的相关内容。

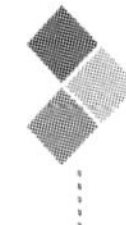

1. 工艺流程

无论是人造荒料还是人造板材，两种工艺均包括破碎筛分系统、配料系统、搅拌系统、布料系统、压制成型系统以及水、电、气、运输等辅助系统，所不同的是人造板材需要加热固化，具体流程图见图 5－108、图 5－109。

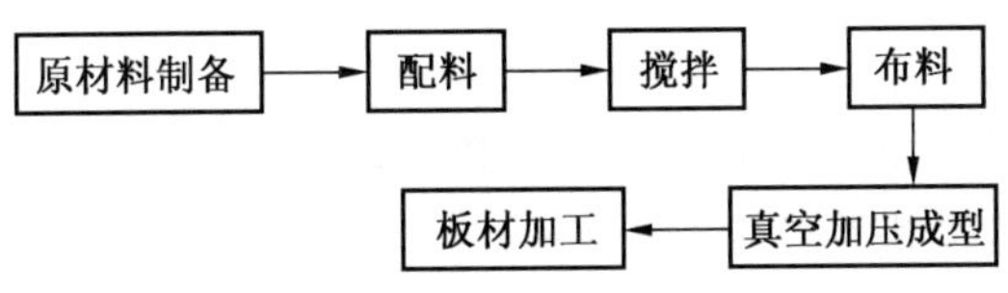

图 5－108　人造荒料工艺流程

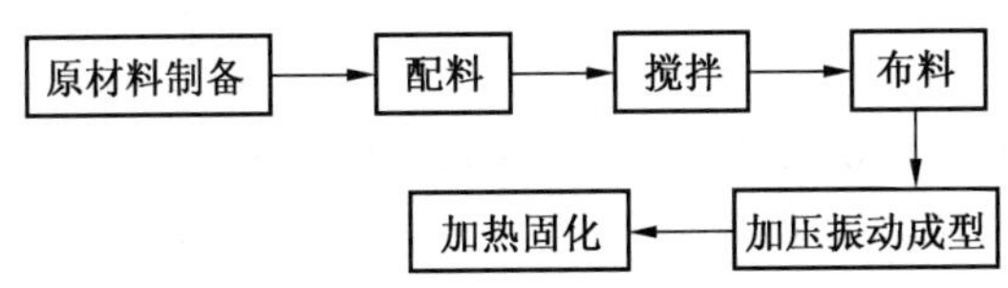

图 5－109　人造板材工艺流程

人造合成石生产工艺中，配料、布料工序一般需要人工操作，工作场所固定；搅拌、压制成型、固化等工序由机器自动完成，人工看守，工作场所固定。

2. 职业病危害因素分布

由于生产人造荒料和人造板材的工艺比较类似，故对存在的职业病危害因素共同辨识，见表 5－31。

表 5－31　人造合成石生产中存在的职业病危害因素

职业病危害因素	存在部位（或环节）描述	职业病危害因素	存在部位（或环节）描述
粉尘、噪声、振动	原材料制备	粉尘	布料
粉尘、噪声、振动、化学毒物	配料	噪声、振动	加压成型
粉尘、噪声、振动	搅拌	化学毒物、高温	加热固化

3. 职业病危害因素控制

1）粉尘

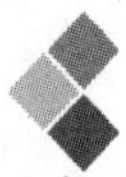

粉尘主要是由于生产设备在运行过程中密封不严造成的。

主要的控制措施：①采用先进的机械化、自动化设备；②对破碎设备进行隔离，减少粉尘的扩散，或设置密封操作仓，这样既可以减少粉尘的危害，也可以减少噪声的危害；③对各个设备进行定期检查，减少漏尘点；④在各产尘点设置收尘装置，对产生的粉尘集中处理。

2）噪声

噪声主要是由于原材料的破碎、配料、搅拌、加压成型过程中各种设备、空气压缩机以及电动机等产生的。

主要的控制措施：①对产生噪声的设备用吸声材料进行隔离，减小噪声源；②设置独立的操作仓；③对设备的连接部位、润滑部位进行定期检查维护；④为电动机安装消声装置，或安装隔声屏障；⑤远离噪声源。

3）振动

振动主要是指各种设备运转时造成的全身振动。

主要的控制措施：①采用自动化的振动设备，如对加压机的振子采用集中控制操作；②为设备安装隔振设施；③远离振动设施。

4）高温

高温主要存在于加热固化过程。

主要的控制措施：①加热固化车间的纵轴宜与当地夏季主导风向垂直，热源布置在夏季主导风向的下风向；②厂房采用局部通风或全面通风，降低车间内的温度；③设置热绝缘或热屏挡；④在高温期间，为作业人员配备防暑降温物品；⑤为作业人员建立冷气休息室，合理安排作业人员的作业时间。

5）化学毒物

化学毒物主要来源于使用不饱和聚酯树脂过程中所释放的苯乙烯等有害气体，以及使用固化剂甲乙酮等。

主要的控制措施：①密闭操作，加强通风，配备应急设备，如应急洗眼器、急救药品等；②作业人员佩戴过滤式防毒面具，戴化学安全防护眼镜，穿防毒物渗透工作服，戴橡胶耐油手套；③定期检测空气中各类毒性气体的含量，并告知岗位作业人员；④有职业禁忌证的作业人员应调离此岗位，女性作业人员在生理特殊期也应调离这类作业岗位；⑤制定应急预案并配备急救药品，定期对作业人员进行应急演练；⑥实行人员定期轮换，以免作业人员长期吸入毒物。

二、砖瓦制品制造

我国砖瓦工业作为墙体材料行业的主体，是我国建材工业的重要组成部分，是国家重要的原材料和基础工业。砖瓦产品是工程建设不可或缺的材料，也是改善和保障民生、提高生活质量、保证建筑物品质和功能的重要物质支撑。

改革开放以来，我国砖瓦企业的结构发生了重大变化。作为行业主体的国营砖瓦企业，约有 90% 退出了市场，取而代之的是民营和股份制企业。20 世纪 80 年代，在全国大办建材的大形势下，砖瓦工业异军突起，企业数量快速上升，到 90 年代中期已达到了 12 万家。在国家墙材革新与建筑节能及保护耕地等政策的推动下，到 2010 年已减少到 7 万家左右。其中年产（折标砖）6000 万块以上的大企业占全行业的 1%；5000 万～6000 万块的占 3%；3000 万～5000 万块的中型企业占 30%；1000 万～3000 万块的中小企业占 21%；1000 万块以下的小型企业占 45%。从企业生产规模分析，年产 5000 万块以上的大中型企业在逐年增加，年产 3000 万块以下的中小企业呈下降趋势，但行业整体规模结构仍以中小企业为主。

我国砖瓦工业近几年虽然有了一些长足进步，企业基本实现了机械制备原料、机械成型、自然干燥和轮窑焙烧。但从全局看，占全国产量绝大部分的中小企业还处在落后状态；近年来虽在更新设备、改造工艺上做了大量工作，但总装设备还没有形成，砖瓦生产的主体装备窑炉还没有形成产品，生产工艺、设备、技术落后面貌没有根本改变，砖瓦行业仍处于相对落后的劳动密集型生产行业。在砖瓦行业 7 万多家企业中，能够基本达到规模化和装备基本自动化的生产企业不足 2000 家，其余的基本上都是独立的中小企业。

1. 工艺流程

可用于烧结砖生产的原料主要有页岩、煤矸石、黏土、粉煤灰以及一些工业尾矿。其中页岩 + 煤矸石、黏土 + 煤矸石的搭配，由于原料来源广、成型条件优越、产品性能优良等原因，已经成为目前国内生产烧结砖的主要原料。

黏土中二氧化硅含量达 55.5%～71.6%，其次含有三氧化二铝、三氧化二铁和少量氧化钙、氧化镁。煤矸石原料的主要成分是含硅铝化合物的矿物质，长期吸入大量含有硅铝化合物的粉尘容易得矽肺病。

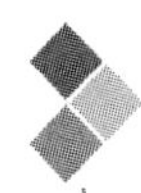

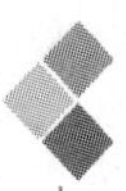

砖瓦生产基本过程包括破碎、筛选、搅拌混合、挤压成型、切砖、捡坯入窑、加热干燥、高温烧制、出窑、存储、发货环节。

2. 职业病危害因素分布

在破碎、过筛、搅拌直至焙烧出窑的过程中都有较高浓度的含二氧化硅的粉尘产生。烧制、干燥工序有一氧化碳等有害气体产生，并有高温和热辐射存在。此外，成型和切砖环节还可产生较强的振动。

噪声主要来源：①破碎机噪声，在煤矸石破碎过程中，由于矸石与矸石、矸石与筒体之间的撞击产生巨大的响声，并通过与筒体撞击激发筒体共振而向四周扩散，声音是中低频；②振动筛噪声，它本身就是一个多声源设备，发声部位多，频率复杂，就其噪声性质来说主要是物料与筛箱零部件及零部件之间的撞击声和零部件的振动辐射噪声，其发声部位有筛板、侧板、弹簧、激振器及电机等，筛机工作时各声源发出的噪声混杂在一起，噪声频谱相互交织；③斗式提升机噪声，这是仅次于破碎机及振动筛的噪声源；④成型和切砖环节，可产生较强噪声等。

砖瓦生产过程中产生的粉尘种类有矽尘、煤矸石粉尘、石灰石粉尘、石膏粉尘、电焊烟尘、其他粉尘等。

砖瓦生产过程主要职业病危害因素分布见表5－32。

表5－32　砖瓦生产过程主要职业病危害因素分布

职业病危害因素	存在部位(或环节)描述
粉尘、噪声	配料
粉尘、噪声	破碎
粉尘、噪声	筛选
粉尘、噪声	搅拌混合
粉尘、噪声	原材料输送
噪声	挤压成型
粉尘、高温、一氧化碳、二氧化硫、氮氧化物	加热干燥、高温烧制
电焊烟尘、锰及其无机化合物、紫外线辐射、一氧化碳、二氧化氮、臭氧	电焊作业

3. 职业病危害因素控制

砖瓦生产企业危害较为严重的职业病危害因素为粉尘和噪声。

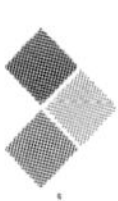

1）粉尘

配料、破碎、搅拌、成型等岗位的粉尘超标情况较为严重。

控制措施：①改革工艺过程、革新生产设备是消除粉尘的主要途径，如使用遥控操纵、计算机控制、隔离室监控等措施避免作业人员接触粉尘；②设置独立的破碎间、搅拌间，将产生粉尘较大的破碎搅拌设备封闭起来，对其进行单独收尘处理，在此基础上车间内还要经常保持通风、采取地面洒水保湿等措施；③湿式作业，可采用喷雾洒水的方法降低作业场地的粉尘浓度，但如果采用煤矸石原料制砖时，要控制适当的干湿比，否则会影响产量，如果干湿原料配比达到了4%～6%，各运输转载点的扬尘也会大大减小；④使用收尘器、通风和负压吸尘等经济而简单的方法，降低作业场地的粉尘浓度；⑤定期对收尘设备进行维护检修，确保收尘设备各部件正常运转，同时还要对收尘管道、收尘布袋等定期清理保持畅通，使其尽可能发挥收尘作用；⑥根据原料工段破碎设备磨损严重的特点，要制定完善的检修计划，加强日常维护保养，预防跑料、漏料现象发生；⑦在扬尘较大的制砖原料输送皮带落料口处设置密封挡板，同时制砖生产线工作厂房配备真空吸尘车，及时清扫地面降尘，避免二次扬尘危害；⑧配备防尘口罩。

2）噪声

配料、破碎、搅拌、成型等岗位的噪声超标情况较为严重。

控制措施：①成型过程可采用全自动机械码坯机或机械手码坯机，为作业人员设置独立的操作室；②破碎机、球磨机等产生噪声强度较大的设备布置在独立的厂房内，厂房采用隔声、吸声的建筑材料；③加强对接触噪声强度较大的作业人员的职业卫生防护工作，改善生产制度，减少接触时间；④为作业人员配备防噪耳塞，并监督其正确佩戴。

3）高温

高温主要来自于砖瓦的干燥与烧制过程，大型的砖瓦制造企业一般都采用窑炉自动控制系统，高温对作业人员的危害相对较小。中小型企业如果没有采用自动控制系统，则要对接触高温的作业人员如窑炉工等采取高温防护措施，如配备高温防护服及应急物资等。

4）化学毒物

化学毒物主要是指高温烧制产生的一氧化碳、二氧化硫、氮氧化物等。此外，某些地区做砖的泥土、煤以及拌煤的山土中含氟量高，在烧制砖瓦过程中

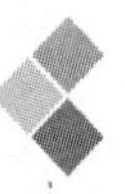

会产生氟化物并排入空气中，不但对窑工和经常烧窑群众的身体健康造成了影响，还污染了当地环境。有媒体报道，某地砖瓦厂窑工体内的氟含量是正常人的6倍。

化学毒物的控制措施可参照其他章节相关内容。有氟化物产生的砖瓦制造企业可以在烟气出口安装除氟装置（如循环水喷淋系统）吸收烟气中的氟，或者使用低氟煤作燃料。

第六节　石墨及碳素制品制造企业

碳和石墨制品是利用各种碳质原料（冶金焦、沥青焦、石油焦、无烟煤、煤沥青……），经过一系列工艺过程而得到的特种石墨制品、碳素制品、异形制品，以及用树脂和各种有机物浸渍加工而成的碳素异形产品。

石墨有两种，即天然石墨和人造石墨。天然开采得到的石墨可分为两类：一类称为鳞片状石墨，因其颗粒外形呈鳞片状，外观为银灰色，有闪闪金属光泽，富滑腻感；另一类是土状石墨，颗粒外形呈土粒状，外观为深灰色，光泽不强，手摸较少滑腻感。一般开采得到的天然石墨都带有大量杂质，要经过选矿才能得到纯度较高的石墨。

石墨是目前已知的最耐高温的耐火材料之一，在7000 ℃的超高温电弧下加热10 s，石墨的重量损失只有0.8%。石墨之所以耐高温，除因石墨本身的特殊晶体结构和热膨胀系数很低外，还由于石墨有极好的吸热性能。利用石墨的这种性能，天然石墨大量用于制造各种冶炼用的塔涡、炼钢时的渗碳剂及钢锭模的表面涂料。在机械工业上用作润滑剂，生产电碳制品（电动机用电刷、电影放映机用弧光碳棒、耐磨零件、电池碳棒等），在轻工业中用于生产铅笔、涂料等。

一、工艺流程

大多数碳和石墨制品的生产工艺大同小异，但也有例外，如玻璃碳和碳纤维，生产这两种产品所用的原料及工艺方法完全不同于生产一般碳和石墨制品。

一般碳和石墨制品可以划分成三大类：人造石墨制品（简称石墨制品）、碳素制品（焙烧后即可加工使用）、商品糊（混捏后铸成块或装入容器即可发给用户使用)。

石墨制品的生产周期很长，从投入原料到产出成品要40多天。如生产高强石墨要经过多次浸渍、焙烧，生产周期长达3～6个月。生产碳素制品从投入原料到产出成品也要30天左右，但是商品糊生产周期只有1～2天。碳和石墨制品生产工艺流程如图5－110所示。

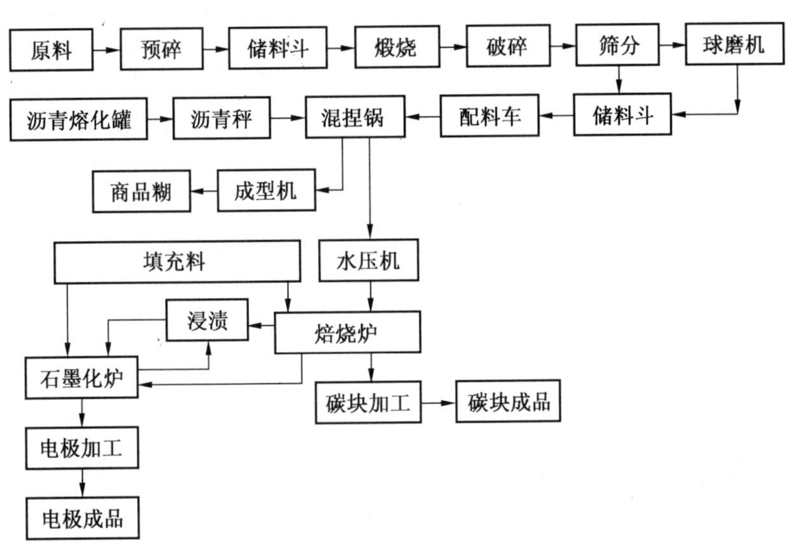

图5－110 碳和石墨制品生产工艺流程

二、职业病危害因素分布

石墨及碳素制品生产过程中可能存在的职业病危害因素见表5－33。此外还有一些辅助设施，如维修车间、空压机站等也存在职业病危害因素，如电焊作业、有限空间作业等存在的电焊烟尘、臭氧、一氧化碳、二氧化硫等。

表5－33 石墨及碳素制品生产过程中可能存在的职业病危害因素

职业病危害因素	存在部位（或环节）描述
粉尘	原辅料在卸料、输送、预碎、煅烧、中碎、筛分、进仓及配料、磨粉、混捏、凉料、压型过程；中间产品（生坯）在清理、倒运、浸渍、焙烧放料、装炉、填充料、石墨化配料及装炉、机加工过程；最终产品（石墨电极）在倒运、包装过程

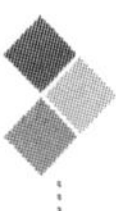

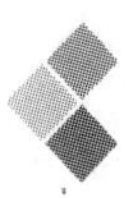

表5－33（续）

职业病危害因素	存在部位（或环节）描述
煤焦油沥青挥发物	辅料沥青熔化和输送、混捏、凉料、压型、焙烧、浸渍、石墨化
二氧化氮、二氧化硫、一氧化碳、二氧化碳	原料煅烧、混捏、凉料、压型、中间产品（生坯）进行焙烧、浸渍、石墨化
噪声	生产过程中破碎机、输送机、天车、给料机、雷蒙磨、筛分机、电动平车、混捏锅、凉料机、压机、排烟机、泵、运输车、清筐机、收尘器、电极清理机
高温及热辐射	生产性热源煅烧炉、环式炉、石墨化炉、混捏锅、凉料机、沥青熔化槽、浸渍、石墨化炉
紫外线辐射	煅烧炉、环式炉、石墨化炉
红外线辐射	环式炉

三、职业病危害因素控制

1. 粉尘

粉尘的关键控制岗位为压型车间预碎工、浸焙车间环式炉炉工、浸焙车间填充料工、石墨化炉工，关键控制点为压型车间格筛漏斗、浸焙车间环式炉作业区、浸焙车间填充料操作平台、石墨化车间装炉场地。

控制措施：①原料输送采用自动化方式，在主要产尘点设置侧喷脉冲收尘器或气箱脉冲袋式收尘器；②原料破碎、输送、筛分及配料密闭处理；③在破碎磨粉、混捏压型以及筛分、转运、焙烧装炉等过程中易产生粉尘的相关设备上加装密闭集气系统和吸尘罩，并进行机械排风保持负压操作；④焙烧填充料及粉状原料全部采取筒仓储存，储料时应密封操作，防止原料飞扬；⑤卸料时在皮带运输转运站设置收尘装置，控制物料落差，减少粉尘逸散；⑥保持原料库、破碎机及机加工车间地面的整洁、湿润，防止二次扬尘；⑦机加工车间采用机械化、自动化的加工设施，设置独立的操作间，隔离粉尘的同时还可以降低噪声的危害；不能采用机械化、自动化的岗位，应设置局部收尘装置，并保证收尘装置正常运行。

2. 煤焦油沥青挥发物

煤焦油沥青挥发物的关键控制岗位为沥青熔化工、环式炉炉工、浸渍操作调温工、混捏工、石墨化浇水工，关键控制点为沥青熔化槽、环式炉作业区、浸渍罐、混捏平台、石墨化浇水平台。

沥青烟和粉尘可经呼吸道和污染皮肤而引起中毒，发生皮炎、视力模糊、眼结膜炎、胸闷、腹痛、心悸、头痛等症状。经科学试验证明，沥青和沥青烟中所含的3,4－苯并芘是引起皮肤癌、肺癌、胃癌和食道癌的主要原因。在受沥青污染的空气中生活易致免疫力下降。

控制措施：①首先对产生沥青烟的设备进行密闭抽风，然后经净化后排放，常用的净化方法有电收尘法、冷凝吸附法、湿式洗涤法等；②在沥青熔化槽设置煤焦油沥青挥发物净化装置，确保净化装置的密闭性和净化效率；在生产和使用过程中改进操作方法，尽量减少身体直接接触的机会，搬运沥青时采取必要的防护措施；③完善烟道布设，确保各车间净化装置沥青尾气经收集后进入焚烧炉焚烧，保证焚烧炉正常运转；④安装换气扇，设置沥青熔化控制室、混捏平台控制室，调整控制室和休息室位置，使其尽量远离污染源，置于自然通风良好处；⑤改进焦油卸车及沥青装车工艺，使之尽可能实现自动化对接、机械化装卸；作业人员尽可能远离作业现场，确实无法从工艺上改进的作业场所，作业人员要加强个体防护；⑥沥青的输送全部采用全密闭式泵加压操作，产品采用“热进冷出”工艺，减少煤焦油沥青挥发物的产生；⑦为作业人员配备劳动保护用品，如空气呼吸器、防毒口罩、去油垢防护用品，在暴露部位的皮肤上涂擦避光的防护剂。

3. 化学毒物

化学毒物的关键控制岗位为石墨化炉工和石墨化浇水工，关键控制点为石墨化车间装炉场地。此外还有电焊作业产生的有毒气体等。

控制措施：①使用清洁能源代替煤、重油等燃料，对煤或煤气进行脱硫处理；②焙烧车间安装脱硫、脱烟电捕收尘器（排烟系统）；③石墨车间必须采取有效的通风排气措施，并加强监测，在可能泄漏的区域设置气体监测报警装置；④在存在酸、碱等能够造成皮肤、眼化学性灼伤的岗位现场设置淋浴器、洗眼器等相关应急救援设施；⑤作业人员在焦油罐区进行装卸操作时，应尽量将操作位设在上风向；⑥车间安装机械通风设施。

4. 噪声

噪声的关键控制岗位为浸渍清理工、机加炭车工、磨粉工，关键控制点位浸渍清理机、机加车间加工线、磨粉机。

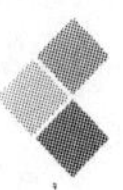

控制措施：①在工艺允许的情况下优先选择低噪声设备；②对高噪声设备采取隔声、消声等综合治理措施，建隔声控制室和休息室；③合理布置设备，将破碎机、雷蒙磨、筛分机等高噪声设备布置在建筑物底层，并采取减震措施；④巡检作业，减少接触噪声的时间；⑤对采取降噪措施后仍不能达到国家卫生标准的，应督促作业人员在巡检时佩戴防噪耳塞，并减少接触时间，以保证作业人员的身心健康。

5. 高温

控制措施：①焙烧、浸渍及石墨化等车间设置天窗自然通风；②石墨化车间夏季设置移动式风机进行局部送风降温；③值班室和控制室设置风扇或空调。

6. 紫外线辐射

控制措施：①对于热源产生的紫外线辐射，应屏蔽和增大与辐射源的距离；②穿防护服；③佩戴防护眼镜；④在工作现场设置相应的职业病危害警示标识。

7. 红外线辐射

红外线辐射对机体的影响主要是皮肤和眼。红外线照射皮肤时，大部分可被吸收，只有1.4%左右被反射。较大强度短时间照射，皮肤局部温度升高，血管扩张，出现红斑反应，停止照射后红斑消失。反复照射，局部可出现色素沉着。过量照射，特别是近红外线（短波红外线），除发生皮肤急性灼伤外，还可透入皮下组织，加热血液及深部组织。

长期暴露于低能量红外线下，可致眼的慢性损伤，常见为慢性充血性睑缘炎。短波红外线能被角膜吸收产生角膜的热损伤，并能透过角膜伤及虹膜，而白内障多见于工龄长的作业人员。早期患者除自觉视力逐渐减退外无其他主诉，晶状体后皮质外层可出现边界清晰的混浊区，小泡状、点状及线状混浊，逐渐发展为边界清晰而不规则的盘状混浊，然后循晶状体轴线方向伸入皮质，或形成板状混浊，最终导致晶状体全部混浊，与老年性白内障相似。上述改变一般两眼同时发生，但进展缓慢。

控制措施：①使用反射性铝制遮盖物和穿铝箔衣服可减少红外线暴露量；②严禁裸眼观看强光源；③热操作人员应戴能有效过滤红外线的防护眼镜。

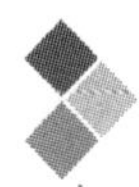

第七节 其他建筑材料制品制造企业

一、混凝土搅拌站

混凝土是建筑业大量使用的人造建材，由于国家已禁止在城市城区现场搅拌混凝土，因而远离施工现场的混凝土集中搅拌站应运而生。受混凝土搅拌站生产工艺及设备条件的制约，混凝土生产过程中存在职业病危害。根据《建设项目职业病危害风险分类管理目录（2012 年版）》(安监总安健〔2012〕73号)，混凝土制造属于砖瓦、石材等建筑材料制造，是职业病危害严重的项目。

本节对混凝土搅拌站工作场所中存在的职业病危害因素及其存在的环节进行识别，分析其对人体的危害，为职业病防治的日常管理提供科学依据。

1. 工艺流程

混凝土搅拌站在生产混凝土时，主要生产工艺流程是按照配比将各种类型的物料分别送入秤斗中进行称量；当达到设定好的重量时，控制相应机构停止放料，然后按照已经制定好的顺序下放到搅拌机中进行搅拌；当搅拌持续时间达到提前设定好的时间时，将混凝土下放，完成整个工作流程。不同型号的混凝土配方物料种类有差异，但大同小异。混凝土搅拌站生产工艺流程如图 5－111 所示。

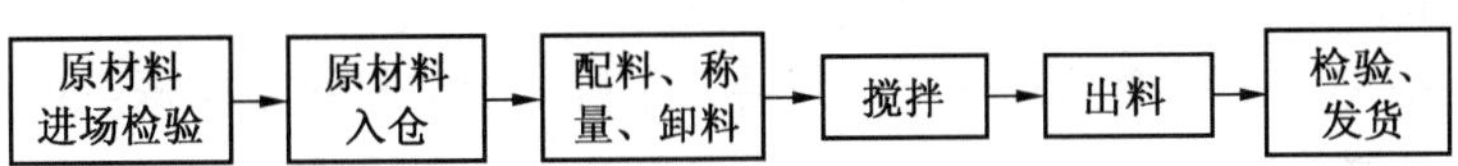

图 5－111 混凝土搅拌站生产工艺流程

2. 职业病危害因素分布

混凝土搅拌站存在的职业病危害因素见表 5－34。

表 5－34 混凝土搅拌站存在的职业病危害因素

职业病危害因素	存在部位（或环节）描述
水泥粉尘	散装水泥入库、物料自筒仓由输送机输送至称量斗加料和称量完毕后的卸料
粉尘	粉煤灰、矿渣粉入库，物料自筒仓由输送机输送至称量斗加料和称量完毕后的卸料

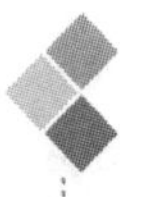

表5－34（续）

职业病危害因素	存在部位（或环节）描述
电焊烟尘、锰及其无机化合物、紫外线辐射、一氧化碳、二氧化氮、臭氧	电焊维修
萘、甲醛	萘系高效减水剂检验
噪声	原辅料入仓、配料、称量、卸料、搅拌、运输车运行

3. 职业病危害因素控制

混凝土搅拌站的主要职业病危害因素是粉尘和噪声。

1）粉尘

控制措施：①封闭料场，这样做不仅卸料时的粉尘不能排到周边环境中，同时有效降低了工程车辆的噪声污染；②搅拌主机部分采用全密封外封装，同时骨料上料皮带机也用彩钢瓦进行封装，降低骨料输送时产生粉尘的浓度；皮带机上增设防尘罩或将皮带机整体封闭起来，使骨料在密闭的通道中运行；③搅拌机盖、水泥计量仓、粉煤灰计量仓等设置收尘装置；④采用喷水方式压制搅拌主机投料时产生的粉尘；⑤在出料口上方增设雾化的喷淋设施来压制粉尘，但要注意喷淋程度，否则会影响沙石含水率；此外，也可调整沙石的投放顺序，利用沙子含水率高能黏结石粉的特点来达到目的。

2）噪声

控制措施：①整个搅拌站全部封装，主机的封装材料采用隔声板，封闭料场采用空心砖进行隔声等都可将噪声降低到最低程度。②采用新型搅拌主机可有效降低噪声：a）提高搅拌主机罐体的制造精度，避免间隙过大搅拌时易卡石子发出尖叫声，采用专用镗床提高两搅拌轴的平行度从而提高传动系统的平稳性以降低噪声；b）研制新型搅拌机用减速机，传统的搅拌机用减速机按照建筑机械标准制造精度低、噪声大，已不能满足城市商品混凝土搅拌站的需求，采用螺旋弧伞齿直角传动，提高齿形制造精度，齿形表面渗氮处理，新型搅拌机用减速机运行平稳、噪声低；c）新型传动系统采用高速端同步，同步时作用力小，运行平稳、噪声小。③研制柔性材料。传统的搅拌主机衬板和搅拌叶片均为高铬耐磨铸钢，搅拌沙石时撞击噪声大，研制新型柔性耐磨材料，引入特种柔性耐磨材料作为搅拌叶片，可大大降低噪声。④增加减振措施，在振动较大的部件与机架连接处增加减振垫。⑤气路减噪，搅拌站中大量使用气

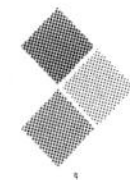

缸作执行元件，至行程尾部时冲击大、噪声高；引入气液结合缓冲气缸，至行程尾部时有液压缓冲，降低了噪声。

3）化学毒物

化学毒物主要是由进行电焊作业和检验萘系高效减水剂时产生的。

电焊作业产生的电焊烟尘等的防护参照前面相关章节内容。

对检验外加剂时产生的萘和甲醛，主要采取的控制措施有：①采用无毒或低毒减水剂代替高毒减水剂；②检验减水剂时应在通风橱内进行；③为作业人员配备防毒口罩。

二、石膏制品制造企业

石膏制品主要包括石膏板、石膏砌块、粉刷石膏三大类，其主要工序略有不同，但均是通过对天然石膏及其添加剂配料后干燥或煅烧后形成。其工艺环节中的主要职业病危害来自于设备的噪声、粉尘排放以及高温设备的运行。

此外，石膏制品的用途也在拓宽，除用作基衬外，还用作表面装饰材料，甚至用作地面砖、外墙基板和墙体芯材等。本部分内容以纸面石膏板的生产过程为例阐述石膏制品制造过程中可能产生的职业病危害因素及其控制措施。

1. 工艺流程

石膏板生产线生产主要分为脱硫石膏生料干燥煅烧为熟石膏工艺（原热工艺）和石膏板制板线制板工艺（制板工艺），原热工艺可分为煤燃烧供热、石膏干燥煅烧和研磨冷却两部分。

纸面石膏板生产工艺流程大致如图5－112所示。生产过程中所有主辅

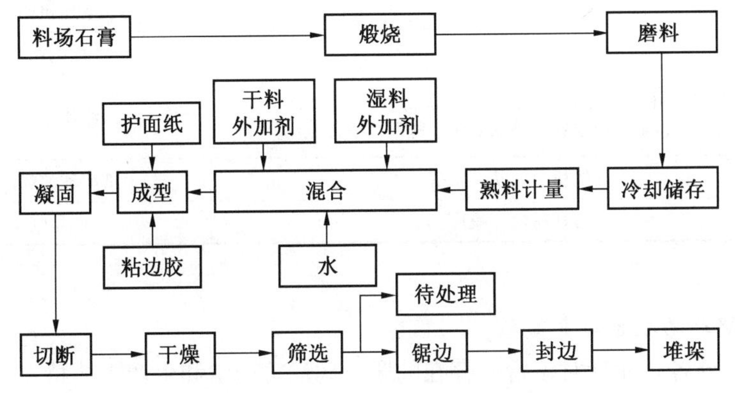

图5－112　纸面石膏板生产工艺流程

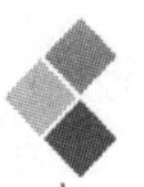

料的添加都包括在自动控制系统中，随生产线速度的不同自动调节，以适应大规模、高速度的要求。

2. 职业病危害因素分布

石膏粉尘对健康的影响国内外看法不一。相关的实验结果表明，石膏粉尘可以引起肺部的炎症性病变，但程度较轻。一般无致纤维化作用，但不排除短期内足够大剂量进入肺脏而机体拮抗机制又未能及时发挥作用时，有可能导致轻度纤维化。另外，石膏粉尘对人体的呼吸道有刺激作用，长期接触可使作业人员慢性支气管炎的患病率升高。

石膏板生产过程中可能存在的职业病危害因素见表5－35。

表5－35　石膏板生产过程中可能存在的职业病危害因素

职业病危害因素	存在部位（或环节）描述
石膏粉尘、噪声	脱硫石膏库
石灰石尘	脱硫塔石灰石加料口
石膏粉尘、噪声、二氧化硫、一氧化碳、氮氧化物、高温	煅烧
石膏粉尘、其他粉尘、玻璃棉粉尘、萘、甲醛、噪声	混合
石膏粉尘、噪声	成型
萘、甲醛、二氧化硫、一氧化碳、氮氧化物、高温、噪声	干燥
石膏粉尘、噪声	终处理
煤尘、噪声	煤堆棚、原煤下料、细煤仓
石膏粉尘、高温	化验室
噪声	空压机站
工频电场	配电站
电焊烟尘、锰及其化合物、臭氧、一氧化碳、二氧化碳、氮氧化物、紫外线辐射、砂轮磨尘、噪声、手传振动	维修车间
其他粉尘、萘、甲醛	纸库和淀粉库
石膏粉尘、噪声	产品区

3. 职业病危害因素控制

国内外各企业针对该行业存在的职业病危害因素和生产工艺特点，多采用机械化、自动化方式生产纸面石膏板。主要职业病危害因素为石膏粉尘、其他

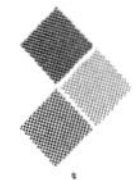

粉尘、一氧化碳、二氧化硫、噪声和高温等。

1）粉尘

主要包括石膏粉尘、其他粉尘以及煤尘，主要防范因素是石膏粉尘。控制措施：①改革生产工艺，采用机械化、自动化的生产设备；②原料输送上实现管道化、密闭化生产，尽量减少扬尘环节；③选择扬尘少的设备，生产线主要排尘点如原热单元输煤皮带、球磨机、制板单元配料加料仓等处均应设置袋式收尘器，减少生产线粉尘外逸；④产尘设备密闭抽风，含尘空气经收尘器净化处理后排至室外，收集的石膏粉尘自动流回生产设备中，避免二次扬尘；⑤对于无法密闭的产尘设备、产尘岗位，应设置局部排风装置；⑥采用集散型计算机控制系统，在主要产尘作业点较多的石膏板生产单元如原热工段设置控制室，操控工在控制室内操作，作业人员只是在巡检或进行人工干预操作时到作业现场，减少作业人员接触粉尘的时间；⑦在不影响产品质量的前提下可以采用湿式作业；⑧为作业人员配备个人职业病防护用品。

2）噪声

控制措施：①优先选用低噪声、低振动设备；②球磨机、破碎机、大型风机等采取基础加固减振措施；③空压机和球磨机等高噪声设备应单独布置，并密闭厂房；④设置独立的控制室，控制室尽量远离高噪声车间，并采取隔声措施；⑤原热单元工作场所一般不设固定岗位，只进行巡回检查以减轻噪声对作业人员的影响。

3）高温

控制措施：①合理布局，高温热源尽可能布置在车间外当地夏季主导风向的下风向，不能布置在车间外的高温热源应布置在天窗下方或靠近车间下风侧的外墙侧窗附近；②设置通气廊、轴流风机，并加强自然通风，避免环境温度过高；③穿高温防护服，佩戴防护手套等劳动保护用品。

4）化学毒物

控制措施：①利用清洁能源代替传统燃料，如在石膏干燥和石膏板烘干阶段用天然气代替煤，可以减少粉尘和二氧化硫的产生；②如果采用煤作为燃料，则应首先使用脱硫煤或低硫煤；③采取合理的进煤量和合适的通风量使其充分燃烧，减少有毒气体的产生；④供热系统设备密闭性良好，减少有害气体的散逸；⑤废气经脱硫后排空，降低空气中毒物浓度；⑥设置集中控制室，作业人员只是在巡检或进行人工干预操作时到作业现场，减少了作业人员直接接

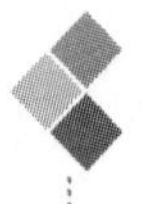

触的机会；⑦设置通气廊、轴流风机，并加强自然通风，避免有毒物质积聚。

三、石棉制品制造企业

石棉又称“石绵”，为商业性术语，指具有高抗张强度、高挠性、耐化学和热侵蚀、电绝缘和具有可纺性的硅酸盐类矿物产品。它是天然的纤维状的硅酸盐类矿物质的总称。下辖2类共计6种矿物（蛇纹石石棉、角闪石石棉、阳起石石棉、直闪石石棉、铁石棉、透闪石石棉等）。石棉由纤维束组成，而纤维束又由很长很细的能相互分离的纤维组成。石棉具有高度耐火性、电绝缘性和绝热性，是重要的防火、绝缘和保温材料。但是由于石棉纤维能引起石棉肺、胸膜间皮瘤等疾病，很多国家全面禁止使用这种危险性物质。

据统计，目前我国有石棉采选企业37家，在岗职工4万余人，接尘率达61.7%；据不完全统计，石棉制品企业600家左右，在岗职工约10万人，接尘率为22.0%。其中，石棉建材制品企业500家，在岗职工6万人；含石棉摩擦材料生产企业100家，在岗职工4万人。我国的石棉矿集中在青海、甘肃和新疆等西部地区，占全国产量的90%以上。85%的石棉用于生产建筑材料，10%用于生产密封摩擦材料，其余用于生产隔热材料。

为加强石棉粉尘危害治理工作，国家安全监管总局于2010年5—9月对全国10省（区、市）的24家石棉矿山及石棉制品企业进行了现场检测调研。从检测调研情况来看，石棉粉尘危害十分严重，必须采取有效措施进行治理。检测调研的结果反映了我国石棉粉尘的防控现状：一是石棉粉尘对人体危害极大，经呼吸系统进入体内，能够引发石棉肺、肺癌和间皮瘤等相关疾病，严重威胁作业人员身心健康。由于大部分石棉企业粉尘防治工作不到位，作业人员患病率极高。二是相当多的石棉矿山及石棉制品企业作业现场粉尘浓度超标严重。此次现场检测的9家石棉矿山企业粉尘浓度全部超标，最大超标倍数达110.3倍；15家石棉制品企业中有13家粉尘浓度超标，最大超标倍数为7.9倍。三是我国石棉矿山企业生产工艺落后，生产方式粗放，防尘设备陈旧简陋、效果极差，整个作业场所粉尘飞扬、尘毒弥漫，加之大部分企业没有给作业人员发放有效的个体防护用品，广大作业人员身心健康受到严重伤害。

本部分内容主要介绍以石棉或其他矿物纤维素为基础，制造石棉摩擦材料、石棉纺织制品、石棉橡胶制品、石棉保温隔热材料的生产活动过程中可能存在的职业病危害因素的分布及控制。

（一）工艺流程及职业病危害因素分布

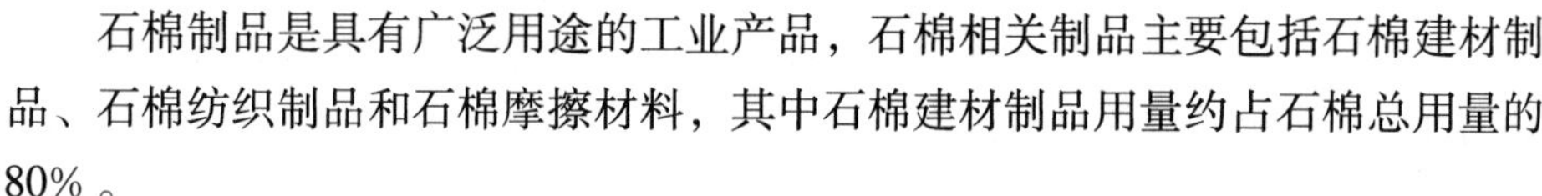

石棉制品是具有广泛用途的工业产品，石棉相关制品主要包括石棉建材制品、石棉纺织制品和石棉摩擦材料，其中石棉建材制品用量约占石棉总用量的80%。

1. 石棉建材制品

1）生产工艺

目前，我国生产的石棉建材制品主要包括石棉水泥瓦、石棉板材和石棉管三类，其主要生产工艺为原棉加工、制浆、成坯和成型。

2）职业病危害因素分布

石棉建材制品生产的主要产尘工序为配料作业中石棉的搬运、拆包、称重和与水泥等材料混合时的作业；成型的石棉制品的面、孔和槽等位置的裁剪、开孔和打磨作业。

2. 石棉纺织制品

1）生产工艺

石棉纺织制品生产是石棉纤维与棉或其他纤维经混合、梳理、加捻、合线、编结或交织成石棉纱线，再纺织成石棉制品，其主要生产工序为配料、风选、入料、纺纱和织布。

2）职业病危害因素分布

在配料工序，石棉的搬运、拆包、称重和与棉或其他纤维材料混合多为人工作业，作业场所散发大量石棉粉尘；风选工序中，使用旋风分离器、袋式收尘器和风机等设备，利用风力对原料进行筛选，石棉粉尘因设备封闭不严而逸散，且易随风力作用在入料口产生大量粉尘；将筛选后的原料送入毛纺机，由于是敞开式入料，故在此工序中会有大量石棉粉尘产生；毛纺、初捻、粗捻、精捻、络纱、织布等工序的作业环境空气中飘逸着石棉粉尘。

3. 石棉摩擦材料

1）生产工艺

石棉摩擦材料是由树脂黏合剂、石棉纤维或石棉织物以及填料经热压成型而制成的用于汽车、工矿机械和动力设备以传递动力和减速的一种材料，产品主要是刹车片和离合器片。其主要生产工艺为配料、调整混合、预成型、热模压、修饰加工、检验和包装等。

2）职业病危害因素分布

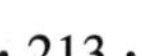

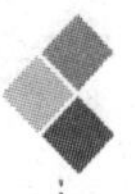

石棉摩擦材料生产的主要产尘工序是石棉的搬运、拆包、称重和混合配料等工序；将配料调整混合预成型，经过热模压和热处理后将预成型的石棉半成品的面、孔和槽等位置进行打磨，对成型的石棉制品进行开孔、开槽等加工，上述工序有大量石棉粉尘逸散。

(二) 职业病危害因素控制

石棉加工企业最主要的职业病危害因素就是石棉粉尘，石棉是国际上公认的致癌物，因此必须加强对石棉粉尘的防治。以下内容从工程控制措施、个体防护措施以及管理措施等方面对石棉粉尘的控制措施进行分析。当然，噪声的控制也不容忽视。

1. 工程控制措施

1）石棉纺织品制造

主要防尘措施：①石棉原料搬运应机械化，拆包、称重、混合和入料等产尘较大的作业点应设置半密闭罩和通风收尘装置，并与其他工位隔离，保证作业人员呼吸带处于气流的上风向，注意减少干扰气流的影响；②物料分离装置应密闭，避免泄漏，下料装置应有可靠的避免二次扬尘的措施；③纺纱、织布车间应采取全面通风措施，当采用机械方式通风时宜采用上送下吸的气流组织方式；④梳、纺、织各工位宜采用湿法降尘，减少空气中的悬浮粉尘；⑤轮碾机、混料机应采用整体密闭，在上部或侧面设置吸尘罩；⑥石棉和原棉加工过程中的物料传输应采用气力输送，避免人工运料，气力输送系统应保持密封完好；⑦石棉纺织品的编织、缝纫和裁剪工位应采取局部通风措施；⑧作业场所地面应光洁、平整，工艺允许时宜喷雾状水增湿，每班定时清洁。

2）石棉摩擦材料制造

主要防尘、防毒措施：①石棉等原料包的搬运应机械化，拆包、称重、混合和入料各工位等应设置半密闭罩和通风收尘装置，保证作业人员呼吸带处于气流的上风向，注意减少干扰气流的影响；②入料工位与其他工位隔离设置；③织布上胶、烘干工位应采用半密闭排风罩等通风防毒设施；④热压车间应采取全面通风换气措施或局部排风措施，防止有害烟尘积聚，危害作业人员；⑤热处理工序应独立设置有效的通风净化装置，出料位置应有通风装置，通风量和气流组织应保证作业场所粉尘和毒物的浓度满足 GBZ 2.1—2007 的要求；⑥打磨、钻孔、切片等摩擦材料制品机械加工工序应安装局部通风设施，质检工作台面上应设置旁侧吸尘罩，通风设施的风量应保证作业点粉尘浓度满足

GBZ 2. 1—2007 的要求；⑦采用湿式方法清除摩擦材料成品表面黏附的粉尘。

3）石棉建材制品制造

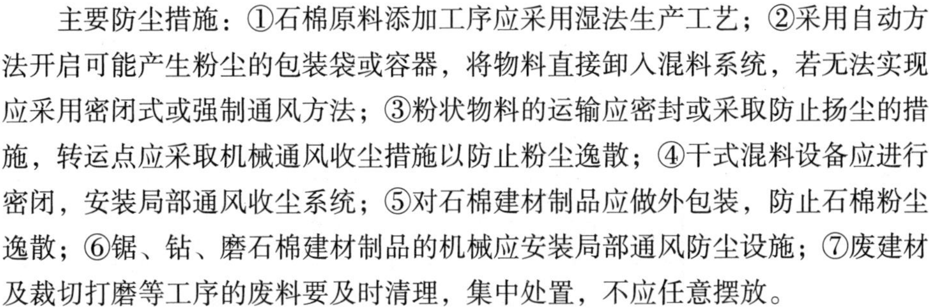

主要防尘措施：①石棉原料添加工序应采用湿法生产工艺；②采用自动方法开启可能产生粉尘的包装袋或容器，将物料直接卸入混料系统，若无法实现应采用密闭式或强制通风方法；③粉状物料的运输应密封或采取防止扬尘的措施，转运点应采取机械通风收尘措施以防止粉尘逸散；④干式混料设备应进行密闭，安装局部通风收尘系统；⑤对石棉建材制品应做外包装，防止石棉粉尘逸散；⑥锯、钻、磨石棉建材制品的机械应安装局部通风防尘设施；⑦废建材及裁切打磨等工序的废料要及时清理，集中处置，不应任意摆放。

石棉制品制造企业存在石棉粉尘的作业点应以局部通风为主，含尘气体应有组织排放，经净化处理后排至室外，局部通风收尘系统排放的气体不应回送到工作地点。

2. 个体防护措施

个体防护用品是保护石棉从业人员免受石棉危害的最后手段，不是优先选择手段，更不是唯一手段。因此，在进行石棉危害防护时应首先考虑采取工程措施控制有害环境的可能性。

对石棉作业人员的个体防护主要通过对呼吸系统防护、躯体防护和眼面部防护来实现。

1）呼吸系统防护

对石棉作业人员进行防护的呼吸防护用品主要包括自吸过滤式防颗粒物呼吸器（即防尘口罩）、电动送风过滤式呼吸器和长管呼吸器。每个呼吸防护用品都有一个指定防护因数（APF），即适用的粉尘范围（表 5－36）。当环境中的石棉浓度超过这个粉尘范围，则不能使用该种呼吸防护用品进行呼吸防护。

表 5－36　呼吸防护用品的适用范围

呼吸防护用品类型	呼吸防护用品分类	APF	适用的环境石棉浓度限值
自吸过滤式防颗粒物呼吸器（防尘口罩）	随弃式面罩	10	石棉粉尘：＜8 mg/m^3 石棉纤维：＜8 f/ml
	可更换式半面罩		
	全面罩	100	石棉粉尘：＜80 mg/m^3 石棉纤维：＜80 f/ml

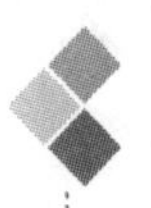

表 5-36（续）

呼吸防护用品类型	呼吸防护用品分类	APF	适用的环境石棉浓度限值
电动送风过滤式呼吸器	密合型半面罩	50	石棉粉尘：<40 mg/m^3 石棉纤维：<40 f/ml
	开放型面罩	25	石棉粉尘：<20 mg/m^3 石棉纤维：<20 f/ml
	密合型全面罩	<1000	石棉粉尘：<800 mg/m^3 石棉纤维：<800 f/ml
	送气头罩		
长管呼吸器	自吸式长管呼吸器	100	石棉粉尘：<80 mg/m^3 石棉纤维：<80 f/ml
	连续送风式长管呼吸器	>1000	石棉粉尘：>800 mg/m^3 石棉纤维：>800 f/ml
	高压送风式长管呼吸器		

2）躯体防护

对石棉作业人员的皮肤进行防护，需要用到躯体防护用品，主要是固体颗粒物化学防护服，也称防尘服。一般由从头到肩的风帽或头巾、上下装组成，袖口、裤口及下摆收紧，选用质地密实、表面平滑的透气织物制作。

3）眼面部防护

对石棉作业人员的眼面部进行防护需要佩戴眼面部防护用品，主要包括封闭式眼罩和全面罩两种类型。

用人单位除了为作业人员配备必要的个人职业病防护用品外，还应做到：①用人单位应对使用过的工作服定期洗涤，禁止把工作服带回家中洗涤；②用人单位应在工作场所设置更衣室、更衣箱和职工浴室，便于接尘作业人员更换个体防护用品和淋浴；③作业区休息室室内空气应呈微正压，进气气流空气质量应达到卫生要求；④接尘作业人员应能正确使用个人职业病防护用品，上岗时应穿戴好个人职业病防护用品；⑤接尘作业人员不应穿着污染的工作服进入非工作场所，避免交叉污染。

3. 管理措施

1）完善法规、标准和相关政策

政府应准确把握世界各国相关法律、法规颁布与实施的现状，尽快完善有关石棉作业防尘的法规、规范和标准。如国家层面应出台政策，禁止使用各类

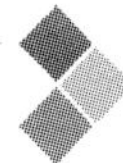

石棉制品的生产、进口和使用；制定切实可行的石棉制品生产和使用的相关政策，使石棉企业职业病危害控制做到有章可循、有法可依。

2）强化政府监管

政府应对石棉生产企业实施准入制；强化对石棉企业粉尘危害控制措施实施的监督；加强对石棉生产企业主要负责人的教育与培训。

3）强化企业主体责任

企业应建立必要的防尘规章制度，形成自我约束、自我管理的石棉危害控制有效运行机制；对接触石棉粉尘的作业人员进行防尘知识和技能培训。用人单位不应安排未成年人和孕期、哺乳期的女职工从事接触石棉的作业。

4）企业提供并监督作业人员穿戴个人职业病防护用品

实施职业健康监护，定期开展健康监护，建立职业健康监护档案；定期检测作业环境中的粉尘浓度；保证通风收尘系统正常运行。

通过有效采取以上粉尘危害控制的工程和管理措施，是可以将石棉及相关产品生产企业的粉尘危害控制在可以接受的水平，预防职业病的发生。

四、云母制品制造企业

云母制品由胶黏剂、云母和补强材料所组成，云母是绝缘的主体，使制品有足够的介电强度和电阻系数；胶黏剂用以黏合云母及补强材料，使制品具有整体性并获得一定的厚度和面积，赋予制品综合性能；补强材料用以增加制品机械强度。

从事云母开采和加工的作业人员均可接触云母粉尘。云母尘肺的分类有云母采矿工尘肺和云母加工工尘肺。云母尘肺的病理改变主要是尘性弥漫性肺部纤维化。

长期吸入高浓度云母粉尘可发生云母尘肺。云母尘肺是一种职业病，云母为钾镁锂铝等的铝硅酸盐，云母尘肺属硅酸盐尘肺。云母尘肺的发病率和进展都比较缓慢，发病工龄在20年以上，一般无特殊症状和体征。胸部X射线表现以不规则小阴影为主，可有少量类圆形小阴影；肺门不清楚，有类似磨玻璃样改变，少数见胸膜钙化。

1. 职业病危害因素分布

云母制品业，如云母的制粉、煅烧、制浆、配胶、施胶、复合、成型、贴制、烘干、压制等环节都会接触云母粉尘。另外，云母管、板等云母制品成型

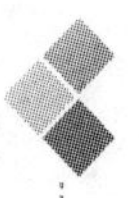

的最后一道工序是车削，车削时不仅会产生大量粉尘和惯性产物——云母屑，且残存在产品中的甲苯、二甲苯等有害物也会随之散发出来。表5－37中列出的职业病危害因素只针对生产工序，不针对具体产品。

表5－37　云母制品生产过程中可能存在的职业病危害因素

职业病危害因素	存在部位（或环节）描述
云母粉尘	制粉
云母粉尘、高温	煅烧
化学毒物	配胶、施胶
云母粉尘、甲苯、二甲苯	成型
云母粉尘、高温、甲苯、二甲苯	烘干
云母粉尘、高温、甲苯、二甲苯	压制
云母粉尘、噪声、振动、甲苯、二甲苯	车削

2. 职业病危害因素控制

云母制品制造过程中主要的职业病危害因素就是云母粉尘和化学毒物。

1）云母粉尘

控制措施：①应优先采用机械化和自动化，避免作业人员直接操作；②优先采用先进的生产工艺、技术和无毒（害）或低毒（害）的原材料，消除或减少尘、毒职业性有害因素；③设置防尘、防毒通风控制措施，使作业人员活动的工作场所有害物质浓度符合相关标准要求；④为防止物料“跑、冒、滴、漏”，其设备和管道应采取有效的密闭措施，并应结合生产工艺采取通风和净化措施；⑤对于逸散粉尘的生产过程，应对产尘设备采取密闭措施，设置适宜的局部排风收尘设施对尘源进行控制；⑥生产工艺和粉尘性质允许采取湿式作业时，应采取湿法抑尘措施；⑦配备有效的个人职业病防护用品。

另外，安装收尘设备后，其风机又会产生振动和噪声。因此，安装收尘设备时还应兼顾分离惯性物、排毒和减振、防噪。

2）化学毒物

控制措施：①采用无毒（害）或低毒（害）的材料代替有毒或高度的材

料；②改革工艺，采用自动上胶机装置；③设置局部排风装置，对产生的有毒气体净化后集中排放；④设置冲洗设施，配备必要的应急药品；⑤定期对岗位作业人员进行职业健康检查，对患有职业禁忌证的人员应调离原岗位；⑥为作业人员配备防毒口罩。

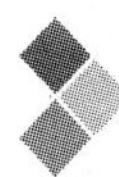

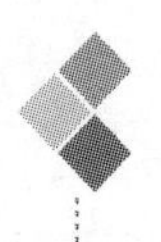

第六章 个人职业病防护用品的使用和维护

个人职业病防护用品指作业人员在劳动中为防御物理、化学、生物等外界因素伤害而穿戴、配备以及涂抹、使用的各种物品的总称。

个人职业病防护用品是保护作业人员身体健康的最后一道防线，防护用品的选择正确与否关乎健康，必须高度重视。本章针对建材企业生产过程中最重要的职业病危害因素，对呼吸、听力、手部以及躯干防护用品的选择、使用和维护方法进行介绍。

第一节 呼吸防护用品

自吸过滤式呼吸防护用品的分类及等级标准依据《呼吸防护用品——自吸过滤式防颗粒物呼吸器》(GB 2626—2006)，防尘口罩的选择依据《呼吸防护用品的选择、使用与维护》(GB/T 18664—2002)。

一、呼吸防护用品分类

按防护原理分类，主要分为过滤式和隔绝式两大类。

过滤式呼吸器只能在不缺氧的环境（即环境空气中氧的含量不低于18%）和低浓度毒污染环境使用，一般不能用于罐、槽等密闭狭小容器中作业人员的防护。过滤式呼吸器分为过滤式防尘呼吸器和过滤式防毒呼吸器。前者主要用于防止粒径小于5 μm的呼吸性粉尘经呼吸道吸入产生的危害，通常称为防尘口罩和防尘面具；后者用以防止有毒气体、蒸气、烟雾等经呼吸道吸入产生危害，通常称为防毒面具和防毒口罩。防毒面具又分为自吸式和送风式两类，目前使用的主要是自吸式防毒呼吸器。

隔绝式呼吸器能使佩戴者的呼吸器官与污染环境隔离，由呼吸器自身供气（空气或氧气），或从清洁环境中引入空气维持人体的正常呼吸；可在缺氧、

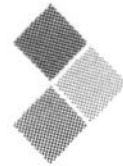

尘毒严重污染、情况不明的有生命危险的作业场所使用，一般不受环境条件限制。

1. 过滤式呼吸防护用品

过滤式呼吸防护用品是指能把吸入的作业环境空气通过净化部件的吸附、吸收、催化或过滤等作用，除去其中有害物质后作为气源的呼吸防护用品，分为自吸过滤式和送风过滤式。

1）自吸过滤式呼吸防护用品

这是一种靠佩戴者呼吸克服部件阻力的过滤式呼吸防护用品。常见的有自吸过滤式防尘口罩和过滤式防毒面具。防尘口罩主要包括随弃式面罩、可更换式半面罩和全面罩三类。

（1）随弃式面罩。主要由滤料构成面罩主体的不可拆卸的半面罩，有或无呼气阀，一般不能清洗再用，任何部件失效时即应废弃，如图6－1所示。

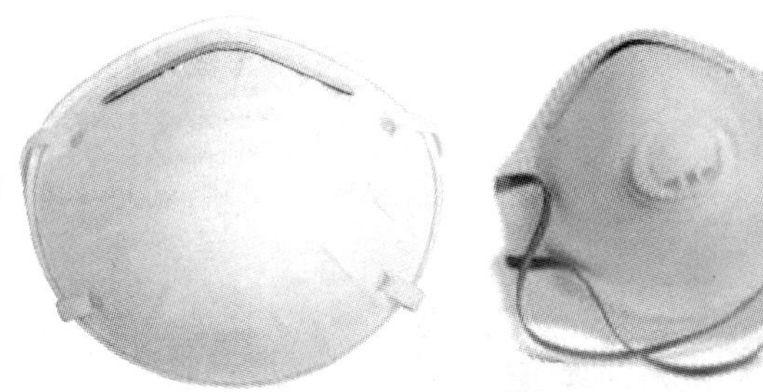

图6－1　随弃式面罩

（2）可更换式面罩。有单个或多个可更换过滤元件的密合型面罩，有或无呼气阀，有或无呼吸导管，如图6－2所示。图6－3是可更换式半面罩。

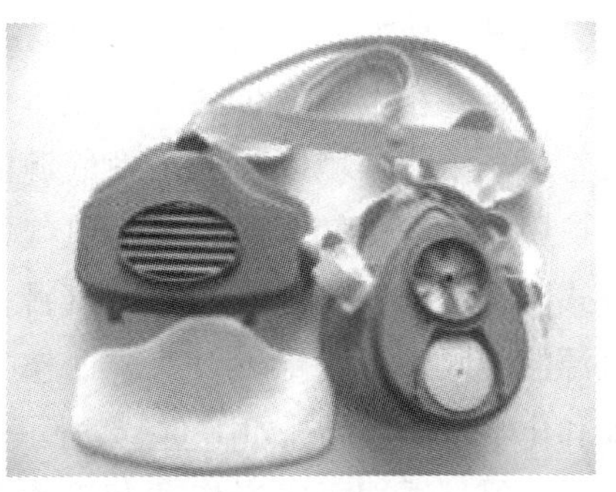

图6－2　可更换式面罩

建材生产企业常用的呼吸防护用品是随弃式面罩和可更换式半面罩。

（3）过滤式防毒面具。一般由面罩、过滤件和导气管组成，利用面罩与人面部形成密合空间，依靠佩戴者呼吸

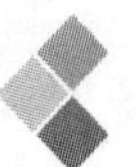

克服部件阻力，通过过滤件（滤毒罐）中吸附剂的吸附、吸收和过滤作用将外界有毒、有害气体或蒸气、颗粒物进行净化，如图 6－4 所示。

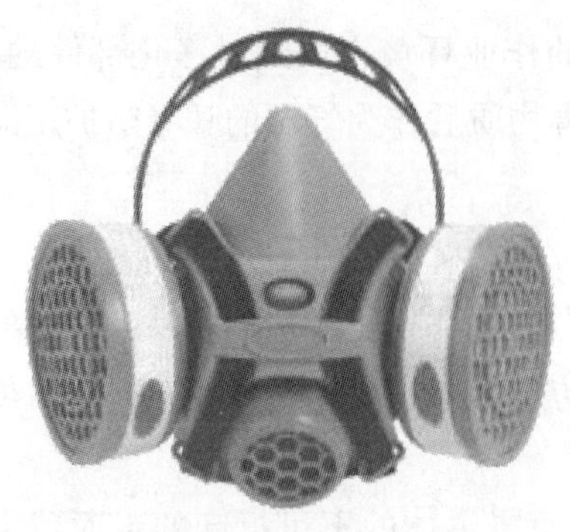

图 6－3　可更换式半面罩

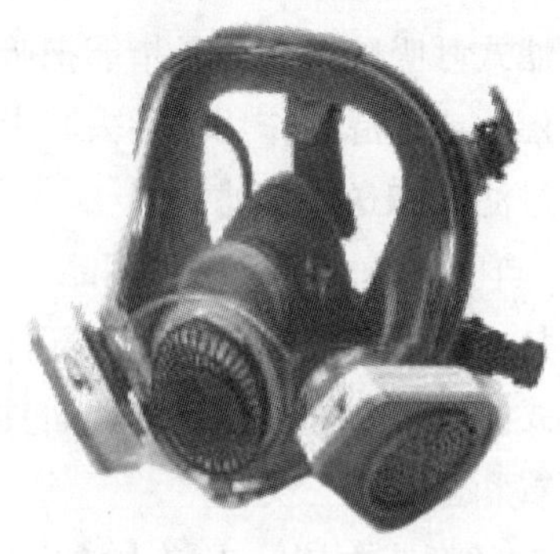

图 6－4　过滤式防毒面具

过滤式防毒面具主要用在产生化学有害物质的岗位。

2）送风过滤式呼吸防护用品

这是一种靠动力（电动风机或手动风机）克服部件阻力的过滤式呼吸防护用品。图 6－5 所示为电动送风过滤式呼吸防护用品。

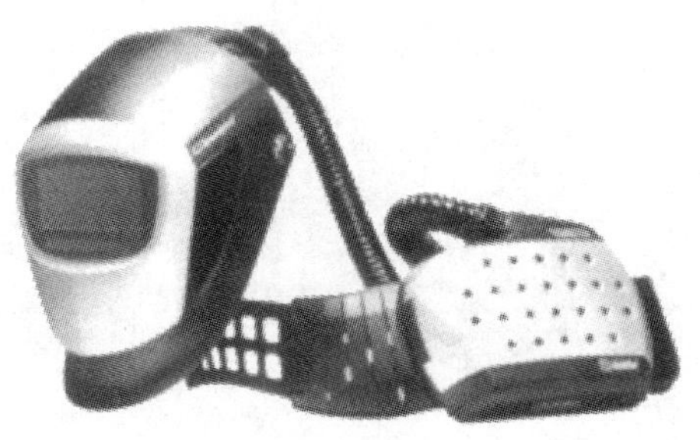

图 6－5　电动送风过滤式呼吸防护用品

2. 隔绝式呼吸防护用品

这是一种能使佩戴者呼吸器官与作业环境隔绝，靠本身携带的气源或者依靠导气管引入作业环境以外的洁净气源的呼吸防护用品。按供气形式可分为供气式和携气式两类。携气式呼吸器自备气源，根据气源的不同又分为氧气呼吸器、空气呼吸器和化学氧呼吸器，如图 6－6 所示；供气式呼吸器只适用于定岗作业和流动范围小的作业。

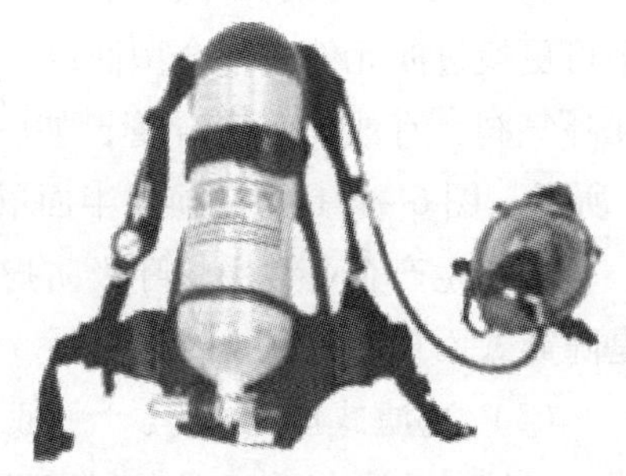

图 6－6　自给开路式压缩空气呼吸器

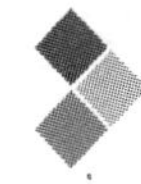

二、过滤式呼吸防护用品过滤元件的级别

1. 防颗粒物呼吸器过滤元件级别

防颗粒物呼吸器过滤元件按过滤性能分为KN和KP两类，KN类只适用于过滤非油性颗粒物，KP类适用于过滤油性和非油性颗粒物。根据过滤效率水平，表6－1给出了过滤元件的级别。

表6－1　过滤元件的级别

过滤元件类型	面罩类别		
	随弃式面罩	可更换式半面罩	全面罩
KN类	KN90	KN90	KN95
	KN95	KN95	KN100
	KN100	KN100	
KP类	KP90	KP90	KP95
	KP95	KP95	KP100
	KP100	KP100	

表6－1中的防尘口罩适用于粉尘浓度不高于200 mg/m^{3}的作业环境。如果粉尘浓度高于这个标准，就要采用通风、排气等收尘设备降低作业环境中的粉尘浓度。

KN类防尘口罩适用于各类粉尘、烟、雾等非油性颗粒物的防护，国内建材生产企业常用的就是这个类别。

2. 防毒面具过滤元件分类级别

防毒面具过滤元件按照防护的气体或蒸气的类别分类。对建材生产企业常见有毒有害气体或蒸气，防毒面具过滤元件分类和标色见表6－2。

表6－2　防毒面具过滤元件分类和标色

过滤元件类型	防护气体类型	过滤件标色
A	有机气体或蒸气	褐色
E	二氧化硫及其他酸性气体或蒸气	黄
K	氨及氨的衍生物	绿
CO	一氧化碳	白
Hg	汞蒸气	红

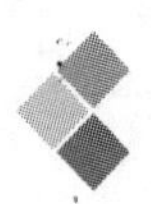

三、防尘口罩的选用

防尘口罩的选用有如下“四步骤”。

1. 危害因素辨识

企业首先应对存在粉尘危害的岗位进行辨识，然后测量粉尘浓度，并检测粉尘分散度及粉尘中游离二氧化硅含量。

根据粉尘分散度的不同选择不同级别的口罩。据研究发现，直径 5 μm 以下和 2 μm 以上的颗粒会通过呼吸系统直接进入肺内，对肺造成伤害；粉尘浓度高，粉尘颗粒小于 5 μm 的，要选用阻尘率高的防尘口罩，比如 KN95、KP95 或 KN100、KP100 等型号，能够阻挡细小粉尘。建材企业粉尘中游离二氧化硅含量较高，所有岗位均应选用 KN95、KP95 及其以上型号的防尘口罩。

《呼吸防护用品的选择、使用与维护》(GB/T 18664—2002）规定，所有自吸过滤式呼吸器半面罩的指定防护因数（即 APF，一种或一类适宜功能的呼吸防护用品，在适合使用者佩戴且正确使用的前提下，预期能将空气污染物浓度降低的倍数）是 10，所适用工作岗位的粉尘浓度应不超过 10 倍的职业卫生标准限值。各类型呼吸器的指定防护因数值见表 6－3。

表 6－3　各类型呼吸器的指定防护因数值

呼吸防护用品类型	面罩类型	正压式	负压式
自吸过滤式	半面罩	不适用	10
	全面罩		100
送风过滤式	半面罩	50	不适用
	全面罩	＞200～＜1000	
	开放型面罩	25	
	送气头罩	＞200～＜1000	
供气式	半面罩	50	10
	全面罩	1000	100
	开放型面罩	25	不适用
	送气头罩	1000	
携气式	半面罩	＞1000	10
	全面罩		100

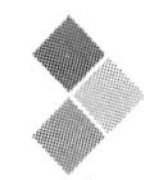

对于建材生产企业的大多数作业环境，可依据上述原理选择指定防护因数大于危害因数的呼吸防护用品。

危害因数是指空气污染物浓度与国家职业卫生标准规定的浓度限值的比值，取整数。

若同时存在一种以上的空气污染物，应分别计算每种空气污染物的危害因数，取数值最大的作为危害因数。

2. 适合性检验

对存在粉尘危害的岗位作业人员进行防尘口罩的适合性检验，检验方法可参考《呼吸防护用品的选择、使用与维护》(GB/T 18664—2002) 附录E。适合性检验的目的是检查使用者面部与某种型号呼吸防护用品面罩之间的密合性，以确保呼吸防护用品的使用者能够获得对有害环境的有效防护。

粉尘岗位作业人员必须按要求佩戴防尘口罩，口、鼻完全与口罩的内壁密合，不能有缝隙，以防粉尘通过口、鼻进入肺部。

3. 选型

选型除考虑口罩型号、作业人员的适合性外，还应考虑佩戴者的舒适度，既能有效阻止粉尘，又能使戴上口罩后呼吸不费力，重量要轻，佩戴卫生，保养方便。

有些作业人员刚开始佩戴口罩会不适应，但坚持每天佩戴，就会适应了。如果天热，戴上口罩很难受，可以要求更换自吸过滤式防尘口罩，这种口罩留给口、鼻的空间比较大，呼吸时感觉要舒服很多。

4. 培训

并不是口罩价格越高防护效果越好，价廉物美的防尘口罩也能起到很好地阻尘作用，只要佩戴者能正确佩戴。因此，企业或防护用品提供商必须对作业人员进行佩戴前的培训，使作业人员能够掌握正确的佩戴、保养、维护、更换防护用品等知识。

以随弃式防尘口罩为例，讲解如何正确佩戴（图6-7）。可更换式防尘面罩的

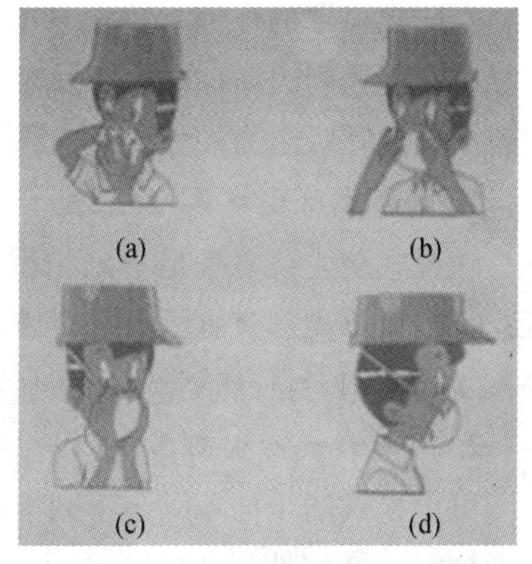

图6-7 佩戴防尘口罩步骤

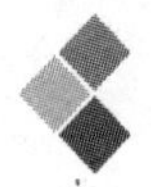

佩戴方法可参考。

(1) 先将头带每隔 2 ~4 cm 处拉松（视具体型号而定）。然后将口罩放置掌中，将鼻位金属条朝指尖方向，让头带自然垂下。

(2) 戴上口罩，鼻位金属条部分向上，紧贴面部。将口罩上端头带位放于头后，然后下端头带拉过头部，置于颈后，调校至舒适位置。

(3) 双手指尖沿着鼻梁金属条由中间至两边慢慢向内按压，直至紧贴鼻梁。

(4) 双手尽量遮盖口罩并进行正压及负压测试。正压测试：双手遮住口罩，大力呼气，如空气从口罩边缘溢出，即佩戴不当，须再次调校头带及鼻梁金属条；负压测试：双手遮住口罩，大力吸气，口罩中央会陷下，如有空气从口罩边缘进入，即佩戴不当，须再次调校头带及鼻梁金属条。

四、防尘口罩的更换

防尘口罩在使用中，会将空气中的粗细粉尘全部过滤下来。粉尘浓度越高，口罩使用时间越长，口罩上累积的粉尘量就越大，过滤效率有可能会提高，但透气性也会下降。所以，粉尘浓度高低是决定更换周期的首要因素。

某劳动防护用品机构在对国内几个常见产品（KN90 防尘口罩、KN90 单罐防尘半面罩、KN95 单罐防尘半面罩等）进行气流阻力的测试时发现，在 20 mg/m^3 粉尘浓度下，所有这些产品的使用时间都不会超过 1 天，有些不到半天。

当防尘口罩的任何部件出现破损、断裂和丢失（如鼻夹、鼻夹垫）以及明显感觉呼吸阻力增加时，应及时更换。口罩的更换视实际情况而定，如果出现破损，或呼吸阻力加大，就应当更换。

1. 随弃式防尘口罩

随弃式防尘口罩满足下列情况时必须更换：①累计使用寿命为 1 个工作班；②当口罩内部有脏污时；③破损时，如头带弹力松弛，鼻夹、鼻夹垫断裂等；④当使用者自己感觉阻力明显增加时。

2. 可更换式防尘面罩

可更换式防尘面罩满足下列情况时必须更换：①当使用者自己感觉阻力明显增加时；②部件部分损坏时。

此种面罩需要使用者经常维护，每天清洁。

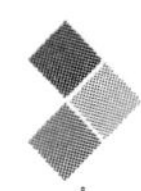

五、防毒面具的使用要求

化学毒物的防护主要采用为作业人员配备防毒面具，此外防毒手套也是必不可少的。防毒面具的使用应注意以下几个方面：

（1）使用人应经过结构、性能、维护和故障处理等知识的学习，经理论考试和实际操作合格方可使用。

（2）根据接触毒物和头型选择不同类型和大小的面具。

（3）使用前检查面具的气密性：戴好头罩后，用手堵住滤毒罐进口，用力吸气，感觉“窒息”时可认为气密性基本良好，否则不可使用。

（4）使用时要注意防止滤毒罐底部的进气孔和头罩呼气阀被外来物料堵塞。

（5）如在巡岗、检修时遇到意外事故发生，又无法脱离此环境，应立即屏住呼吸；若环境空气中含有刺激性物质，还需同时闭住眼睛，迅速取出头罩带上，先打开进气孔，然后猛呼出体内余气。

现场使用过程中可依据以下几种方法判断滤毒罐是否失效：

（1）靠嗅觉，发现异样气味即为失效。对剧毒或无气味的毒气，如氢氰酸、一氧化碳等则不能使用此法。

（2）称质量，滤毒罐由于吸入湿气和有毒物质罐重增加，超过规定质量应停止使用。

（3）安装失效指示装置，指示纸变色即为失效。

（4）用卡片登记作业场所的毒气浓度和累积使用时间，计算剩余有效时间。

当防毒面具出现故障时，可以采用以下方法处理：

（1）头罩导气管发生空洞时，要用手指捏住空洞。若导气管破损，可设法将滤毒罐与头罩直接连接使用，但应注意罩体增重带来的移位漏气。

（2）呼气阀损坏时，应立即用手指堵住出气孔，呼气时将手放松，吸气时再堵住，或让呼气从罩体边缘泄出。

（3）头罩损坏严重不起作用时，应屏住气，脱掉头罩，直接将滤毒罐的罐口含在嘴里，用手捏住鼻子，通过滤毒罐直接呼吸。

（4）发现滤毒罐有小孔时，可用手、黏土或其他材料堵塞。

国外的经验已经证明，粉尘危害可控，尘肺病可防，呼吸防护是有效的预

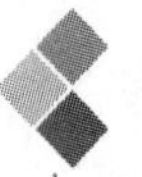

防措施之一，会被广大作业人员接受。但要解决我国目前普遍存在的粉尘危害，其先决条件仍然是采取持续、有效的工程控制和管理措施，并在此基础上科学应用呼吸防护措施。

第二节　听力防护用品

在考虑工程降噪措施时，由于噪声源的治理受到现有生产工艺、技术和设备的限制，往往是对产生的高噪声采取隔声、吸声和减振等措施降噪，但又难以达到卫生标准，而且造价也不低。根据《工业企业职工听力保护规范》(卫法监发〔1999〕620号)（以下简称《规范》）的要求，当工作场所中噪声的8 h等效声级超过85 dB(A) 时，应给职工配备有效的听力防护用品，保护听力。可以说，听力防护用品是保护职工听力的最后一道防线。

一、有关听力防护用品的规定

听力防护用品一般分耳罩（图6－8）和耳塞（图6－9）两大类，选择防护用品之前应检测现有工作场所的噪声水平，卫生标准可参见表4－7。如果接触噪声时间不足8 h，根据表4－8工作时间减半，暴露水平允许增加3 dB(A)，但最高限值为115 dB(A)。

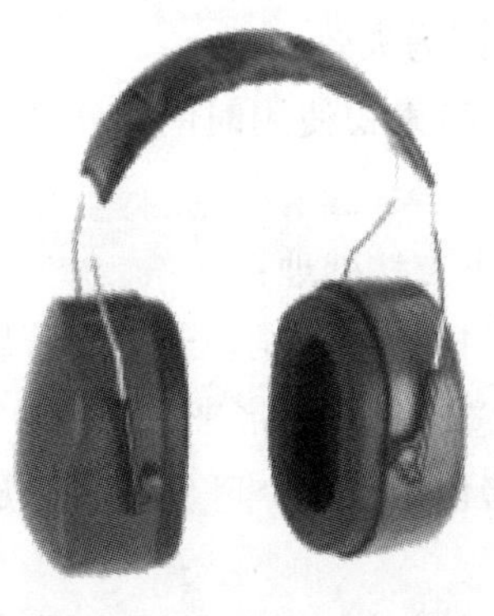

图6－8　耳罩

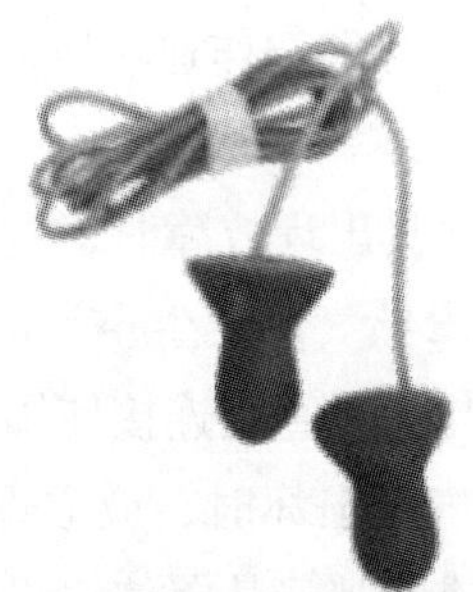

图6－9　耳塞

《规范》规定，降噪耳罩的实际降噪值必须高于噪声的超标值。方法是：

首先将护听器上标出的降噪值换算成国际标准《佩戴护听器时有效 A－计权声压级的估算》(ISO 4869－2) 所定义的护听器单值噪声降低数 (SNR)，再乘以 0.6，得出实际降噪值。之所以要乘以 0.6，是考虑到降噪耳罩标出的降噪值是在实验室条件下取得的，而作业人员实际佩戴时间长，每个人佩戴的方法也不同，实际降噪效果会降低一些。

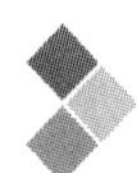

二、听力防护用品的选择

选择听力防护用品应首先确保佩戴防护用品后的实际噪声声级不能高于卫生标准。但在选择时，一般认为使用防护用品后实际接触的噪声在 75～80 dB(A) 之间效果最佳，如图 6－10 所示。

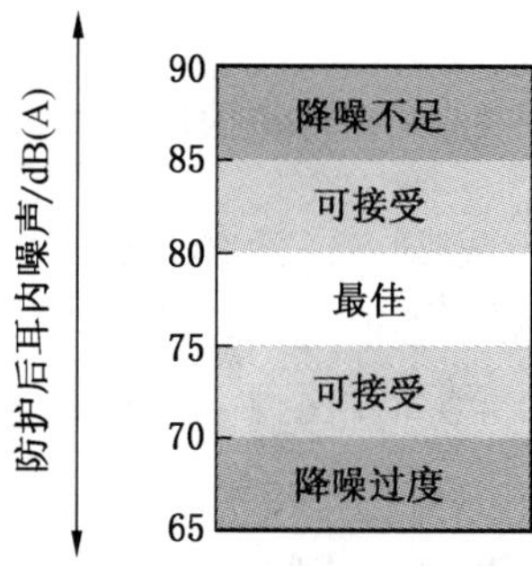

图 6－10　降噪效果

除根据噪声声级选择听力防护用品外，还要考虑作业特点和使用者的特殊要求。《规范》规定，应向作业人员提供 3 种样式的听力防护用品供其选择。选择之前，应首先了解各类防护用品的优缺点（表 6－4）。选择时应明确哪些特性才是真正需要的。

表 6－4　各类听力防护用品的优缺点

分类	优　点	缺　点
耳塞	体积小，容易携带及存放；在热环境中佩戴比耳罩舒适，不妨碍其他安全用具的使用；价格比耳罩便宜	容易遗失；吃饭、喝水或说话时，因颚骨运动，耳塞有慢慢向外移动的可能；佩戴方法比耳罩复杂；外形小，远距离监察比较困难；耳部患有感染或疾病时不适用
耳罩	佩戴方法简单，易取得舒适效果；容易远距离监察；佩戴位置比较稳定	体积大，有一定重量；夏天佩戴比较热，有可能妨碍其他安全用具的使用，如安全帽、防护眼镜等；价格较贵

常用的听力防护用品的防护效果见表 6－5。

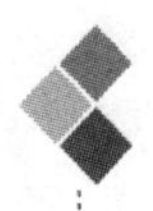

表6-5 几种防噪声个人用品效果比较

序号	类型	隔声量/dB(A)
1	棉花	5~10
2	棉花涂蜡	10~20
3	伞形耳塞	15~30
4	柱形耳塞	20~30
5	耳罩	20~40
6	防声头盔	30~50

三、听力防护用品的选用实例

实例一：杨女士连续 8 h 接触 95 dB(A) 的噪声，单独作业，工作时双手很脏，必须使用防护眼镜。根据实际情况，杨女士需要的护听器 SNR 值为(95－85)÷0.6=16.7 dB(A)。通常，使用者佩戴护听器后实际接触噪声值在 75～80 dB(A) 之间最为理想。为取得最佳降噪效果，护听器的 SNR 值应在 25～33 dB(A) 之间；由于手脏，护耳器最好可清洗；为与防护眼镜配套使用，耳塞比耳罩更合适。

实例二：郭先生为涡轮机巡查工，接触的噪声值为 120 dB(A)，需要戴安全帽，接触噪声时间为每天 1 h。根据表 4－8，郭先生每天允许接触的噪声声级是 94 dB(A)，需要的护听器 SNR 值应为(120－94)÷0.6=43 dB(A)；由于单一护听器很少有如此高的 SNR 值，可选择耳塞加耳罩的组合方法，一般可以增加 5 dB(A) 的防护能力。单纯使用护听器仍然难以保证郭先生接触的噪声值达标，建议将郭先生接触噪声的时间由每天 1 h 降低到每天 30 min。

四、听力防护用品的正确佩戴

1. 耳塞的佩戴方法

耳塞主要有硅胶耳塞和发泡耳塞两种。

1）硅胶耳塞

把手洗净，一只手从头后部绕过，将外耳向后上方提起，另一只手将耳塞缓慢地旋转塞入耳中，如图 6－11 所示。

2）发泡耳塞

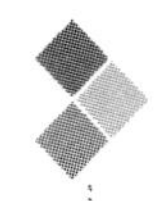

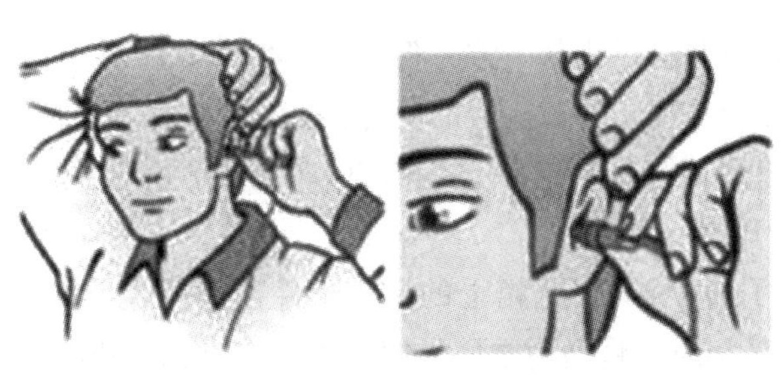

图 6-11　硅胶耳塞佩戴示意图

（1）把手洗净，将耳塞的圆头部分搓细。

（2）一只手从头后部绕过，将外耳向后上方提起，另一只手将捏细的耳塞圆头部分缓慢旋转塞入耳中。

（3）轻扶耳塞直至耳塞完全膨胀定型。

（4）检查耳塞是否佩戴正确：捂住耳朵，佩戴正确时无法听到风声。

（5）拉出：用完后取出耳塞时，将耳塞轻轻地旋转拉出。

图 6-12 左图显示的是发泡耳塞不正确的佩戴方式，右图是最好的佩戴方式。

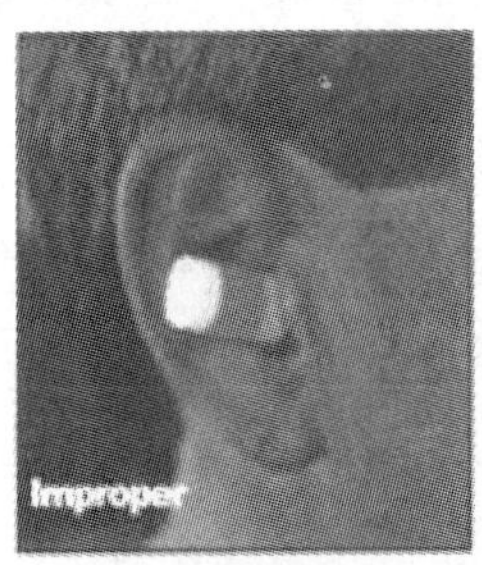

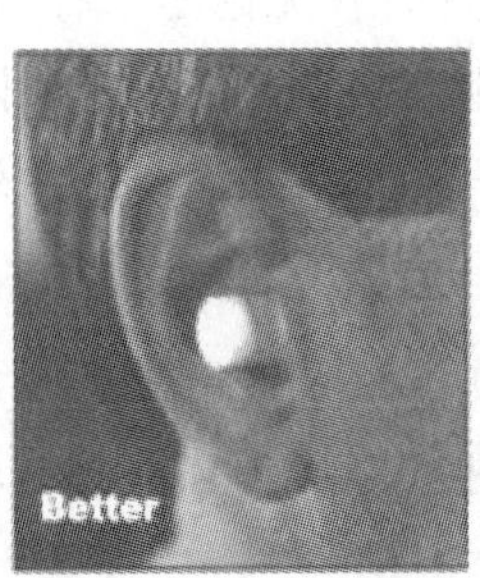

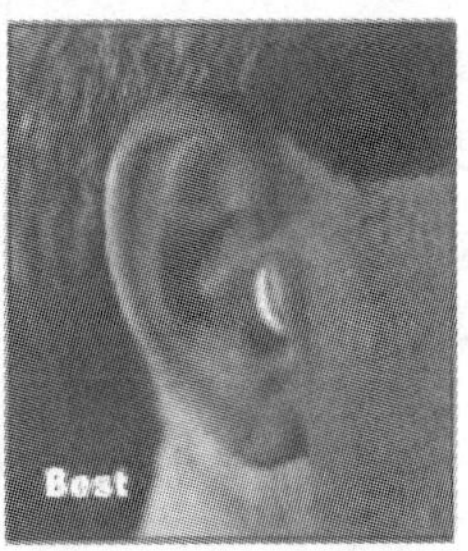

图 6-12　发泡耳塞佩戴示意图

2. 耳罩的佩戴方法

耳罩根据佩戴方式不同可分为头带式、配帽式、颈带式和折叠式几种，下面介绍头带式和配帽式两种常见耳罩的佩戴方法。

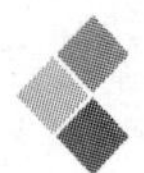

1）头带式耳罩

向外拉开耳罩并跨过头部上方，将罩杯盖在双耳上，使耳罩的软垫完全罩住耳部并紧密贴合头部。调节头带的同时，上下调整耳罩罩杯的位置，使头带与头顶部形成稳固和舒适的配合。头带应佩戴在头顶正上方。

2）配帽式耳罩

将耳罩上的插件对准安全帽上的标准附件插槽插入，固定在正确的位置（图 6－13a）。使用时，将两边金属带向内推进，直到两边都发出“咔”的声音，则表示耳罩已经从“准备”位置（图 6－13c）转换到“使用”位置（图 6－13b）。

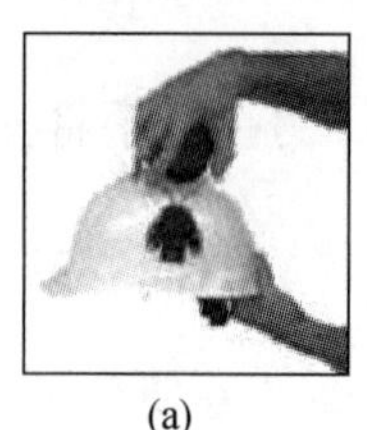

(a)

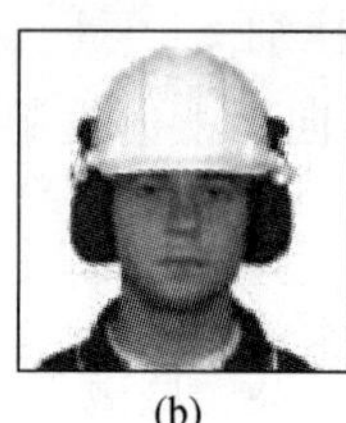

(b)

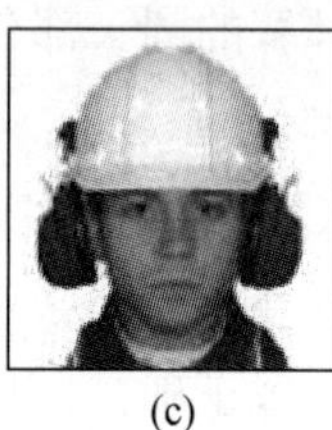

(c)

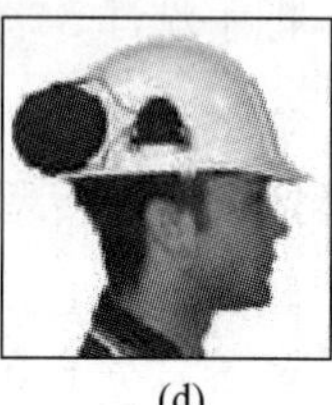

(d)

图 6－13　配帽式耳罩佩戴示意图

当耳罩处于“使用”位置时，无论是罩杯或金属带都不应与安全帽边缘或内层接触，否则可能导致泄漏。图 6－13d 是耳罩的存放位置。

重要提示：为了取得最佳防护效果，耳罩的软垫应该紧密贴合头部，任何影响佩戴紧密度的物体，如耳边的头发（尽量往后拨头发）、厚的或不紧贴头部的眼镜架、放在耳朵上的铅笔以及帽子等，都会使耳罩佩戴不紧进而降低防护性能。不要弯折及改变金属带的形状，因为这将使金属带松弛，导致声音泄漏。

3）耳罩的维护和保存

（1）可用肥皂和温水擦洗耳罩外表面，不能将整个耳罩浸入水中。

（2）不要将耳罩存放在温度高于 55 ℃的地方，例如挡风玻璃或窗户后面。

（3）耳罩可能会被某些化学物质损坏。

（4）耳罩需定期检查有无开裂或损坏现象，并适时更换配件。耳罩的扣

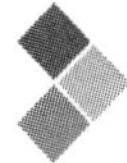

合式软垫和吸音泡棉可进行更换。为了保证良好的降噪效果、卫生和舒适性，建议每年更换两次。

（5）该产品包括金属部件，有可能会增加电气方面的潜在危险。

第三节　眼面部防护用品

眼面部防护用品主要用于防护固体碎屑的冲击、有害光照等有害因素对人体面部和眼睛造成伤害，包括防护眼镜、防护眼罩（图 6－14）、防护面罩（图 6－15）等。本节主要对用于防护紫外线的焊接眼面护具进行介绍。

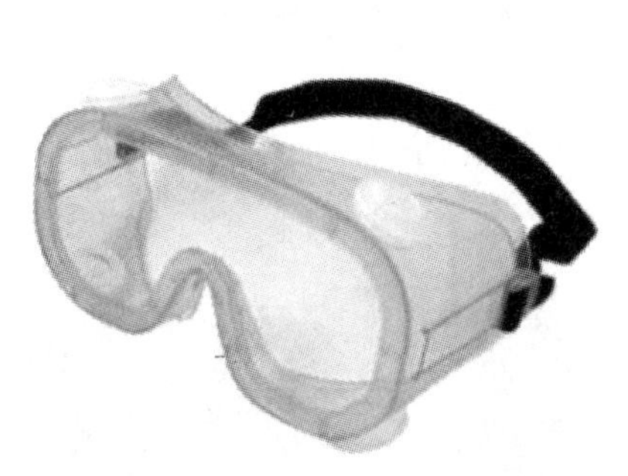

图 6－14　防护眼罩

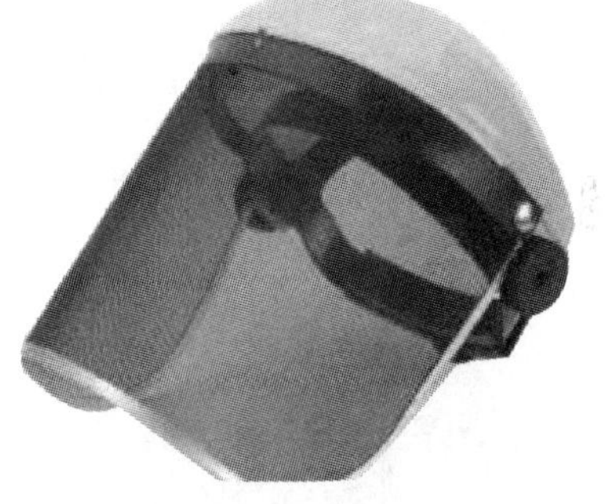

图 6－15　防护面罩

焊接眼面护具是预防紫外线伤害的防护装备，主要通过滤光片来达到防护目的，滤光片外加透明保护性镜片，起到防护冲击的作用；同时还必须具有耐高低温、耐潮湿、阻燃等功能，且具有一定强度。焊接眼面具主要是为电焊作业人员配备。

焊接眼面护具主要包括自动变光焊接面罩、单片焊接眼罩和手持式焊接面罩，如图 6－16 ~ 图 6－18 所示。

使用前后应检查镜片是否有破损、缺失及变形。镜片透明度降低，影响操作时应更换。使用中避免镜片表面刮擦，导致透明度降低。

此外，建材生产企业涉及的个人职业病防护用品还有头部防护用品，主要是指高温防护头盔（图 6－19）。这种头盔由头罩、面罩和披肩组成，选用喷

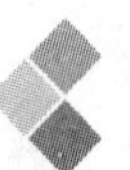

涂铝金属的织品或阻燃的帆布制作，面部用镀铝金属膜的有机玻璃做成观察窗。高温防护头盔主要是为窑头看火、高温物料清堵作业人员配备，一般与防热服配合使用。

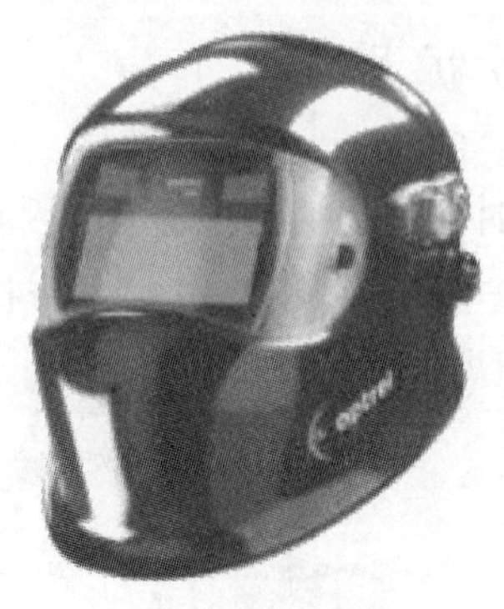

图6－16　自动变光焊接面罩

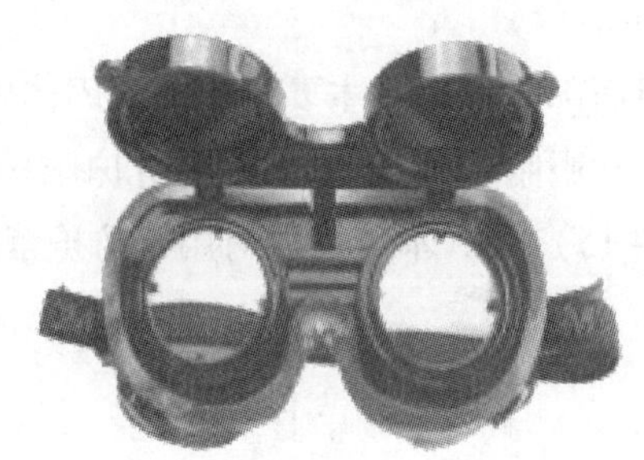

图6－17　单片焊接眼罩

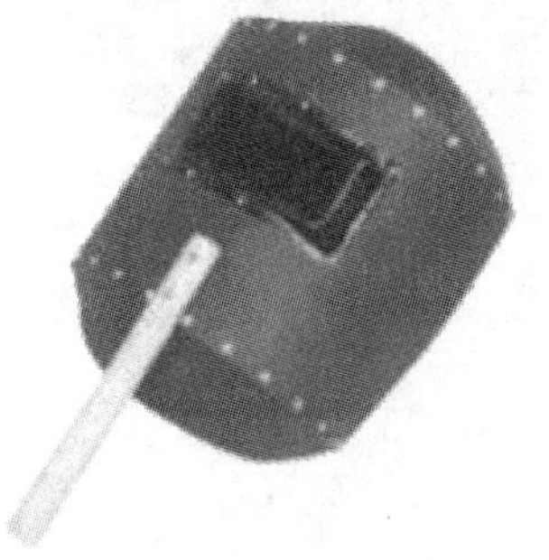

图6－18　手持式焊接面罩

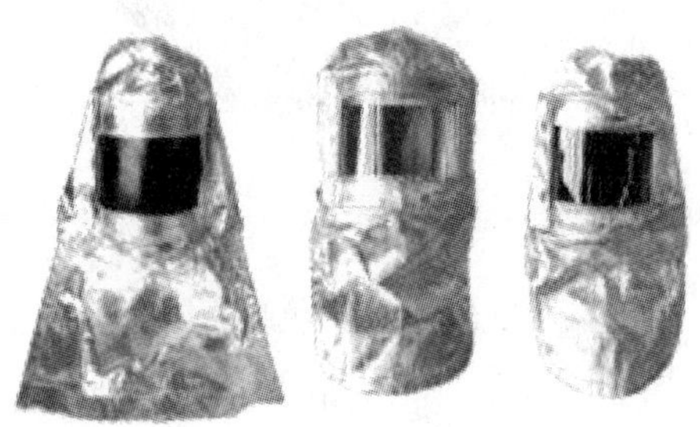

图6－19　高温防护头盔

第四节　手部防护用品

建材生产企业涉及的手部防护用品主要有防振手套、化学防护手套以及耐高温阻燃手套等。手部防护用品的选择和使用可依据《手部防护　防护手套的选择、使用和维护指南》（GB/T 29512—2013）。本节主要对防振手套进行介绍。

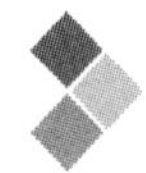

一、防振手套的一般要求

防振手套产品应符合《防振手套一般技术条件》(LD 2—1991）的规定：

（1）防振结构层厚度不得超过 7 mm。

（2）改良型防振手套的性能应符合表 6－6 中的要求。

表 6－6　防振手套的防振性能

试验频率/Hz	衰减值/dB(A)	试验频率/Hz	衰减值/dB(A)
63	>6	250	>10
125	>10		

二、防振手套的种类与选用

（1）橡胶管式：在指和掌的每个关节之间，设置固定的天然橡胶制作的橡胶管。它有吸收振动和能够弯曲的优势，并且有隔热性和耐热性，所以被广泛使用。如图 6－20 所示的防振手套，手掌部为牛皮，手甲部为人造皮革，防振材料为橡胶管。

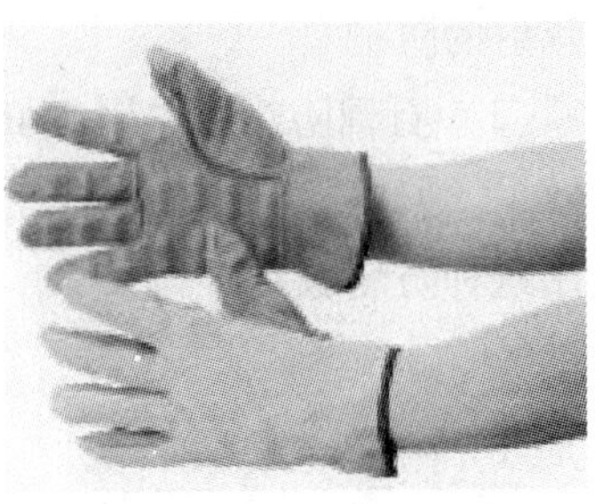

图 6－20　橡胶管式防振手套

（2）海绵式：在手掌部安装海绵。如果海绵厚的话，能提高吸收振动的效果。但若太厚的话，弯曲部分的抵抗力就会增大，妨碍操作。所以，根据工作要求来选择是很重要的。

（3）气眼式：这种类型的手套质量很小，工作性能很好，如果外力影响面损坏的话，其吸收振动的性能就会降低，不适合破坏性大的工作。

（4）气眼与海绵共享式：因为气眼在外力作用下容易损坏，加上海绵就能有效防止这种情况，且吸收振动性能高，容易使用。

（5）装入空气式：用专业的气泵向手套内装入空气，其性能非常优越。但空气太满的话会很容易破裂，所以装到七成满是最好的。

（6）棉罩手套：使用时，即使两只重叠在一起，被压缩后反弹性也很小，

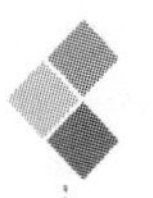

吸收振动的效果也很小，得不到预期效果。

建材生产企业应根据岗位性质为作业人员选用不同的防振手套，当手套的手掌部分磨断、破损或漏出防振材料时，应为作业人员更换新产品。在选择手套尺寸时，要选择大一号的和稍宽松的手套。

另外，企业还应为接触化学毒物的作业人员配备防护手套，如石材加工企业背网、刷胶、补胶、粘接、防护等岗位的作业人员。企业在选择化学防护手套时，需把化学毒物的成分、浓度和接触方式与防护手套的材料、整体结构的抗穿透和抗渗透性能结合在一起考虑，确保其符合作业安全要求。

第五节　躯干防护用品

躯干防护用品主要是针对建材生产企业存在的高温所采取的防护措施。躯干的防护主要采用白帆布防热服、石棉防热服和铝膜布防热服。

（1）白帆布防热服。用天然植物纤维织成的棉帆布、麻帆布制作，具有隔热、易弹落、耐磨、扯断强度大和透气性好等特点，用于工作场所中一般性热辐射的防护。

（2）石棉防热服。用少量含棉纤维的石棉布制成，对热辐射有很强的遮挡效果。但由于石棉对人体有害，在使用时很难避免被人体吸入，现在已很少使用这种防热服。

（3）铝膜布防热服。采用抗氧化铝箔黏结复合法、表面喷涂铝粉法或薄膜真空镀铝的铝膜复合法等技术在阻燃纯棉织物上增加反射辐射热的能力。这种防热服对热反射效率高、内有隔热里衬，接近 300 ℃高温时可达 1 h，500 ℃高温可达 30 min，在温度 800 ℃时距离热源 1.75 m 可达 2 min，并可瞬间接近 1000 ℃高温。

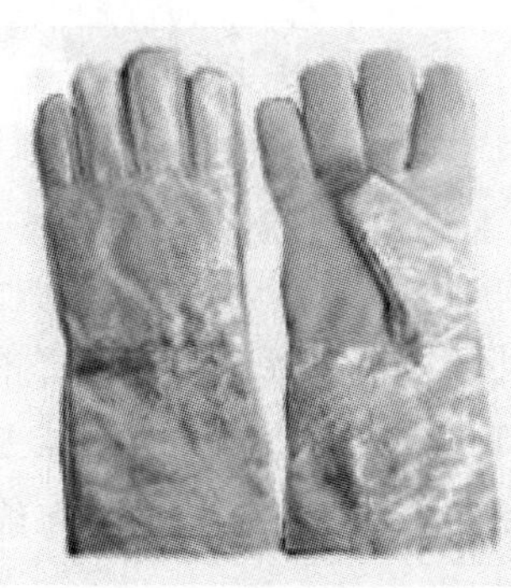

图 6-21　防高温手套

此外，企业还应为作业人员配备防高温手套（图 6-21）、防高温头罩（图 6-22）和防高温脚盖（图 6-23）等防护用品，必要时还应当配备适当的带屏蔽功能的深色墨镜。

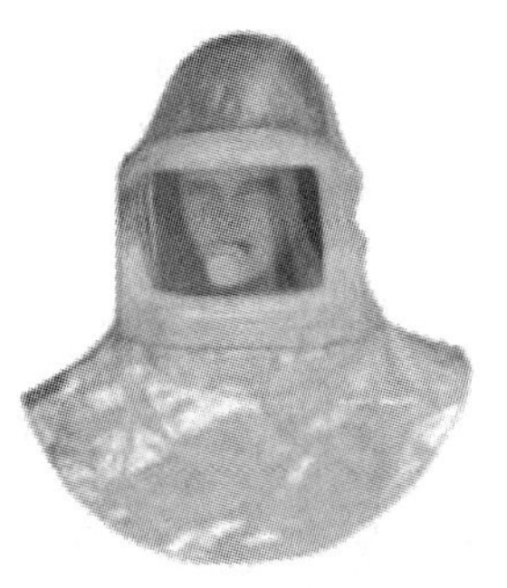

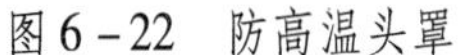

图 6-22　防高温头罩

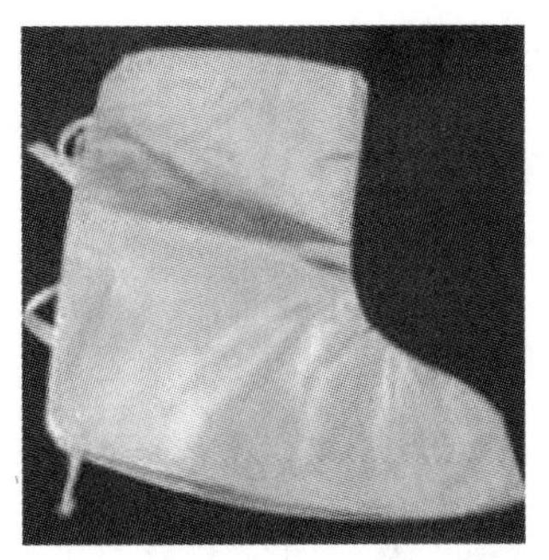

图 6-23　防高温脚盖

第六节　足部防护用品

足部防护用品主要包括耐热防护鞋、耐高温防护鞋、焊接防护鞋和耐酸碱防护鞋等。建材生产企业涉及的足部防护用品主要有耐高温防护鞋和耐酸碱防护鞋。

一、耐高温防护鞋

耐高温防护鞋（图 6-24）主要是防止高温物料对足部的灼烫，并在鞋内底与外底之间装有隔热层，以保护足部在高温物体表面（不超过 300 ℃）上短时间作业免受烫伤。焊接防护鞋主要为从事电焊的作业人员配备，防止火焰、熔渣对足部造成烫伤。

高温防护用品在每次使用前应检查有无破损、离层、脱落和开线等现象，确保其完好、有效。要根据说明书中的要求定期检查、维护，及时进行清洗。

二、耐酸碱防护鞋

耐酸碱防护鞋（图 6-25）可以防止酸、碱溶液对足部的腐蚀、灼烫，主要是为化验室、化学水处理、酸碱储罐区等储存、使用腐蚀性化学品的岗位作业人员配备。

使用前必须认真检查有无破损，如有破损严禁使用。定期更换，不得超过

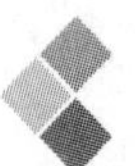

使用期限。穿着过程中避免接触高温和锐器，以免损伤鞋面和鞋底引起渗漏。使用后及时洗涤晾干，避免阳光直射。

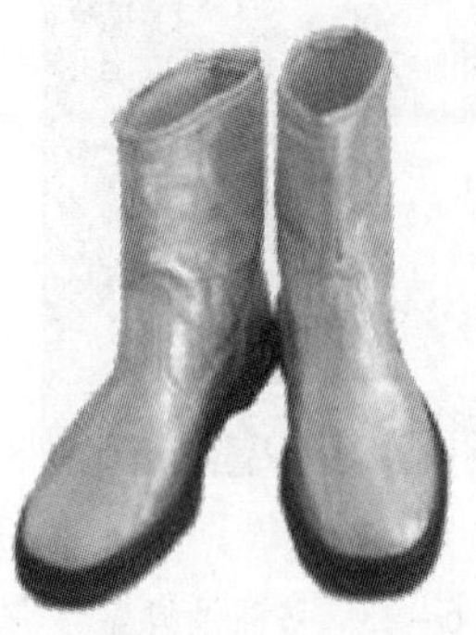

图6-24　耐高温防护鞋

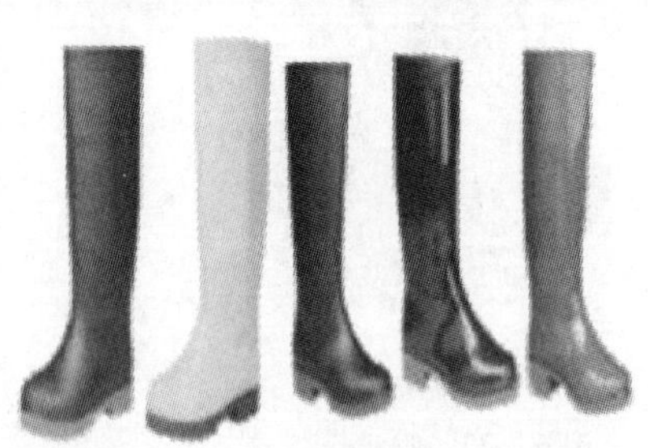

图6-25　耐酸碱防护鞋

第七节　个人职业病防护用品的鉴别与更换

呼吸防护用品、听力防护用品以及手部防护用品等个人职业病防护用品均属于特种劳动防护用品，企业应到定点经营单位或生产企业购买。特种劳动防护用品必须具有“三证一标志”，即生产许可证、产品合格证、安全鉴定证和安全标志。特种劳动防护用品安全标志由特种劳动防护用品安全标志证书（图6-26）和特种劳动防护用品安全标志标识（图6-27）两部分组成。

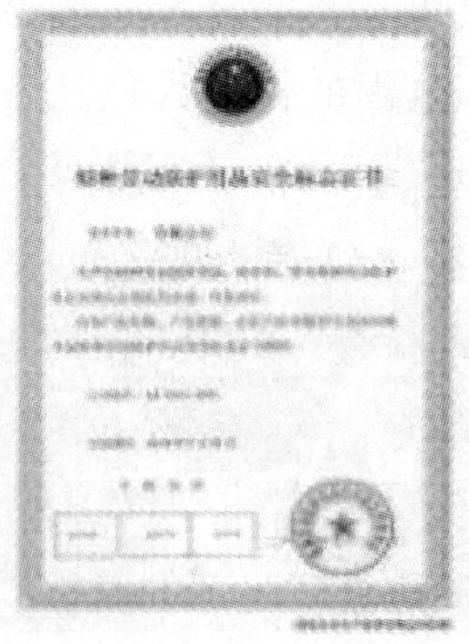

图6-26　特种劳动防护用品安全标志证书

图6-27　特种劳动防护用品安全标志标识

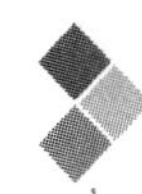

企业购买的特种劳动防护用品须经本单位安全管理部门验收，一是验收“三证一标志”是否齐全有效；二是应按照特种劳动防护用品的使用要求在使用前对其防护功能进行必要的检查，必要时应进行试验验收。

企业应教育作业人员按照个人职业病防护用品的使用规则和防护要求正确使用个人职业病防护用品，使作业人员做到“三会”（会检查防护用品的可靠性，会正确使用防护用品，会正确维护保养防护用品），并且企业应定期进行监督检查。

作业人员每次使用个人职业病防护用品前应对其进行检查，企业可制定相应的检查表，供作业人员检查使用，防止使用功能损坏的护品。表6－7是防毒面具和防尘口罩（面罩）使用前的检查表，供企业参考。

表6－7　防毒面具和防尘口罩（面罩）使用前检查表

类别	序号	检　查　内　容
防毒面具	1	面具罩体是否完好，连接是否紧密
	2	面具眼窗是否完好、视物清晰
	3	导气管是否完好，无堵塞、破损
	4	通话器、呼吸活门和头带（或头盔）等部件是否完好，螺纹接头有无变形
	5	罐体是否完好，金属部件无锈蚀变形
	6	滤毒罐是否在有效期内，是否标明使用范围
	7	气密性检查是否符合要求，有无漏气
	8	现场摆放的防毒面具是否和现场有毒物质种类相适应
	9	其他附件是否完好，无缺失、破损
防尘口罩（面罩）	1	口罩和面罩的内侧是否有脏污
	2	口罩的头带弹力是否松弛，鼻夹、鼻夹垫是否断裂
	3	口罩和面罩外表是否完好
	4	面罩各个部件连接是否完整、严密
	5	使用者自己是否感觉呼吸阻力明显增加

企业应当为作业人员提供符合国家职业卫生标准的职业病防护用品，并督促、指导作业人员按照使用规则正确佩戴、使用，不得以发放钱物替代发放职业病防护用品。表6－8列举了建材生产企业个别作业岗位需配备的个人职业病防护用品。

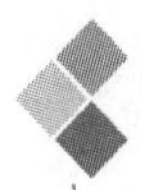

表6-8 个人职业病防护用品的选用

序号	作业类别	可以选用的防护用品
1	有碎屑飞溅的作业	防冲击护目镜、一般防护服
2	手持振动机械作业	耳塞（耳罩）、防振手套、防振鞋
3	人承受全身振动的作业	防振鞋
4	高温作业	防强光、紫外线、红外线的护目镜或面罩，隔热阻燃鞋，白帆布类隔热服，热防护服
5	吸入性气相毒物作业	防毒面具、防化学品手套、化学品防护服、劳动护肤剂
6	噪声作业	耳塞（耳罩）
7	粉尘场所作业	防尘口罩、防尘服

企业还应当对个人职业病防护用品进行经常性的维护、保养，确保防护用品有效，不得使用不符合国家职业卫生标准或者已经失效的职业病防护用品。企业要结合工种、作业岗位、职业病危害的分布和浓度确定个人职业病防护用品的更换周期。当出现下列情况之一时，应当予以报废：

（1）所选用的个人职业病防护用品技术指标不符合国家相关标准或行业标准。

（2）所选用的个人职业病防护用品与所从事的作业类型不匹配。

（3）个人职业病防护用品产品标识不符合产品要求或不符合国家法律法规的要求。

（4）个人职业病防护用品在使用或保管储存期内遭到破坏或超过有效使用期。

（5）所选用的个人职业病防护用品经定期检验和抽查为不合格。

（6）当发生使用说明中规定的其他报废条件时。

发放个人职业病防护用品时应保存相关记录，发放记录表可参考表6-9。禁止代领防护用品和代签发放记录。

表6-9 个人职业病防护用品发放记录表

发放日期	岗位	危害因素种类	预期浓度/强度	拟配备种类	数量及周期	领用人	发放人

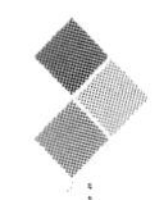

第七章 从业人员的职业卫生权利与义务

从业人员是用人单位的劳动主体，在用人单位劳动的同时也享有一定的权利和义务，用人单位必须保证从业人员的权利获得实现，当然，从业人员也必须履行除了劳动以外的其他相应的义务。

第一节 从业人员的职业卫生权利

从业人员依法享有下列职业卫生保护权利：

（1）获得职业卫生教育、培训的权利。

从业人员对职业病危害因素的认识一方面是自身的学习，另一方面则是通过用人单位的教育培训。因此，接受职业卫生教育培训既是从业人员的权利，同时也是义务。

（2）获得职业健康检查、职业病诊疗、康复等职业病防治服务的权利。

《职业病防治法》第三十五条规定："对从事接触职业病危害的作业的劳动者，用人单位应当按照国务院安全生产监督管理部门、卫生行政部门的规定组织上岗前、在岗期间和离岗时的职业健康检查，并将检查结果书面告知劳动者。职业健康检查费用由用人单位承担。"

上岗前健康检查的主要目的是发现有无职业禁忌证，建立接触职业病危害因素人员的基础健康档案。上岗前健康检查均为强制性职业健康检查，应在开始从事有害作业前完成。下列人员应进行上岗前检查：

① 拟从事接触职业病危害因素作业的新录用人员，包括转岗到该种作业岗位的人员。

② 拟从事有特殊健康要求作业的人员，如高处作业、电工作业、职业机动车驾驶作业等。

用人单位不得安排未经上岗前职业健康检查的劳动者从事接触职业病危害

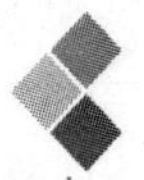

的作业，不得安排有职业禁忌的劳动者从事其所禁忌的作业。

对在岗期间的职业健康检查，用人单位应按照《职业健康监护技术规范》(GBZ 188—2014) 等国家职业卫生标准的规定和要求，确定接触职业病危害的劳动者的检查项目和检查周期。表 7－1 给出了常见职业病危害因素的检查周期，供参考。

表7－1　职业健康检查周期

接害种类	职业健康检查周期
矽尘	生产性粉尘作业分级Ⅰ级，2 年 1 次
	生产性粉尘作业分级Ⅱ级及以上，1 年 1 次
	X 射线胸片表现观察对象者健康检查 1 年 1 次，连续观察 5 年；若 5 年内不能确诊为矽肺患者，应根据生产性粉尘作业分级情况确定
	矽肺患者原则每年 1 次，或根据病情随时检查
其他粉尘	生产性粉尘作业分级Ⅰ级，4 年 1 次
	生产性粉尘作业分级Ⅱ级及以上，2～3 年 1 次
	X 射线胸片表现为观察对象者健康检查每年 1 次，连续观察 5 年；若 5 年内不能确诊为尘肺患者，应根据生产性粉尘作业分级情况确定
	尘肺患者每 1～2 年进行 1 次医学检查，或根据病情随时检查
苯（甲苯、二甲苯）	1 年 1 次
甲醛	1 年 1 次
噪声	作业场所噪声 8 h 等效声级≥85 dB，1 年 1 次；作业场所噪声 8 h 等效声级≥80 dB，＜85 dB，2 年 1 次
手传振动	2 年 1 次
高温	1 年 1 次，应在每年高温季节到来之前进行

注：职业健康检查周期依据《职业健康监护技术规范》(GBZ 188—2014)。

(3) 了解工作场所产生或者可能产生的职业病危害因素、危害后果和应当采取的职业病防护措施的权利。

从业人员必须要清楚了解作业岗位存在的职业病危害因素和应采取的控制措施，才能保障自身的人身健康不受损害。

(4) 劳动者有权在正式上岗前从用人单位获得下列资料：

① 作业场所使用的有毒物品的特性、有害成分、预防措施、教育和培训

资料；

② 有毒物品的标签、标识及有关资料；

③ 有毒物品安全使用说明书；

④ 可能影响安全使用有毒物品的其他有关资料。

（5）要求用人单位提供符合防治职业病要求的职业病防护设施和个人使用的职业病防护用品，改善工作条件的权利。

（6）对违反职业病防治法律、法规以及危及生命健康的行为提出批评、检举和控告的权利。

《中华人民共和国劳动合同法》第三十二条规定："劳动者拒绝用人单位管理人员违章指挥、强令冒险作业的，不视为违反劳动合同。劳动者对危害生命安全和身体健康的劳动条件，有权对用人单位提出批评、检举和控告。"

（7）被诊断为职业病的，有向用人单位提出赔偿的权利。

《职业病防治法》第五十七条规定："职业病病人的诊疗、康复费用，伤残以及丧失劳动能力的职业病病人的社会保障，按照国家有关工伤保险的规定执行。"第五十八条规定："职业病病人除依法享有工伤保险外，依照有关民事法律，尚有获得赔偿的权利的，有权向用人单位提出赔偿要求。"第五十九条规定："劳动者被诊断患有职业病，但用人单位没有依法参加工伤保险的，其医疗和生活保障由该用人单位承担。"第六十条规定："职业病病人变动工作单位，其依法享有的待遇不变。用人单位在发生分立、合并、解散、破产等情形时，应当对从事接触职业病危害的作业的劳动者进行健康检查，并按照国家有关规定妥善安置职业病病人。"第六十一条规定："用人单位已经不存在或者无法确认劳动关系的职业病病人，可以向地方人民政府民政部门申请医疗救助和生活等方面的救助。地方各级人民政府应当根据本地区的实际情况，采取其他措施，使前款规定的职业病病人获得医疗救治。"

（8）用人单位按照国家规定参加工伤保险的，患职业病的劳动者有权按照国家有关工伤保险的规定享受下列工伤保险待遇：

① 医疗费：因患职业病进行诊疗所需费用，由工伤保险基金按照规定标准支付；

② 住院伙食补助费：由用人单位按照当地因公出差伙食标准的一定比例支付；

③ 康复费：由工伤保险基金按照规定标准支付；

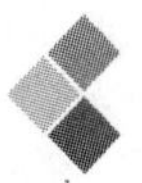

④ 残疾用具费：因残疾需要配置辅助器具的，所需费用由工伤保险基金按照普及型辅助器具标准支付；

⑤ 停工留薪期待遇：原工资、福利待遇不变，由用人单位支付；

⑥ 生活护理补助费：经评残并确认需要生活护理的，生活护理补助费由工伤保险基金按照规定标准支付；

⑦ 一次性伤残补助金：经鉴定为十级至一级伤残的，按照伤残等级享受相当于6～24个月的本人工资的一次性伤残补助金，由工伤保险基金支付；

⑧ 伤残津贴：经鉴定为四级至一级伤残的，按照规定享受相当于本人工资75%～90%的伤残津贴，由工伤保险基金支付；

⑨ 死亡补助金：因职业中毒死亡的，由工伤保险基金按照不低于48个月的统筹地区上年度职工月平均工资的标准一次支付；

⑩ 丧葬补助金：因职业中毒死亡的，由工伤保险基金按照6个月的统筹地区上年度职工月平均工资的标准一次支付；

⑪ 供养亲属抚恤金：因职业中毒死亡的，对由死者生前提供主要生活来源的亲属由工伤保险基金支付抚恤金；对其配偶每月按照统筹地区上年度职工月平均工资的40%发给，对其生前供养的直系亲属每人每月按照统筹地区上年度职工月平均工资的30%发给；

⑫ 国家规定的其他工伤保险待遇。

（9）拒绝违章指挥和强令进行没有职业病防护措施的作业的权利。

（10）参与用人单位职业卫生工作的民主管理，对职业病防治工作提出意见和建议的权利。

（11）因劳动者依法行使正当权利而降低其工资、福利等待遇或者解除、终止与其订立的劳动合同的，劳动者有获得法律救助的权利。

（12）劳动者离开用人单位时，有权索取本人职业健康监护档案复印件，用人单位应当如实、无偿提供，并在所提供的复印件上签章。

职业健康监护档案应当包括劳动者的职业史、职业病危害接触史、职业健康检查结果和职业病诊疗等有关个人健康资料。

（13）劳动者在诊断与鉴定过程中应享有如下权利：

① 选择诊断机构就诊的权利。劳动者可以在用人单位所在地、本人户籍所在地或者经常居住地依法承担职业病诊断的医疗卫生机构进行职业病诊断，

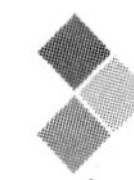

进一步扩大了劳动者选择职业病诊断机构的范围。劳动者依法要求进行职业病诊断的，职业病诊断机构应当接诊。

② 知情权。职业病诊断、鉴定机构应当告知劳动者职业病诊断、鉴定所需材料和程序，并及时告知劳动者诊断、鉴定结果。

③ 申请劳动仲裁的权利。职业病诊断、鉴定过程中，在确认劳动者职业史、职业病危害接触史时，当事人对劳动关系、工种、工作岗位或者在岗时间有争议的，可以向当地的劳动人事争议仲裁委员会申请仲裁。

④ 异议申诉权利。劳动者对用人单位提供的工作场所职业病危害因素检测结果等资料有异议，或者因劳动者的用人单位解散、破产，无用人单位提供上述资料的，诊断、鉴定机构应当提请安全生产监督管理部门进行调查，安全生产监督管理部门应当自接到申请之日起 30 日内对存在异议的资料或者工作场所职业病危害因素情况作出判定。

⑤ 选择鉴定专家权。需要对职业病争议作出诊断鉴定时，劳动者自己或者委托有关卫生行政部门从专家库中按照专业类别以随机抽取的方式确定参加诊断鉴定委员会的专家。

⑥ 隐私受保护权。职业病诊断机构和其相关工作人员应当尊重、关心、爱护劳动者，保护劳动者的隐私。

此外，《防暑降温措施管理办法》（安监总安健〔2012〕89 号）规定：①劳动者从事高温作业的，依法享受岗位津贴。②用人单位安排劳动者在 35 ℃以上高温天气从事室外露天作业以及不能采取有效措施将工作场所温度降低到 33 ℃以下的，应当向劳动者发放高温津贴，并纳入工资总额。高温津贴标准由省级人力资源社会保障行政部门会同有关部门制定，并根据社会经济发展状况适时调整。③劳动者因高温作业或者高温天气作业引起中暑，经诊断为职业病的，享受工伤保险待遇。

第二节　从业人员的职业卫生义务

一、接受职业卫生培训的义务

用人单位应当对劳动者进行上岗前的职业卫生培训和在岗期间的定期职业卫生培训，普及职业卫生知识，督促劳动者遵守职业病防治法律、法规、规章

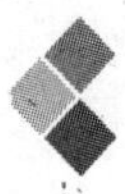

和操作规程，指导劳动者正确使用职业病防护设备和个人使用的职业病防护用品。接受职业卫生培训也是劳动者应尽的义务。

在职业病防治中，除用人单位要履行其应有的义务外，劳动者也有责任履行下列义务：

（1）劳动者应当学习和掌握相关的职业卫生知识，增强职业病防范意识。

（2）遵守职业病防治法律、法规、规章和操作规程。

（3）正确使用、维护职业病防护设备和个人使用的职业病防护用品。

（4）发现职业病危害事故隐患应当及时报告。

（5）作业场所出现使用有毒物品产生的危险时，劳动者应当采取必要措施，按照规定正确使用防护设施，将危险加以消除或者减少到最低限度。

《工作场所职业卫生监督管理规定》（国家安全监管总局令第 47 号）第十条规定：

（1）用人单位应当对劳动者进行上岗前的职业卫生培训和在岗期间的定期职业卫生培训，普及职业卫生知识，督促劳动者遵守职业病防治的法律、法规、规章、国家职业卫生标准和操作规程。

（2）用人单位应当对职业病危害严重的岗位的劳动者，进行专门的职业卫生培训，经培训合格后方可上岗作业。

（3）因变更工艺、技术、设备、材料，或者岗位调整导致劳动者接触的职业病危害因素发生变化的，用人单位应当重新对劳动者进行上岗前的职业卫生培训。

《国家安全监管总局办公厅关于加强用人单位职业卫生培训工作的通知》（安监总厅安健〔2015〕121 号）明确规定：

接触职业病危害的劳动者主要培训内容：国家职业病防治法规基本知识，本单位职业卫生管理制度和岗位操作规程，所从事岗位的主要职业病危害因素和防范措施，个人职业病防护用品的使用和维护，劳动者的职业卫生保护权利与义务等。初次培训时间不得少于 8 学时，继续教育不得少于 4 课时。继续教育的周期为一年。用人单位应用新工艺、新技术、新材料、新设备，或者转岗导致劳动者接触职业病危害因素发生变化时，要对劳动者重新进行职业卫生培训，视作继续教育。

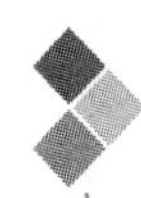

二、其他方面的义务

《防暑降温措施管理办法》(安监总安健〔2012〕89 号）第十五条规定：“劳动者应当服从用人单位合理调整高温天气作息时间或者对有关工作地点、工作岗位的调整安排。”

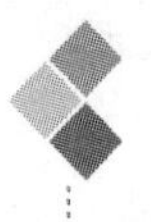

第八章 常用职业病危害警示标识和设置

职业病危害警示标识管理工作是职业卫生管理的一项基础性工作，对于提高劳动者的自我防护意识、提升用人单位职业病防治水平具有重要作用。目前来看，工作场所设置职业病危害警示标识是投入资金较少、效果显著的职业病危害预防措施之一。

用人单位应做到：

（1）应在作业区的醒目位置设置公告栏，内容包括：职业病危害的种类、职业病防治的规章制度、操作规程、职业病危害事故、应急救援措施和工作场所职业病危害因素检测结果。

（2）存在或者产生职业病危害的工作场所、作业岗位、设备、设施，应当按照《工作场所职业病危害警示标识》(GBZ 158—2003）的规定，在醒目位置设置图形、警示线、警示语句等警示标识和中文警示说明。警示说明应当载明产生职业病危害的种类、后果、预防和应急处置措施等内容。在有毒物品存在的岗位设置职业病危害告知卡，告知卡应当载明有毒物品的名称、理化特性、健康危害、防护措施及应急处理等内容与警示标识。

一、职业病危害警示标识

职业病危害警示标识是指在工作场所中设置的可以提醒作业人员对职业病危害产生警觉并采取相应防护措施的图形标识、警示线、警示语句和文字说明以及组合使用的标识等。

对产生职业病危害的工作场所，应当在工作场所入口处及产生职业病危害的作业岗位或设备附近的醒目位置设置警示标识，提醒作业人员快速识别工作场所存在的职业病危害，避免无意识、无保护的情况下进入危险场所。警示标识设置的位置应具有良好的照明条件。井下警示标识应用反光材料制作。警示标识不应设在门窗或可移动的物体上，其前面不得放置妨碍认读的障碍物。

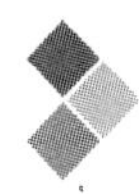

工作场所内存在多个产生相同职业病危害因素的作业岗位的，邻近的作业岗位可以共用警示标识、中文警示说明和告知卡。

警示标识（不包括警示线）采用坚固耐用、不易变形变质、阻燃的材料制作。有触电危险的工作场所使用绝缘材料。可能产生职业病危害的设备及化学品、放射性同位素和含放射性物质的材料（产品）包装上，可直接粘贴、印刷或者喷涂警示标识。

多个警示标识在一起设置时，应按禁止、警告、指令、提示类型的顺序，先左后右、先上后下排列。

生产、使用有毒物品工作场所应当设置黄色区域警示线。警示线设在生产、使用有毒物品的车间周围外缘不少于30 cm处，警示线宽度不少于10 cm。

企业应当至少在以下工作场所入口处及产生职业病危害的作业岗位或设备附近的醒目位置设置警示标识：

（1）产生粉尘的工作场所设置“注意防尘”“戴防尘口罩”“注意通风”等警示标识，如石材的切割、打磨、抛光等作业岗位。

（2）有毒物品工作场所设置“禁止入内”“当心中毒”“当心有毒气体”“必须洗手”“穿防护服”“戴防毒面具”“戴防护手套”“戴防护眼镜”“注意通风”等警示标识，并标明“紧急出口”“救援电话”等警示标识，如背网、刷胶、补胶、防护等作业岗位。

（3）产生噪声的工作场所设置“噪声有害”“戴护听器”等警示标识，如荒料切割、水刀雕花等作业岗位。

（4）高温工作场所设置“当心中暑”“注意高温”“注意通风”等警示标识，如火烧加工作业岗位。

（5）产生手传振动的工作场所设置“振动有害”“使用设备时必须戴防振手套”等警示标识，如手加工磨光、手工凿岩等作业岗位。

（6）能引起电光性眼炎的工作场所设置“当心弧光”“戴防护镜”等警示标识。

（7）生物因素所致职业病的工作场所设置“当心感染”等警示标识。

（8）存在低温作业的工作场所设置“注意低温”“当心冻伤”等警示标识。

（9）密闭空间作业场所出入口设置“密闭空间作业危险”“进入需许可”等警示标识。

（10）能引起其他职业病危害的工作场所设置“注意××危害”等警示标识。

图8－1、图8－2分别给出了部分警告标识和指令标识，表8－1给出了

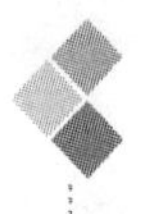

企业常用的职业病危害警示标识及其设置。

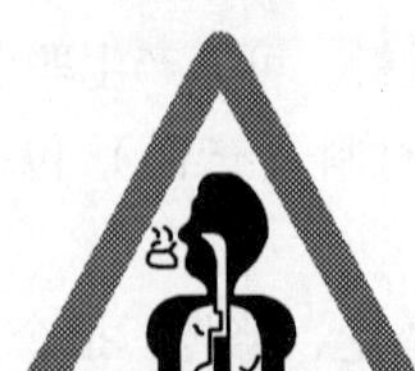

图 8－1 职业病危害警告标识

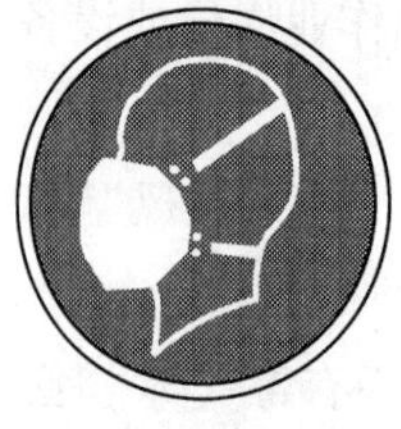

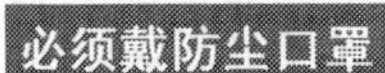

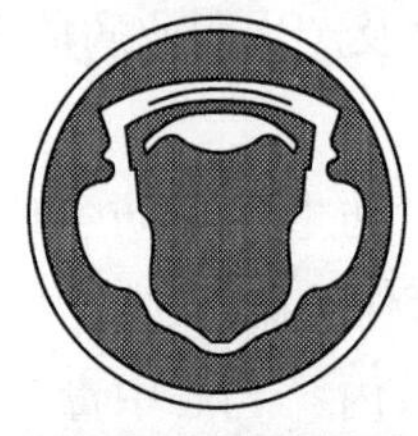

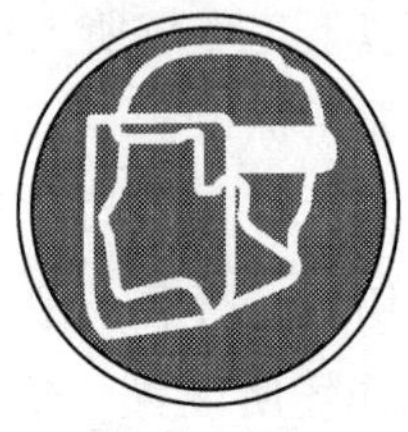

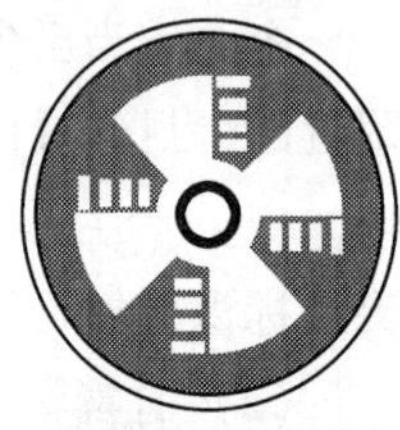

图 8－2 职业病危害指令标识

表 8－1 常用职业病危害警示标识及其设置

标识类别	名称及图形符号	设置地点
禁止标识	禁止入内	能引起职业病危害的工作场所入口处或泄险区周边，如胶黏剂仓库、配电室等；或可能产生职业病危害的设备发生故障时；或维护、检修存在有毒物品的生产装置时，根据现场实际情况设置
	禁止停留	在特殊情况下，对作业人员具有直接危害的工作场所

表8-1（续）

标识类别	名称及图形符号	设置地点
警示标识	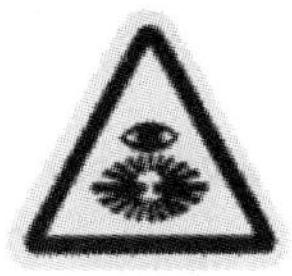 当心弧光	电焊作业等引起电光性眼炎的工作场所
	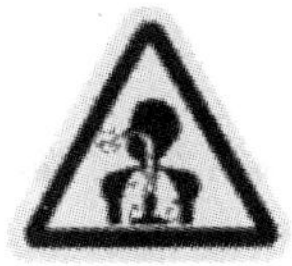 注意防尘	所有产生粉尘的工作场所，切割、打磨、抛光、打凿、钻孔、雕刻等岗位
	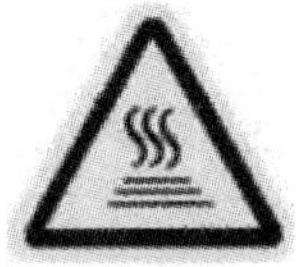 注意高温	火焰切割、烧毛、人造合成石生产车间等高温工作场所
	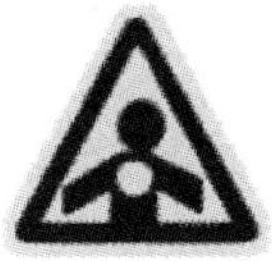 当心有毒气体	接触胶黏剂、防护剂的岗位，背网、刷胶、补胶、粘接、防护、人造合成石车间等工作场所
	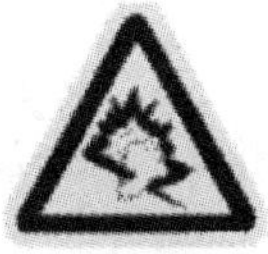 噪声有害	所有产生噪声的工作场所
指令标识	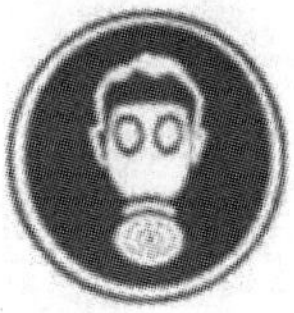 戴防毒面具	接触胶黏剂、防护剂的工作场所，背网、刷胶、补胶、粘接、防护、人造合成石车间等工作场所

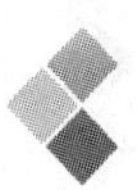

表8-1（续）

标识类别	名称及图形符号	设置地点
指令标识	戴防尘口罩	所有粉尘浓度超过国家标准的工作场所
	戴护听器	所有噪声值超过国家标准的工作场所
	戴防护手套	手工钻孔、打凿、抛光、雕刻等需要对手部进行保护的工作场所
	穿防护服	具有高温及其他需穿防护服的工作场所
	注意通风	背网、刷胶、补胶、粘接、防护、人造合成石车间等存在有毒物品和粉尘等需要进行通风处理的工作场所
提示标识	左行紧急出口	安全疏散的紧急出口处，通向紧急出口的通道处

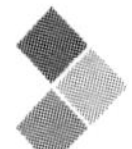

表 8 – 1（续）

标识类别	名称及图形符号	设置地点
提示标识	右行紧急出口	安全疏散的紧急出口处，通向紧急出口的通道处
	 直行紧急出口	

二、职业病危害告知卡

对产生严重职业病危害的作业岗位，除设置警示标识外，还应当在其醒目位置设置职业病危害告知卡，告知卡应当标明职业病危害因素的名称、理化特性、健康危害、接触限值、防护措施、应急处理、急救电话、职业病危害因素检测结果及检测时间等。

企业在以下作业岗位除按要求设置警示标识外，还应当在其附近醒目位置设置职业病危害告知卡：

（1）存在矽尘或石棉粉尘的作业岗位。

（2）存在“致癌”“致畸”等有害物质或者可能导致急性职业性中毒的作业岗位。

（3）存在放射性危害的作业岗位。

图 8 – 3 给出了苯的职业病危害告知卡，供企业参考。

三、中文警示说明

使用可能产生职业病危害的化学品、放射性同位素和含有放射性物质的材料的，必须在使用岗位设置醒目的警示标识和中文警示说明，警示说明应当载

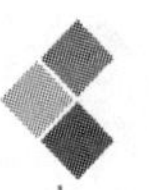

明产品特性、主要成分、存在的有害因素、可能产生的危害后果、安全使用注意事项、职业病防护以及应急救治措施等内容。

工作场所存在苯，对人体有损害，请注意防护		
	理化特性	健康危害
苯（皮）	具有特殊芳香气味的无色油状液体，相对分子质量78，易燃、易挥发。不溶于水，可与乙醚、乙醇、丙酮、汽油和二硫化碳等有机溶剂混溶；遇氧化剂或卤素剧烈反应；苯蒸气与空气形成爆炸性混合物，遇明火、高热极易燃烧爆炸	可经皮肤、呼吸道进入人体。 主要损害神经和造血系统。 短时间大量接触可引起头晕、头痛、恶心、呕吐、嗜睡、步态不稳，重者发生抽搐、昏迷。长期过量接触可引起白细胞减少、再生障碍性贫血、白血病
当心中毒 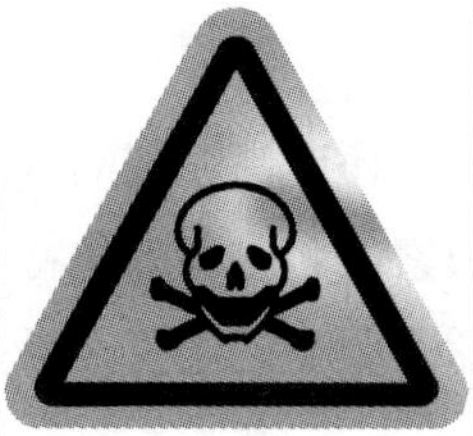	应急处理	
	抢救人员穿戴防护用具；立即将患者移至空气新鲜处，去除被污染的衣着；注意保暖、安静；皮肤污染时用肥皂水清洗，溅入眼内时用流动清水或生理盐水冲洗，各至少20 min；呼吸困难时给予吸氧，必要时用合适的呼吸器进行人工呼吸；立即与医疗急救单位联系抢救	
	防护措施	
	禁止明火、火花、高热，使用防爆电器和照明设备。工作场所禁止饮食、吸烟	
	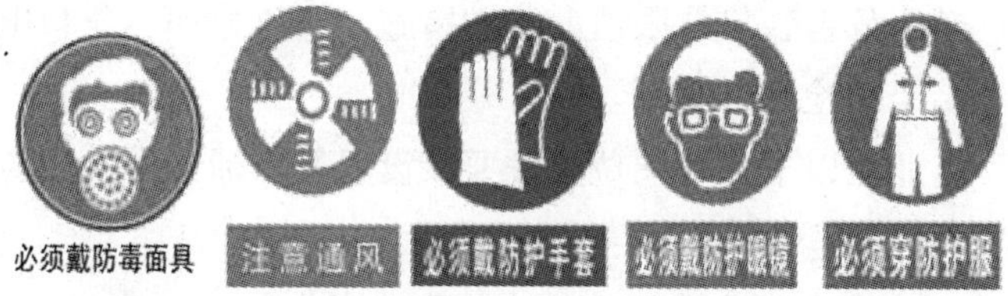 必须戴防毒面具 注意通风 必须戴防护手套 必须戴防护眼镜 必须穿防护服	
标准限值：××× 检测数据：××× 检测日期：××××年××月××日		
急救电话：120 消防电话：119 职业卫生咨询电话：××××××××		

图8-3 职业病危害告知卡

使用可能产生职业病危害的设备的，除按要求设置警示标识外，还应当在设备醒目位置设置中文警示说明。警示说明应当载明设备性能、可能产生的职业病危害、安全操作和维护注意事项、职业病防护以及应急救治措施等内容。中文警示说明示例见表8-2。

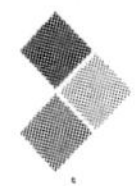

表8-2 中文警示说明示例

甲醛 分子式：HCHO　　分子量：30.03	
理化特性	常温为无色、有刺激性气味的气体，沸点-19.5℃，能溶于水、醇、醚，水溶液称福尔马林，杀菌能力极强。15℃以下易聚合，置空气中氧化为甲酸
可能产生的危害后果	低浓度甲醛蒸气对眼、上呼吸道黏膜有强烈刺激作用，高浓度甲醛蒸气对中枢神经系统有毒性作用，可引起中毒性肺水肿 主要症状：眼痛流泪、喉痒及胸闷、咳嗽、呼吸困难，口腔糜烂、上腹痛、吐血，眩晕、恐慌不安、步态不稳甚至昏迷。皮肤接触可引起皮炎，有红斑、丘疹、瘙痒、组织坏死等
职业病危害防护措施	1. 使用甲醛设备应密闭，不能密闭的应加强通风排毒 2. 注意个人防护，穿戴防护用品 3. 严格遵守安全操作规程
应急救治措施	1. 撤离现场，移至新鲜空气处，吸氧 2. 皮肤黏膜损伤，立即用2%的碳酸氢钠（$NaHCO_3$）溶液或大量清水冲洗 3. 立即与医疗急救单位联系抢救

四、警示标识的维护与更换

生产工艺发生变更时，应在工艺变更完成后7日内补充完善相应的警示标识。

职业病危害告知卡和警示标识应至少每半年检查一次，发现有破损、变形、变色、图形符号脱落、亮度老化等影响使用的问题时应及时修整或更换。

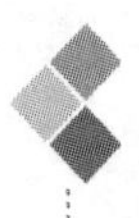

附录1 特种作业分级

一、体力劳动强度分级

体力劳动强度分级（表1）标准依据 GB 3869—1997。表2是常见职业体力劳动强度分级。工作场所体力作业时劳动强度分级测量方法依据 GBZ/T 189.10—2007。

表1 体力劳动强度分级

体力劳动强度分级	体力劳动强度指数	体力劳动强度分级	体力劳动强度指数
Ⅰ	≤15	Ⅲ	>20~25
Ⅱ	>15~20	Ⅳ	>25

表2 常见职业体力劳动强度分级

体力劳动强度分级	职业描述
Ⅰ（轻劳动）	坐姿：手工作业或腿的轻度活动（正常情况下，如打字、缝纫、脚踏开关等）；立姿：操作仪器，控制、查看设备，上臂用力为主的装配工作
Ⅱ（中等劳动）	手和臂持续动作（如锯木头等）；臂和腿的工作（如卡车、拖拉机或建筑设备等运输操作）；臂和躯干的工作（如锻造、风动工具操作、粉刷、间断搬运中等重物、除草、锄田、摘水果和蔬菜等）
Ⅲ（重劳动）	臂和躯干负荷工作（如搬重物、铲、锤锻、锯刨或凿硬木、割草、挖掘等）
Ⅳ（极重劳动）	大强度的挖掘、搬运，快到极限节律的极强劳动

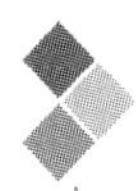

二、冷水作业分级

冷水作业分级标准依据 GB/T 14439—1993。冷水作业指在生产劳动过程中操作人员接触冷水温度等于或小于 12 ℃的作业。

冷水作业时间率是指在工作日内操作人员实际接触冷水作业的时间占工作日总时间的百分率。

按操作人员实际接触的冷水温度和冷水作业时间率将冷水作业分为四级，级别越高表示冷强度越大（表 3）。

表3　冷水作业分级

冷水作业时间率/%	冷水温度/℃					
	≤12～10	<10～8	<8～6	<6～4	<4～2	<2～0
≤25	Ⅰ	Ⅰ	Ⅰ	Ⅱ	Ⅱ	Ⅲ
>25～50	Ⅰ	Ⅰ	Ⅱ	Ⅱ	Ⅲ	Ⅲ
>50～75	Ⅰ	Ⅱ	Ⅱ	Ⅲ	Ⅲ	Ⅳ
>75	Ⅱ	Ⅱ	Ⅲ	Ⅲ	Ⅳ	Ⅳ

注：凡遇作业环境平均气温等于或小于 5 ℃的作业，应在本表的基础上相应提高一级。

三、低温作业分级

低温作业分级标准依据 GB/T 14440—1993。低温作业指在生产劳动过程中其工作地点平均气温等于或低于 5 ℃的作业。

低温作业时间率是指一个劳动日在低温环境中净劳动时间占工作日总时间的百分率。

按工作地点的温度和低温作业时间率将低温作业分为四级，级别越高表示冷强度越大（表 4）。

表4　低温作业分级

低温作业时间率/%	温度范围/℃					
	≤5～0	<0～-5	<-5～-10	<-10～-15	<-15～-20	<-20
≤25	Ⅰ	Ⅰ	Ⅰ	Ⅱ	Ⅱ	Ⅲ
>25～50	Ⅰ	Ⅰ	Ⅱ	Ⅱ	Ⅲ	Ⅲ

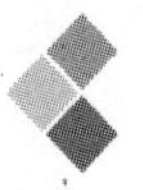

表4（续）

低温作业时间率/%	温度范围/℃					
	≤5～0	<0～-5	<-5～-10	<-10～-15	<-15～-20	<-20
>50～75	Ⅰ	Ⅱ	Ⅱ	Ⅲ	Ⅲ	Ⅳ
≥75	Ⅱ	Ⅱ	Ⅲ	Ⅲ	Ⅳ	Ⅳ

注：凡低温作业地点空气相对湿度平均等于或大于80%的工种应在本表基础上提高一级。

四、高温作业分级

高温作业分级标准依据GB/T 4200—2008。高温作业是指在生产劳动过程中，其工作地点评价WBGT指数等于或大于25 ℃的作业。

WBGT指数亦称为湿球黑球温度，是综合评价人体接触作业环境热负荷的一个基本参量，单位为℃。

接触高温作业时间指作业人员在一个工作日（8 h）内实际接触高温作业的累计时间（min）。

允许持续接触热时间指允许工人在热环境中连续工作的时间。

按照工作地点WBGT指数和接触高温作业的时间将高温作业分为四级，级别越高表示热强度越大（表5）。

表5　高温作业分级

接触高温作业时间/min	WBGT指数/℃									
	25～26	27～28	29～30	31～32	33～34	35～36	37～38	39～40	41～42	≥43
≤120	Ⅰ	Ⅰ	Ⅰ	Ⅰ	Ⅱ	Ⅱ	Ⅱ	Ⅲ	Ⅲ	Ⅲ
121～240	Ⅰ	Ⅰ	Ⅱ	Ⅱ	Ⅲ	Ⅲ	Ⅳ	Ⅳ	—	—
241～360	Ⅱ	Ⅱ	Ⅲ	Ⅲ	Ⅳ	Ⅳ	—	—	—	—
≥361	Ⅲ	Ⅲ	Ⅳ	Ⅳ	—	—	—	—	—	—

已经确定为高位作业的工作地点，为便于用人单位管理和实际操作，提高劳动生产率，采用工作地点温度规定高温作业允许持续接触热时间限值。

在不同工作地点温度、不同劳动强度条件下允许持续接触热时间不宜超过表6所列数值。

表6　高温作业允许持续接触热时间限值　　min

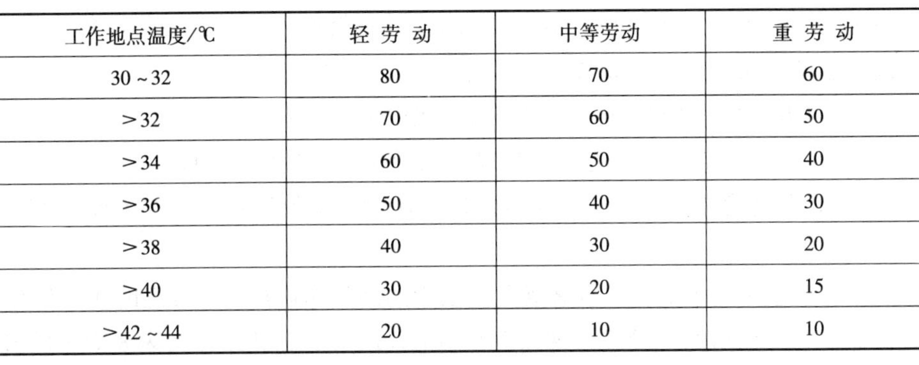

工作地点温度/℃	轻 劳 动	中等劳动	重 劳 动
30～32	80	70	60
＞32	70	60	50
＞34	60	50	40
＞36	50	40	30
＞38	40	30	20
＞40	30	20	15
＞42～44	20	10	10

注：轻劳动为Ⅰ级，中等劳动为Ⅱ级，重劳动为Ⅲ、Ⅳ级。

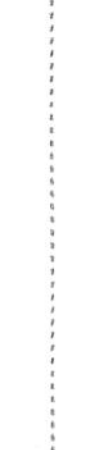

持续接触热后必要休息时间不得少于15 min。休息时应脱离高温作业环境。

凡高温作业工作地点空气湿度大于75%时,空气湿度每增加10%,允许持续接触热时间相应降低一个档次,即采用高于工作地点温度2 ℃的时间限值。

五、高处作业分级

高处作业分级标准依据GB/T 3608—2008。高处作业高度分为2 m至5 m、5 m以上至15 m、15 m以上至30 m及30 m以上4个区段。

直接引起坠落的客观危险因素分为11种：

（1）阵风风力五级（风速8.0 m/s）以上。

（2）GB/T 4200—2008高温作业规定的Ⅱ级或Ⅱ级以上的高温作业。

（3）平均气温等于或低于5 ℃的作业环境。

（4）接触冷水温度等于或低于12 ℃的作业。

（5）作业场地有冰、雪、霜、水、油等易滑物。

（6）作业场所光线不足，能见度差。

（7）作业活动范围与危险电压带电体的距离小于表7的规定。

表7　作业活动范围与危险电压带电体的距离

危险电压带电体的电压等级/kV	距离/m	危险电压带电体的电压等级/kV	距离/m
≤10	1.7	220	4.0
35	2.0	330	5.0
63～110	2.5	500	6.0

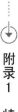

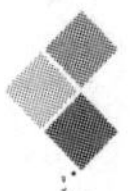

（8）摆动，立足处不是平面或只有很小的平面，即任一边小于 500 mm 的距离平面、直径小于 500 mm 的圆形平面或具有类似尺寸的其他形状的平面，致使作业者无法维持正常姿势。

（9）GB 3869—1997 规定的Ⅲ级或Ⅲ级以上的体力劳动强度。

（10）存在有毒气体或空气中含氧量低于 0. 195 的作业环境。

（11）可能会引起各种灾害事故的作业环境和抢救突然发生的各种灾害事故。

不存在表 7 列出的任一种客观危险因素的高处作业按表 8 规定的 A 类法分级，存在表 7 列出的一种或一种以上客观危险因素的高处作业按表 8 规定的 B 类法分级。

表8　高处作业分级

分类法	高处作业高度/m			
	$2 \leq h_w \leq 5$	$5 < h_w \leq 15$	$15 < h_w \leq 30$	$h_w > 30$
A	Ⅰ	Ⅱ	Ⅲ	Ⅳ
B	Ⅱ	Ⅲ	Ⅳ	Ⅳ

建材企业从业人员

附录 2
职业卫生法律、法规、规章和规范性文件

序号	名　　称
	法　　律
1	《中华人民共和国职业病防治法》(中华人民共和国主席令第 48 号)
	法　　规
2	《中华人民共和国尘肺病防治条例》(国发〔1987〕105)
3	《使用有毒物品作业场所劳动保护条例》(国务院令第 352 号)
4	《工伤保险条例》(国务院令第 586 号)
5	《女职工劳动保护特别规定(草案)》(国务院令第 619 号)
	规　　章
6	《职业病诊断与鉴定管理办法》(卫生部令第 91 号)
7	《劳动防护用品监督管理规定》(国家安全监管总局令第 1 号)
8	《工作场所职业卫生监督管理规定》(国家安全监管总局令第 47 号)
9	《职业病危害项目申报办法》(国家安全监管总局令第 48 号)
10	《用人单位职业健康监护监督管理办法》(国家安全监管总局令第 49 号)
11	《建设项目职业卫生“三同时”监督管理暂行办法》(国家安全监管总局令第 51 号)
12	《工贸企业有限空间作业安全管理与监督暂行规定》(国家安全监管总局令第 59 号)
13	《有限空间安全作业五条规定》(国家安全监管总局令第 69 号)
14	《用人单位职业病危害防治八条规定》(国家安全监管总局令第 76 号)
	规范性文件
15	《工业企业职工听力保护规范》(卫法监发〔1999〕620 号)
16	《劳动防护用品配备标准(试行)》(国经贸安全〔2000〕189 号)
17	《职业病危害因素分类目录》(卫法监发〔2002〕63 号)
18	《一般有毒物品目录(2002 版)》
19	《高毒物品目录(2003 版)》(卫法监发〔2003〕142 号)

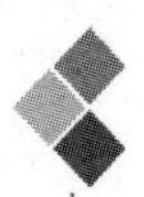

（续）

序号	名　　称
20	《剧毒化学品目录（2012 版）》
21	《建设项目职业病危害风险分类管理目录（2012 年版）》（安监总安健〔2012〕73 号）
22	《防暑降温措施管理办法》（安监总安健〔2012〕89 号）
23	《职业病分类和目录》（国卫疾控发〔2013〕48 号）
24	《职业卫生档案管理规范》（安监总厅安健〔2013〕171 号）
25	《用人单位职业病危害告知与警示标识管理规范》（安监总厅安健〔2014〕111 号）
26	《用人单位职业病危害因素定期检测管理规范》（安监总厅安健〔2015〕16 号）
27	《职业病危害因素分类目录》（国卫疾控发〔2015〕92 号）
28	《国家安全监管总局办公厅关于加强用人单位职业卫生培训工作的通知》（安监总厅安健〔2015〕121 号）
29	《用人单位劳动防护用品管理规范》（安监总厅安健〔2015〕124 号）
30	《关于印发加强农民工尘肺病防治工作的意见的通知》（国卫疾控发〔2016〕2 号）

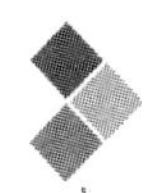

附录3 职业卫生有关国家和行业标准

序号	名　　称
1	《呼吸防护用品——自吸过滤式防颗粒物呼吸器》(GB 2626—2006)
2	《呼吸防护　自吸过滤式防毒面具》(GB 2890—2009)
3	《袋式除尘器技术要求》(GB/T 6719—2009)
4	《个体防护装备选用规范》(GB/T 11651—2008)
5	《耐火材料企业防尘规程》(GB 12434—2008)
6	《机械振动与冲击　人体暴露于全身振动的评价　第1部分：一般要求》(GB/T 13441.1—2007)
7	《陶瓷生产防尘技术规程》(GB 13691—2008)
8	《石英砂（粉）厂、滑石粉厂防尘技术规程》(GB/T 13910—2008)
9	《排风罩的分类及技术条件》(GB/T 16758—2008)
10	《水泥生产防尘技术规程》(GB/T 16911—2008)
11	《作业场所空气采样仪器的技术规范》(GB/T 17061—1997)
12	《室内装饰装修材料　胶粘剂中有害物质限量》(GB 18583—2008)
13	《呼吸防护用品的选择、使用与维护》(GB/T 18664—2002)
14	《护听器的选择指南》(GB/T 23466—2009)
15	《个体防护装备配备基本要求》(GB/T 29510—2013)
16	《手部防护　防护手套的选择、使用和维护指南》(GB/T 29512—2013)
17	《生产经营单位生产安全事故应急预案编制导则》(GB/T 29639—2013)
18	《工业企业噪声控制设计规范》(GB/T 50087—2013)
19	《装饰石材工厂设计规范》(GB 50897—2013)
20	《装饰石材矿山露天开采工程设计规范》(GB 50970—2014)
21	《工业企业设计卫生标准》(GBZ 1—2010)
22	《工作场所有害因素职业接触限值　第1部分：化学有害因素》(GBZ 2.1—2007)
23	《工作场所有害因素职业接触限值　第2部分：物理因素》(GBZ 2.2—2007)

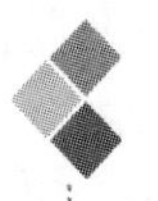

（续）

序号	名　　称
24	《职业病诊断名词术语》(GBZ/T 157—2009)
25	《工作场所职业病危害警示标识》(GBZ 158—2003)
26	《工作场所空气中有害物质监测的采样规范》(GBZ 159—2004)
27	《工作场所空气有毒物质测定　芳香烃类化合物》(GBZ/T 160.42—2007)
28	《工作场所空气有毒物质测定　脂肪族醛类化合物》(GBZ/T 160.54—2007)
29	《职业健康监护技术规范》(GBZ 188—2014)
30	《工作场所物理因素测量　第7部分：高温》(GBZ/T 189.7—2007)
31	《工作场所物理因素测量　第8部分：噪声》(GBZ/T 189.8—2007)
32	《工作场所物理因素测量　第9部分：手传振动》(GBZ/T 189.9—2007)
33	《工作场所物理因素测量　第10部分：体力劳动强度分级》(GBZ/T 189.10—2007)
34	《工作场所空气中粉尘测定　第1部分：总粉尘浓度》(GBZ/T 192.1—2007)
35	《工作场所空气中粉尘测定　第2部分：呼吸性粉尘浓度》(GBZ/T 192.2—2007)
36	《工作场所空气中粉尘测定　第3部分：粉尘分散度》(GBZ/T 192.3—2007)
37	《工作场所空气中粉尘测定　第4部分：游离二氧化硅含量》(GBZ/T 192.4—2007)
38	《工作场所空气中粉尘测定　第5部分：石棉纤维浓度》(GBZ/T 192.5—2007)
39	《工作场所防止职业中毒卫生工程防护措施规范》(GBZ/T 194—2007)
40	《有机溶剂作业场所个人职业病防护用品使用规范》(GBZ/T 195—2007)
41	《高毒物品作业岗位职业病危害告知规范》(GBZ/T 203—2007)
42	《高毒物品作业岗位职业病危害信息指南》(GBZ/T 204—2007)
43	《职业卫生名词术语》(GBZ/T 224—2010)
44	《用人单位职业病防治指南》(GBZ/T 225—2010)
45	《工作场所职业病危害作业分级　第1部分：生产性粉尘》(GBZ/T 229.1—2010)
46	《工作场所职业病危害作业分级　第2部分：化学物》(GBZ/T 229.2—2010)
47	《工作场所职业病危害作业分级　第3部分：高温》(GBZ/T 229.3—2010)
48	《工作场所职业病危害作业分级　第4部分：噪声》(GBZ/T 229.4—2012)
49	《职业性爆震聋的诊断》(GBZ/T 238—2011)
50	《防振手套一般技术条件》(LD 2—1991)
51	《装饰石材露天矿山技术规范》(JC/T 1081—2008)
52	《石材加工生产安全要求》(JC/T 2203—2013)
53	《化学品作业场所安全警示标志规范》(AQ 3047—2013)

（续）

序号	名　　称
54	《作业场所空气中呼吸性煤尘接触浓度管理标准》(AQ 4202—2008)
55	《呼吸性粉尘个体采样器》(AQ 4204—2008)
56	《有毒作业场所危害程度分级》(AQ/T 4208—2010)
57	《焊接工艺防尘防毒技术规范》(AQ 4214—2011)
58	《粉尘采样器技术条件》(AQ 4217—2012)
59	《石材加工工艺防尘技术规范》(AQ 4220—2012)
60	《石棉生产企业防尘防毒技术规范》(AQ 4243—2015)
61	《玻璃生产企业职业病危害防治技术规范》(AQ/T 4258—2015)
62	《职业病危害评价通则》(AQ/T 8008—2013)
63	《建设项目职业病危害预评价导则》(AQ/T 8009—2013)
64	《建设项目职业病危害控制效果评价导则》(AQ/T 8010—2013)
65	《生产安全事故应急演练指南》(AQ/T 9007—2011)

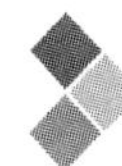

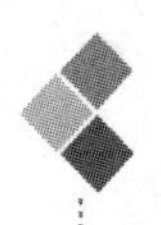

附录4 国家安全监管总局办公厅关于加强用人单位职业卫生培训工作的通知

安监总厅安健〔2015〕121号

各省、自治区、直辖市及新疆生产建设兵团安全生产监督管理局，各省级煤矿安全监管部门，各省级煤矿安全监察局，有关中央企业：

为推动用人单位做好职业卫生培训工作，不断提升用人单位职业卫生管理水平，提高劳动者的职业病危害防治意识和能力，根据《职业病防治法》和《国务院办公厅关于加强安全生产监管执法的通知》（国办发〔2015〕20号）等有关规定，现就加强用人单位职业卫生培训工作有关要求通知如下：

一、进一步增强做好用人单位职业卫生培训工作的紧迫感和责任感

近年来，各地区认真贯彻落实《职业病防治法》等法律法规，积极推进职业卫生培训工作，取得了一定效果。但是，当前用人单位职业卫生培训工作仍然存在着重视不够、责任不落实、投入不足、培训针对性和实效性不强、培训率偏低，劳动者特别是农民工不了解职业病危害对自身健康的损害、自我防护意识和防护能力差等问题，导致大量劳动者职业健康受到严重伤害。

职业安全健康工作的实践表明，进一步加强职业卫生培训工作，是坚守发展决不能以牺牲人的生命为代价这一安全红线的内在要求；是增强用人单位主要负责人和职业卫生管理人员的法律意识，提高用人单位职业病防治水平和劳动者自我防护能力的重要途径；是督促用人单位自觉履行职业病防治主体责任，预防和控制职业病危害，保障劳动者职业安全健康的源头性、基础性举措。用人单位要坚持以人为本、安全发展、绿色发展，牢固树立“培训不到位就是隐患”的观念，把职业卫生培训摆上更加重要的位置，切实把工作谋划好、部署好、落实好。

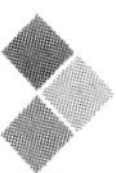

二、用人单位职业卫生培训工作的总体思路和工作目标

（一）总体思路。以“强化红线意识、促进职业健康”为工作主线，以贯彻落实《职业病防治法》为主要内容，实施分类培训，突出重点行业、重点岗位和重点人群，进一步明确职业卫生培训内容，改进培训方法，提升培训的针对性和实用性，提高用人单位主要负责人、职业卫生管理人员的法治意识和管理水平，提升劳动者的自我防护意识和能力，为防治职业病危害提供保障与支持。

（二）工作目标。力争在“十三五”期间，矿山开采、金属冶炼、化工、建材等职业病危害严重行业领域的用人单位主要负责人、职业卫生管理人员和接触职业病危害的劳动者培训率达到100%。

三、落实用人单位职业卫生培训主体责任

用人单位是职业卫生培训的责任主体。应当建立职业卫生培训制度，保障职业卫生培训所需的资金投入，将职业卫生培训费用在生产成本中据实列支。要把职业卫生培训纳入本单位职业病防治计划、年度工作计划和目标责任体系，制定实施方案，落实责任人员。要建立健全培训考核制度，严格考核管理，严禁形式主义和弄虚作假。要建立健全培训档案，真实记录培训内容、培训时间、训练科目及考核情况等内容，并将本单位年度培训计划、单位主要负责人和职业卫生管理人员职业卫生培训证明，以及接触职业病危害的劳动者、职业病危害监测人员培训情况等，分类进行归档管理。

用人单位应用新工艺、新技术、新材料、新设备或者转岗导致劳动者接触职业病危害因素变化的，应对劳动者重新进行职业卫生培训。用人单位将职业病危害作业整体外包或者使用劳务派遣工从事接触职业病危害作业的，应当将其纳入本单位统一管理，对其进行职业病防治知识、防护技能及岗位操作规程培训。用人单位接收在校学生实习的，应当对实习学生进行相应的职业卫生培训，提供必要的职业病防护用品。

四、逐步推进职业卫生培训与安全生产培训一体化

各地区要根据工作实际，推进安全培训与职业卫生培训一体化，提高培训效率，减轻用人单位负担。有条件的地区，可以在危险物品生产、经营、储存单位和矿山、金属冶炼、建筑施工、道路运输等行业领域实行安全与职业卫生统一培训、统一考核，并保证参加职业卫生培训的时间不少于总学时的30%，继续教育时职业卫生培训不少于20%。经考核合格后，在合格证中注明职业

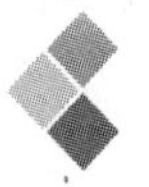

卫生培训内容和培训学时，不再单独进行职业卫生培训。其他行业领域应当按照本通知要求的内容和学时开展职业卫生培训。

五、突出重点，督促重点行业领域开展职业卫生培训工作

各级安全监管部门要督促矿山开采、金属冶炼、化工、建材等职业病危害严重的行业领域积极开展职业卫生培训工作。用人单位要突出存在矽尘、石棉粉尘、高毒物品以及放射性危害等职业病危害严重岗位上的劳动者，对其进行专门的职业卫生培训。要把从事接触职业病危害作业的农民工和派遣用工人员作为职业卫生培训的重点人群，针对其流动性大、文化程度偏低、职业病危害防护意识不强等特点，采取形式多样的培训，提高自我防护意识，并经考核合格后方可上岗。

各级煤矿安全监管部门要指导并监督检查煤矿主要负责人、职业卫生管理人员、职业病危害监测人员和劳动者的职业卫生培训工作。各级煤矿安全监察机构要把煤矿职业卫生培训工作纳入安全生产培训当中，增强培训效果。

六、因材施教，明确培训内容及培训时间

用人单位要根据行业和岗位特点，制定培训计划，确定培训内容和培训学时，确保培训取得实效。没有能力组织职业卫生培训的用人单位，可以委托培训机构开展职业卫生培训。

用人单位主要负责人主要培训内容：国家职业病防治法律、行政法规和规章，职业病危害防治基础知识，结合行业特点的职业卫生管理要求和措施等。初次培训不得少于 16 学时，继续教育不得少于 8 学时。

职业卫生管理人员主要培训内容：国家职业病防治法律、行政法规、规章以及标准，职业病危害防治知识，主要职业病危害因素及防控措施，职业病防护设施的维护与管理，职业卫生管理要求和措施等。初次培训不得少于 16 学时，继续教育不得少于 8 学时。职业病危害监测人员的培训，可以参照职业卫生管理人员的要求执行。

接触职业病危害的劳动者主要培训内容：国家职业病防治法规基本知识，本单位职业卫生管理制度和岗位操作规程，所从事岗位的主要职业病危害因素和防范措施，个人劳动防护用品的使用和维护，劳动者的职业卫生保护权利与义务等。初次培训时间不得少于 8 学时，继续教育不得少于 4 课时。煤矿接触职业病危害劳动者的职业卫生培训，按照有关规定执行。

以上三类人员继续教育的周期为一年。用人单位应用新工艺、新技术、新

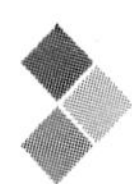

材料、新设备，或者转岗导致劳动者接触职业病危害因素发生变化时，要对劳动者重新进行职业卫生培训，视作继续教育。

七、切实提高职业卫生培训质量

用人单位要充分利用手机短信、微博、微信等方式宣传职业病防治知识，鼓励劳动者集中参加网络在线职业卫生培训学习，有关内容和学时可按规定纳入考核体系。鼓励用人单位按照“看得懂、记得住、用得上”原则，根据不同类别、不同层次、不同岗位人员需求，组织编写学习读本、知识手册等简易教材。要借鉴安全生产培训的有效做法，在职业病危害严重的用人单位推行交班前职业卫生培训，有针对性地讲述岗位存在的职业病危害因素、岗位操作规程和防护知识等，使交班前职业卫生培训成为职业病危害预防的第一道防线。

八、加强对用人单位职业卫生培训的监督检查

各级安全监管监察部门要加强对用人单位职业卫生培训工作的监督检查，指导用人单位依法开展职业卫生培训，帮助用人单位解决培训工作中的实际困难。要利用行政执法、重点帮扶等方式推动培训工作，把职业卫生培训工作开展情况纳入监督执法的重要内容，重点检查培训计划、培训内容、考核结果等，也可以现场检查劳动者的职业病危害防护技能，检验用人单位职业卫生培训的效果。

对用人单位未按规定组织劳动者进行职业卫生培训的，由安全监管监察部门给予警告，责令限期改正，逾期不改正的，依法予以处罚。对未经培训就上岗作业的劳动者，一律先离岗、培训合格后再上岗。对发生职业病危害事故的，要依法倒查用人单位职业卫生培训的落实情况，凡存在未经培训上岗的，严格依法予以处罚。

国家安全监管总局办公厅
2015 年 12 月 21 日

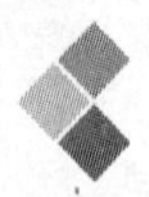

参 考 文 献

[1] 邵强，胡伟江，唐仕川．职业病危害卫生工程控制技术及识图［M］．北京：中国环境出版社，2013.

[2] 高世民．职业卫生监督管理培训教材［M］．北京：煤炭工业出版社，2014.

[3] 杨文芬，张斌．职业危害个体防护技术［M］．北京：中国劳动社会保障出版社，2010.

[4] 张战营，姜宏，黄迪宇，等．浮法玻璃生产技术与设备［M］．北京：化学工业出版社，2005.

[5] 王承遇，陈敏，陈建华．玻璃制造工艺［M］．北京：化学工业出版社，2006.

[6] 张云洪．陶瓷工艺技术［M］．北京：化学工业出版社，2006.

[7] 许晓海，冯改山．耐火材料技术与手册［M］．北京：冶金工业出版社，2000.

[8] 胡云林，蔡行来，白利江．人造石与复合板［M］．郑州：黄河水利出版社，2010.